Wie ernähre ich mich bei Krebs?

Was nützt, was nicht – praktische Hilfen für den Alltag

Immer aktuell
Wir informieren Sie über wichtige Aktualisierungen zu diesem Ratgeber. Wenn sich zum Beispiel die Rechtslage ändert, neue Gesetze oder Verordnungen in Kraft treten, erfahren Sie das unter:
www.ratgeber-verbraucherzentrale.de/aktualisierungsservice

Wie ernähre ich mich bei Krebs?

Was nützt, was nicht – praktische Hilfen für den Alltag

GISELA KRAUSE-FABRICIUS

verbraucherzentrale

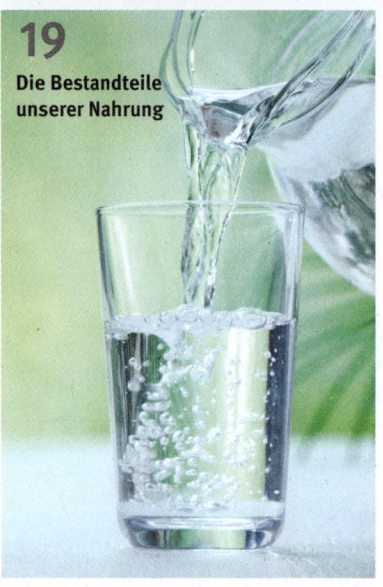

19 Die Bestandteile unserer Nahrung

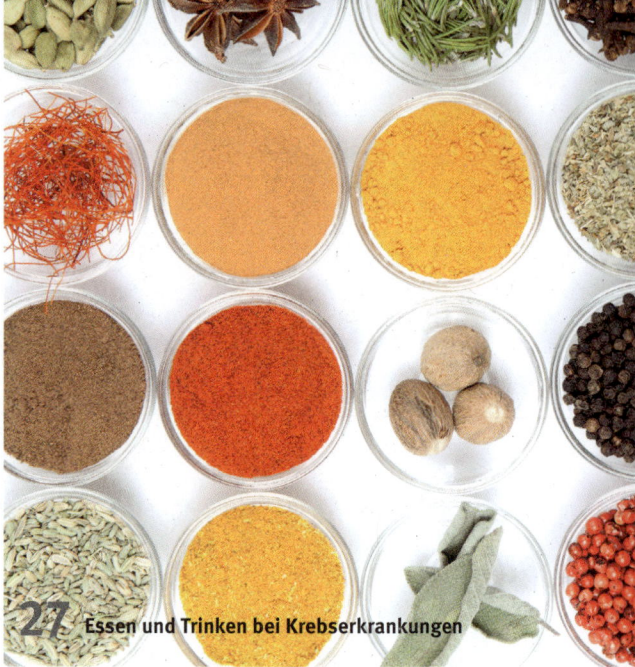

27 Essen und Trinken bei Krebserkrankungen

Inhalt

6 Die wichtigsten Fragen und Antworten

13 Einleitung
13 Dieses Buch als Ihr Begleiter
14 Die Diagnose Krebs
16 Ernährung als Fundament des Lebens

19 Die Bestandteile unserer Nahrung – Was wir essen
19 Energielieferanten, Baustoffe, Regelungs- und Kontrollsubstanzen
22 Von der Nahrung zu Nährstoffen – Verdauung und Stoffwechsel

27 Essen und Trinken bei Krebserkrankungen
27 Wie verändert ein Tumor den Stoffwechsel?
29 Gibt es eine „Krebsdiät"?
33 Wie Ernährung als begleitende Therapie helfen kann
34 Nahrungsbestandteile mit besonderer Wirkung
50 Eiweiß (Protein) in der metabolisch adaptierten Ernährung
53 Kohlenhydrate in der metabolisch adaptierten Ernährung
58 Mikronährstoffe mit großem Einfluss

72 Konkrete Zubereitungstipps
73 Muss es „bio" sein?

77 Therapien gegen Krebserkrankungen
77 Die Wirkungen verschiedener Therapien
80 Zum Nachschlagen: Übersichtstabelle zu den Therapien
84 Hilfe bei Beschwerden durch Chemo-, Strahlen- und Hormontherapie

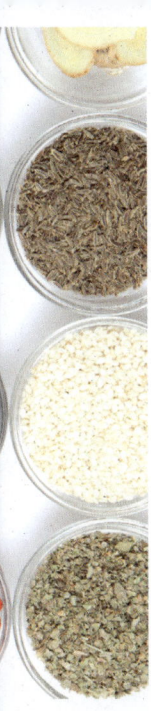
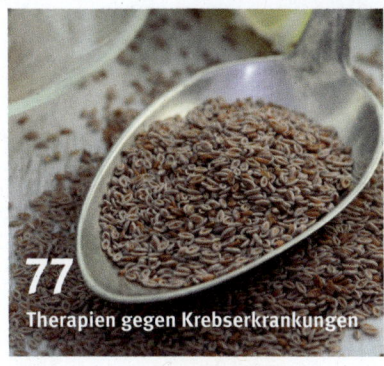

77 Therapien gegen Krebserkrankungen

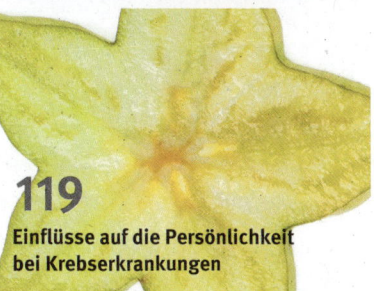

119 Einflüsse auf die Persönlichkeit bei Krebserkrankungen

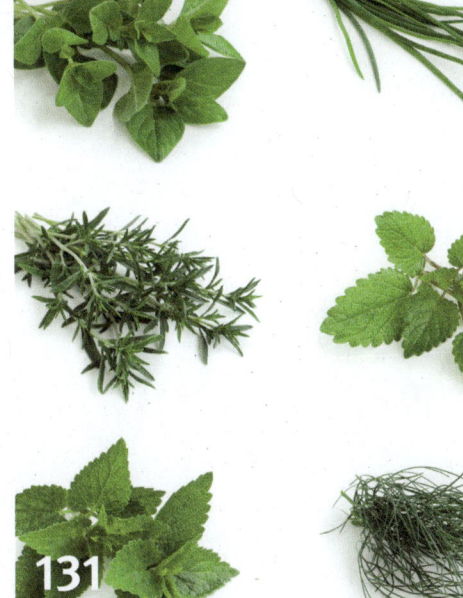

131 Chirurgische Eingriffe

---

119 Einflüsse auf die Persönlichkeit bei Krebserkrankungen

119 Müdigkeit und Depressionen – ein besonderes Problem für viele Krebspatienten

124 Krebs und Psyche – Angst und Zuversicht

126 Unterstützung für Körper und Seele – Sport und Bewegung

131 Chirurgische Eingriffe

133 Was geschieht nach einer Operation im Körper?

137 Was Sie bei einem Lymphödem für sich tun können

140 Operationen bei gynäkologischen Tumoren

145 Operationen im Urogenitaltrakt

150 Operationen am Verdauungstrakt

160 Wie Sie sich bei speziellen Beschwerden einzelner Organe helfen können

179 Was Sie sonst noch für sich tun können

181 Immunsystem stärken

184 Alternative oder komplementäre (adjuvante) Methoden

196 Anhang

197 Lebensmittelintoleranzen

198 Therapiedokumentation und Medikamentelisten

201 Glossar

206 Hilfreiche Adressen

220 Stichwortverzeichnis

223 Bildnachweis

224 Impressum

Die wichtigsten Fragen und Antworten

→ Etwa 500.000 Menschen erhalten jedes Jahr die Diagnose Krebs. Und wie kaum eine andere Krankheit ist Krebs mit Sorgen und Ängsten verbunden. Für die Betroffenen, aber auch für die Angehörigen stellen sich viele Fragen. Die Ernährung spielt dabei eine wesentliche Rolle: Darf ich weiter essen, was mir schmeckt? Gibt es besonders geeignete Lebensmittel? Wie kann ich mir helfen, wenn es mir einmal nicht gut geht? Was ist von sogenannten Wundermitteln zu halten?

Zehn wichtige Fragen und Antworten haben wir hier zusammengefasst – oftmals mit Seitenangaben, die zu den ausführlichen Erläuterungen im Buch führen.

Weitere Themen des Ratgebers sind unter anderem, welche Nebenwirkungen die verschiedenen Therapien haben können und wie die Ernährung dabei helfen kann; welche Bedeutung Sport, Bewegung und Psychoonkologie als Unterstützung für Körper und Seele haben und welche ergänzenden Therapien sinnvoll sind bzw. welche Methoden Ihnen eher schaden.

Wir hoffen, dass wir Ihnen mit unserem Ratgeber eine gute Hilfestellung zu den vielen Fragen rund um die Ernährung bei Krebs geben können.

Bei mir ist Krebs festgestellt worden. Was muss ich als nächstes tun?

Wenn sich mit der Diagnose „Krebs" die schlimmsten Befürchtungen bewahrheiten, ist das ein Schock, gefolgt von Angst und Unsicherheit, zunächst oft gepaart mit der Hoffnung, dass es sich vielleicht doch um eine Fehldiagnose handeln könnte. Im Kopf schwirren viele Fragen umher: Was muss ich tun, wie gehe ich vor? Welche Therapien kommen für mich infrage? Hat mein Arzt alles bedacht?

Das Wichtigste ist eine vertrauensvolle Beziehung zu Ihrem Arzt/Ärzteteam. Als Patient haben Sie das Recht, von den Ärzten jede Art der Aufklärung und alle Infos zu bekommen, die für Sie wichtig sind. Wenn Sie Fachausdrücke nicht verstehen oder zu aufgeregt sind, den Ausführungen zu folgen, fragen Sie nach. Idealerweise nehmen Sie zu den Gesprächen eine Begleitung mit. Fordern Sie alle Informationen ein, die ihre Erkrankung betreffen. So können Sie an den Entscheidungen beteiligt werden. Sie haben das gesetzlich garantierte Recht, über Ihre Behandlung mitzuentscheiden, sind aber nicht dazu verpflichtet. Lassen Sie sich Zeit und beraten Sie sich mit Ihren Ärzten. Meist herrscht nach einer Diagnose genügend Zeit, die nächsten Schritte zu überlegen. Handeln Sie nicht überstürzt!

Ich bin unsicher, ob die vorgeschlagene Therapie richtig ist. Kann ich eine Zweitmeinung einholen?

Wenn Sie trotz aller Informationen nicht sicher sind, ob die Therapie richtig ist, oder Sie nach Alternativen suchen, haben Sie die Möglichkeit, eine Zweitmeinung („second opinion") bei einem unabhängigen Facharzt oder Ärzteteam einzuholen. Die Experten benötigen alle Unterlagen, die bei der Erstdiagnose erstellt wurden. Ihr Arzt händigt Sie Ihnen aus.

Die Krankenkassen übernehmen die Kosten für die Zweitmeinung und helfen bei der Suche nach einem Facharzt, ebenso wie die örtlichen Krebsberatungsstellen. Ausführliche Informationen gibt die Deutsche Krebsgesellschaft unter dem Stichwort „Zweitmeinung" im Internet unter **www.krebsgesellschaft.de** und in hilfreichen Broschüren, die Sie kostenfrei bestellen können. Außerdem informieren die Deutsche Krebshilfe, **www.krebshilfe.de,** mit einem Flyer „Netzwerk Onkologische Spitzenzentren" zum Bestellen oder Herunterladen und der Krebsinformationsdienst, **www.krebsinformationsdienst.de,** mit einem Infoblatt „Arzt- und Kliniksuche: Gute Ansprechpartner finden". Vor Internetangeboten, die mit „kompetenten Experten" und niedrigen Kosten werben, wird hier ausdrücklich gewarnt!

Ich fühle mich oft schlapp und müde und habe viel Gewicht verloren. Verändert der Krebs meinen Stoffwechsel?

„Den" Krebs gibt es nicht, sondern Tumorzellen können fast alle Organe und Gewebe befallen, ca. 200 unterschiedliche Krebsarten sind derzeit bekannt. Daher sind die Symptome und Beschwerden sowie auch die Therapien, abhängig von der Lokalisation und dem Zelltyp des Tumors, unterschiedlich und individuell.

Alle Tumorzellen aber, gleich wo sie sich befinden, sind anders als gesunde Zellen fast unsterblich und verändern den normalen Stoffwechsel zu ihren Gunsten mit erheblichem Einfluss auf den Körper → Seite 27 f. Sie benötigen für ihr schnelles, unkontrolliertes Wachstum viel Energie, die sie dem Organismus entziehen; sie programmieren den Stoffwechsel der gesunden Zellen um und hungern diese geradezu aus.

Auch die oft bleierne Müdigkeit (Fatigue) ist auf den Tumor beziehungsweise seinen Stoffwechsel zurückzuführen, kann aber auch eine Folge der verschiedenen Therapien → Seite 77 ff. sein. Eine Ernährungstherapie greift genau hier ein und versucht, den geschwächten Körper wieder zu stärken → Seite 33 ff.

Gibt es Lebensmittel oder Inhaltsstoffe, die eine hemmende Wirkung auf den Tumor und seinen Stoffwechsel besitzen?

Wenn auch keine Ernährung die Krebserkrankung heilen kann, so gibt es doch Lebensmittel und Nahrungsbestandteile, die in den Stoffwechsel der bösartigen Zellen eingreifen. Da Tumorzellen für ihr Wachstum und ihre Ausbreitung vornehmlich Zucker als „Brennstoff" verwenden, Fette aber nicht so gut verwerten können, versucht man, durch gezielte Lebensmittelauswahl die Energieversorgung der Tumorzellen zu unterbinden. Mehr zu der Theorie und den Grenzen der ketogenen Diät und einer metabolisch adaptierten Ernährung ab → Seite 36.

Dazu gehören zum Beispiel die Quantität und Qualität der Fette → Seite 42 ff., die Höhe des täglichen Eiweißverzehrs → Seite 50, die Menge an Kohlenhydraten → Seite 53 ff. sowie die zusätzliche Versorgung mit Mikronährstoffen, Vitaminen, Mineralstoffen oder bioaktiven Substanzen → Seite 58 ff, 64.

Für jedes Essen aber gilt: Es muss Ihnen schmecken, gut bekömmlich und der jeweiligen Situation angepasst sein. Dabei sind individuelle Vorlieben, Abneigungen oder (momentane) Unverträglichkeiten wichtige Faktoren bei der Auswahl.

Kann ich mit einer bestimmten Ernährung oder Ernährungsumstellung die Krebserkrankung heilen?

Es gibt viele Versprechen und „Erfahrungsberichte", die versichern, eine Krebserkrankung durch besondere Ernährungsweisen, bestimmte Lebensmittel oder Inhaltsstoffe heilen zu können. Tatsächlich gibt es aber keine Ernährung, Diät oder Kostform, die dieses Versprechen halten kann – im Gegenteil, viele dieser Empfehlungen sind sogar gefährlich und schaden dem Körper noch zusätzlich → Seite 29 ff. Die meisten versprechen Linderung oder sogar Heilung, schränken aber die Nährstoffzufuhr massiv ein, sodass Unterversorgung und Mangelernährung die Folge sind und die Lebensqualität stark eingeschränkt ist. Gleichzeitig schüren diese „Diäten" Ängste und warnen sogar vor „normalen" Lebensmitteln, die angeblich das Tumorwachstum fördern.

Eine Heilung der Krebserkrankung ist durch Ernährung nicht möglich, solche Aussagen sind unseriös! Andererseits gibt es zahlreiche Möglichkeiten, unangenehme Begleiterscheinungen der Behandlung → Seite 84 ff. durch die richtige Ernährung zu lindern. Ein guter Ernährungszustand verbessert die Wirkung der unterschiedlichen Therapien und hilft, die Lebensqualität zu verbessern.

Es werden viele Wundermittel in Zeitschriften, im Internet usw. angepriesen. Was ist davon zu halten?

Ebenso, wie es angeblich „heilende Krebsdiäten" gibt, werden fragwürdige Wundermittel als Vorbeugung vor Krebs oder als Schutz vor einer Neuerkrankung angepriesen, allen voran Nahrungsergänzungsmittel mit hohen Vitamin- und Mineralstoffgehalten nach dem Motto „Viel hilft viel". Achtung, das Gegenteil ist aber der Fall, eine Überdosierung ist gefährlich und kann schlimme Folgen haben → Seite 190 ff. Auch andere Substanzen, beispielsweise Aprikosenkerne (die eine blausäurehaltige Verbindung enthalten), bestimmte Kräuter und Tees sollen Krebserkrankungen vorbeugen, ohne dass ein wissenschaftlicher Nachweis erbracht wurde → Seite 191.

Seriöse Institutionen, Forscher und Mediziner warnen dringend vor diesen hoch dosierten Nahrungsergänzungsmitteln und angeblichen Heilmitteln, die mehr schaden als nützen.

> **Mein Arzt hat mir zu einer bestimmten Therapie geraten. Können Nebenwirkungen auftreten, wie kann ich sie lindern?**

> **Der Tumor muss operativ entfernt werden. Was muss ich danach beachten?**

So unterschiedlich Tumorerkrankungen sind, so verschieden können die Therapien von einer Strahlen- bis zu einer medikamentösen Therapie sein, die eingesetzt werden → Seite 80 ff. Viele haben unangenehme Begleiterscheinungen. Aber jeder erlebt und empfindet seine Krankheit und die Therapien unterschiedlich; was bei dem einen erhebliche Beschwerden verursacht, bewirkt bei dem anderen nur leichtes oder gar kein Unwohlsein.

Berichten Sie unbedingt Ihrem Arzt, wenn Ihnen durch die Behandlung übel ist, und Sie Schmerzen oder andere Beschwerden haben. Es gibt sehr wirksame Medikamente dagegen und Sie müssen sich nicht unnötig quälen.

Aber auch mithilfe bestimmter Lebensmittel oder Zubereitungen können Sie sich zusätzlich helfen, zum Beispiel bei Appetitlosigkeit → Seite 87 f., 90 Übelkeit → Seite 102 f., schmerzhaften Veränderung der Schleimhaut im Nasenrachenraum → Seite 93 ff., Schluckbeschwerden, verändertem Geruchs- und Geschmacksempfinden → Seite 96 ff. oder Problemen im Magen- und Darmbereich wie Schmerzen, Durchfall oder Verstopfung → Seite 104 ff.

Eine Operation bedeutet immer eine Stresssituation für den Körper, der man mit gezielten Maßnahmen begegnen kann, um möglichst schnell wieder zu Kräften zu kommen → Seite 131 ff.

Je nachdem, an welchem Organ oder in welchem Bereich Ihres Körpers der Eingriff vorgenommen werden musste, können unterschiedliche Beschwerden auftreten, zum Beispiel ein Lymphödem → Seite 137 ff. Nach Eingriffen im Nasenrachenraum, Magen-Darm-Bereich oder Urogenitaltrakt, bei denen möglicherweise auch Teile des Verdauungstrakts entfernt wurden, treten darüber hinaus weitere Beschwerden auf, die Sie durch eine gezielte Auswahl an Lebensmitteln und bestimmte Zubereitungen lindern können → Seite 145 ff., 150 f., 153 ff.

Die Krankheit hat mich völlig verändert, ich bin immer müde, kraftlos und ohne Freude. Was kann ich dagegen tun?

Eine Krebserkrankung betrifft nicht nur das Organ, das vom Tumor befallen wurde, sondern den ganzen Organismus, der zudem durch die Therapien in Mitleidenschaft gezogen wird → Seite 77 ff. Die Folge können Lustlosigkeit und lähmende Müdigkeit sein; Ärzte sprechen von „Fatigue" → Seite 119.
Aber nicht nur das, auch die Ängste und Sorgen, die mit der Krankheit einhergehen, sind eine große Belastung für die Psyche, manchmal länger als die „sichtbare" Krankheit selbst, und können ebenfalls zu tiefer Niedergeschlagenheit und Antriebsarmut führen.
Sprechen Sie mit Ihrem Partner und Freunden über ihre Beschwerden und lassen Sie sich bei den täglichen Dingen des Lebens helfen. Scheuen Sie nicht die Unterstützung durch einen Psychoonkologen und erfahren Sie, wie gut Ihnen Bewegung und Sport tun → Seite 123 f., 127 f., 143

Was kann ich tun, um wieder fit und gesund zu werden und einer Neuerkrankung vorzubeugen?

Wenn Sie die Krebserkrankung überstanden haben, möchten Sie natürlich alles daransetzen, nicht wieder krank zu werden. Es gibt von Krankenkassen und anderen Institutionen Reha-Angebote – suchen Sie sich das für Sie passende heraus, stärken Sie Ihr Immunsystem, machen Sie Entspannungsübungen wie Yoga oder treten Sie einer Sportgruppe wie „Bewegung nach Krebs" bei → Seite 123, 180 ff.
Auch die „komplementäre" oder „adjuvante" Medizin → Seite 184 ff. bietet zahlreiche Möglichkeiten ergänzend zu schulmedizinischen Therapien Nebenwirkungen zu mindern, Selbstheilungskräfte zu fördern und die Lebensqualität zu verbessern. „Integrative Medizin" kombiniert Schul- und komplementäre Medizin.
Aber auch bei den ergänzenden, alternativen Methoden gibt es „schwarze Schafe", die mit spektakulären Heilsversprechen locken und ohne „Chemie, Stahl oder Strahl" (= ohne Chemotherapie, Operation oder Bestrahlung) angeblich den Krebs besiegen. Seien Sie sehr wachsam und informieren Sie sich gründlich → Seite 184 ff.

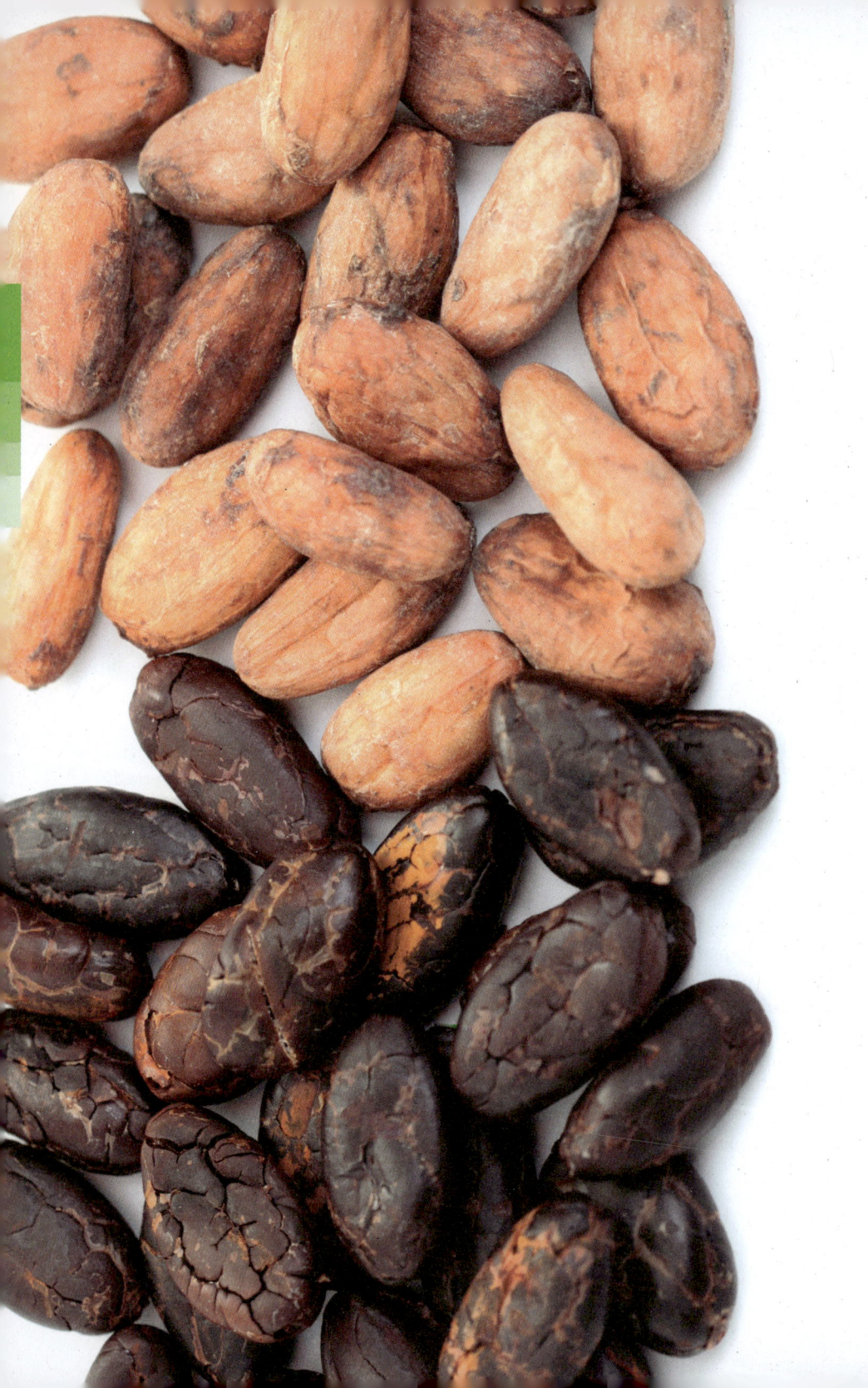

Einleitung

Wenn Sie den ersten Schock der Diagnose Krebs verarbeitet, alle Informationen eingeholt und Ihre Entscheidung gefällt haben, werden Sie mit der oder den für Sie passenden Therapie(n) beginnen. Dieses Buch soll Sie während Ihrer Behandlung und Genesung begleiten, drängende Fragen beantworten und Ihnen Wege zeigen, wie Sie Ihre Lebensqualität durch passende Ernährung im täglichen Leben verbessern können.

Dieses Buch als Ihr Begleiter

Sie finden hier Unterstützung und Hinweise, wie Sie sich in unangenehmen und ungewohnten Situationen selbst helfen und entlasten, wie Sie den Heilungsprozess fördern und mögliche Nebenwirkungen der Krankheit und Therapien lindern können.

Hintergrundinformationen helfen Ihnen, die Zusammenhänge besser zu verstehen: Wie verändert die Krebserkrankung die Körperfunktionen und was passiert während der Therapie? Welche Nebenwirkungen können auftreten? Wie kann ich meinen Ernährungszustand verbessern und mein Gewicht halten? Was hilft nach Operationen? Und wie kann ich einer Neuerkrankung vorbeugen?

Außerdem werden an entsprechenden Stellen Begriffe und unvermeidliche Fremdwörter, denen Sie während Ihrer Therapien immer wieder begegnen werden, erklärt. Mit diesem Wissen fällt es Ihnen leichter, hilfreiche Ernährungstipps zu verstehen und von wirkungslosen oder gar gefährlichen „Krebsdiäten" zu unterscheiden.

Wie kaum eine andere Krankheit ist Krebs mit Ängsten verbunden. Daher möchte dieser Ratgeber Sie auch ermuntern, Ihre eigenen Bedürfnisse zu erkennen und ernst zu nehmen und, wenn nötig, professionelle Hilfe in Anspruch zu nehmen.

Auch für Ihre Familie und Angehörigen bedeutet die Diagnose Krebs eine große Belastung. Daher richtet sich dieses Buch auch an Ihre Familie und Freunde, die hier erfahren, wie sie Ihre Wünsche und Bedürfnisse besser verstehen und Sie damit unterstützen und gemeinsam den Genesungsweg meistern können. Es beantwortet Ihre Fragen und gibt Ihnen Hilfestellung bei Beschwerden und Problemen beim Essen und Trinken. Aber auch darüber hinaus möchte dieses Handbuch Sie buchstäblich „an die Hand nehmen" und Ihnen über schwierige Hürden im täglichen Leben hinweghelfen.

Alle Empfehlungen, die Sie auf den folgenden Seiten finden, sind durch langjährige Zusammenarbeit mit Patienten und einem Team von Therapeuten und Ärzten erfahren und erprobt. Die Autorin ist Ernährungswissenschaftlerin und begleitet seit mehr als zwanzig Jahren Krebspatienten.

Die Diagnose Krebs

Krebs ist der Oberbegriff für eine Reihe von Krankheiten, bei der sich gesunde Körperzellen so verändert haben, dass sie sich ungehemmt vermehren und ausbreiten können. Die Folge davon können ganz unterschiedliche Symptome und Beschwerden sein, abhängig davon, wo der Tumor auftritt und von welchen Zellen er abstammt.

Das Bewusstsein „Ich habe Krebs" bedeutet einen drastischen Einschnitt im Leben eines Menschen. Stress, Angst vor dem Unabänderlichen, tiefe Verzweiflung, Mutlosigkeit und Unsicherheit werden zu ständigen Begleitern.

Hinzu kommt die Sorge, wie es weitergeht, ob eine Operation wirklich nötig ist und welchen Therapien Sie sich unterziehen müssen – hilft Ihnen eine Chemo- oder Strahlentherapie oder gibt es neue Behandlungsmethoden? Wie werden Sie diese vertragen?

Wenn Sie alles überdacht und mit Freunden und Verwandten besprochen haben, schleichen sich vielleicht Zweifel ein, ob Sie alles richtig verstanden haben, oder es entsteht ein kleiner Hoffnungsschimmer, dass es eventuell noch andere Möglichkeiten gibt.

Zögern Sie nicht, Ihren Arzt oder das Ärzteteam nach allem zu fragen, was Ihnen unklar ist und was Sie nicht verstanden haben und auch nachzuhaken, ob es noch andere Möglichkeiten als die besprochenen Thera-

> **! WICHTIG**
>
> **Tauschen Sie sich mit Ihren Ärzten aus**
>
> Trotz der vielen Ratschläge, Tipps und Hilfen, die Ihnen dieses Buch geben kann: Es ersetzt zu keiner Zeit das Gespräch mit Ihrem Arzt oder einem erfahrenen Ernährungstherapeuten, die idealerweise im Team zusammenarbeiten.

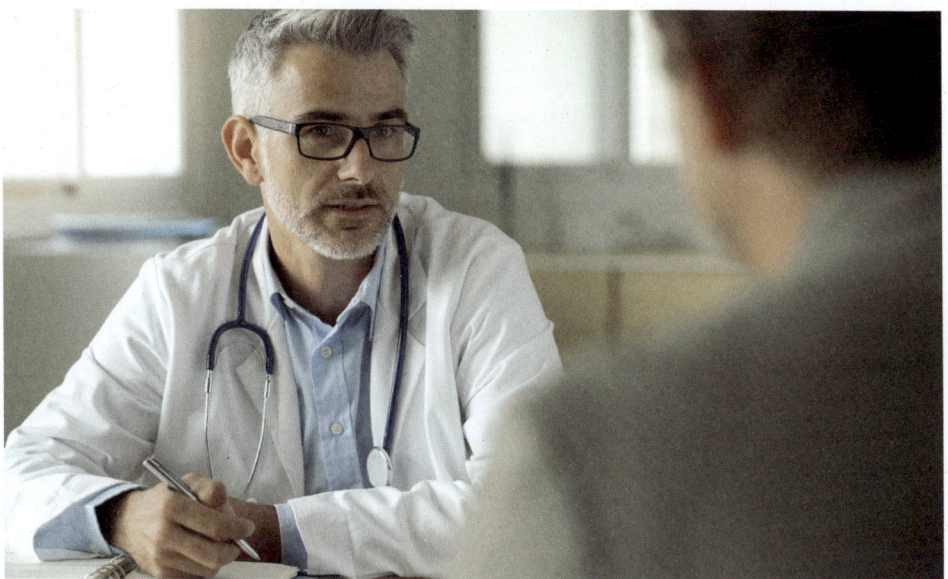

pieoptionen gibt. Sie haben das Recht, Einsicht und Kopien Ihrer Patientenakte mit allen Befunden zu bekommen, um doppelte und damit unnötige Untersuchungen zu vermeiden. Das ist besonders wichtig, wenn Sie planen, eine Zweitmeinung bei einem anderen Spezialisten einzuholen. Die Kosten hierfür übernehmen in der Regel die Krankenkassen. Sie helfen Ihnen auch bei der Suche nach einem Experten. Hilfreich ist auch der Deutsche Krebsinformationsdienst, **www.krebsinformationsdienst.de,** der Sie darüber informiert, wie Sie für eine ärztliche Zweitmeinung vorgehen müssen und welche Unterlagen notwendig sind.

Es ist erforderlich, dass Sie sich persönlich bei den Fachärzten vorstellen und sich nicht auf eine Beratung aus dem Internet verlassen. Die Berufsordnung der Ärzte verlangt, dass die individuelle ärztliche Behandlung nicht ausschließlich über Print- und Kommunikationsmedien durchgeführt werden darf.

Wie wichtig eine Zweitmeinung sein kann, zeigte eine Befragung aus dem Jahr 2016 von 1598 Patienten und Patientinnen durch die Bertelsmann Stiftung und die Barmer GEK: Drei von vier Patienten änderten durch die Zweitmeinung ihre ursprüngliche Entscheidung.

Ernährung als Fundament des Lebens

Essen gehört – neben Trinken und Schlafen – zu den physiologischen Grundbedürfnissen des Menschen. Nicht nur das: Essen, Trinken und Schlafen sind lebensnotwendig. Ohne Nahrung und Wasser treten schon nach kurzer Zeit erhebliche Mangelerscheinungen auf, der Stoffwechsel verändert sich und man wird krank.

Die Erfüllung dieser Grundbedürfnisse ist allerdings sehr individuell und von Mensch zu Mensch unterschiedlich – abhängig von Geschlecht, Gesundheitszustand, persönlichen Vorlieben und Bedürfnissen oder den Lebensumständen.

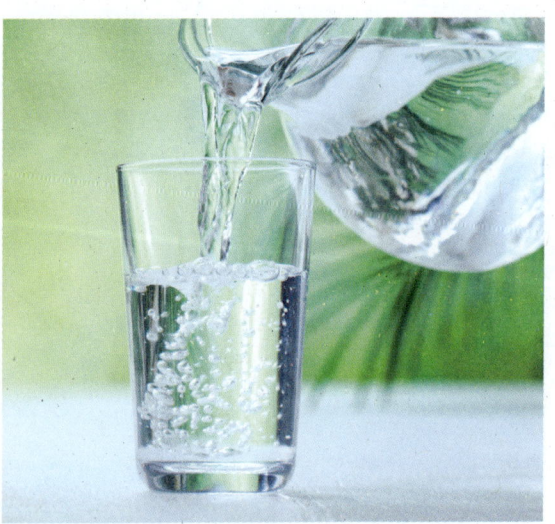

Essen, Trinken, Atmen – Voraussetzungen zum Erhalt der Lebensfunktionen

Mit der Nahrung, Wasser und der Luft nehmen wir die elementaren Grundstoffe für unseren Körper und unseren Stoffwechsel zu uns. Sie ermöglichen, dass wir leben, uns bewegen und denken können, dass unser Herz schlägt, die Körpertemperatur aufrechterhalten wird und sich die Körperzellen immer wieder erneuern. Lebensmittel sind die Voraussetzung zum Erhalt unseres Lebens, also buchstäblich „Mittel zum Leben".

Sie liefern Energie für alle Vorgänge im Körper und die Bausteine, die für die unvorstellbar vielen Abläufe und Reaktionen, Reparaturen und Auf- und Abbauvorgänge in unserem Körper nötig sind. Für unser physisches Überleben sind sie unerlässlich.

Ohne den Luftsauerstoff ersticken wir nach wenigen Minuten, daher ist Atmen ein Reflex, den wir nicht steuern können. Ohne Wasser können wir nur wenige Tage überleben, ohne Nahrung jedoch sogar mehrere Wochen. In Zeiten schlechter Versorgung wie bei Hungersnöten stellt der Organismus den Stoffwechsel „auf Sparflamme", um ein Überleben zu gewährleisten. Auch bei Krankheiten passt sich der Körper dem veränderten Stoffwechsel an (→ Seite 27 f.) und ändert seinen Bedarf an Energie und Nährstoffen.

Essen und Trinken – Genuss, Freude und soziale Komponente

Durch Hunger und Durst meldet der Körper seinen physischen Bedarf – Essen und Trinken bedeuten aber nicht nur Nahrungsaufnahme, um die Körperfunktionen aufrechtzuerhalten. Der Appetit signalisiert uns, dass wir Lust und Verlangen auf etwas besonders „Leckeres" haben, an dem alle Sinne beteiligt sind. Geschmacks- und Geruchssinn, Augen, Tastsinn und sogar das Gehör, wenn wir zum Beispiel in ein knuspriges Brötchen beißen.

Mit Freunden und Familie zusammenzusitzen, zu essen und zu genießen geht über die reine Nahrungsaufnahme hinaus und hat seit jeher einen großen, sozialen und kommunikativen Stellenwert. Es ist ein Zeichen für Geselligkeit, Verbundenheit, Vertrautheit und Gemeinsamkeit.

Auch wenn Ihnen nichts mehr schmeckt und Essen Ihnen unwichtig, ja sogar abstoßend erscheint und Sie gar keinen Appetit mehr verspüren, versuchen Sie gemeinsam mit anderen Ihre Mahlzeiten einzunehmen, und seien sie noch so klein. Es wird Sie ablenken und Ihnen vielleicht sogar Freude machen, auch wenn Sie nicht viel essen möchten.

Inzwischen beschäftigen sich Fachgebiete wie Ernährungssoziologie und -psychologie sogar wissenschaftlich mit Fragen und Bedeutung der gesellschaftlichen Komponente von Essen und Trinken.

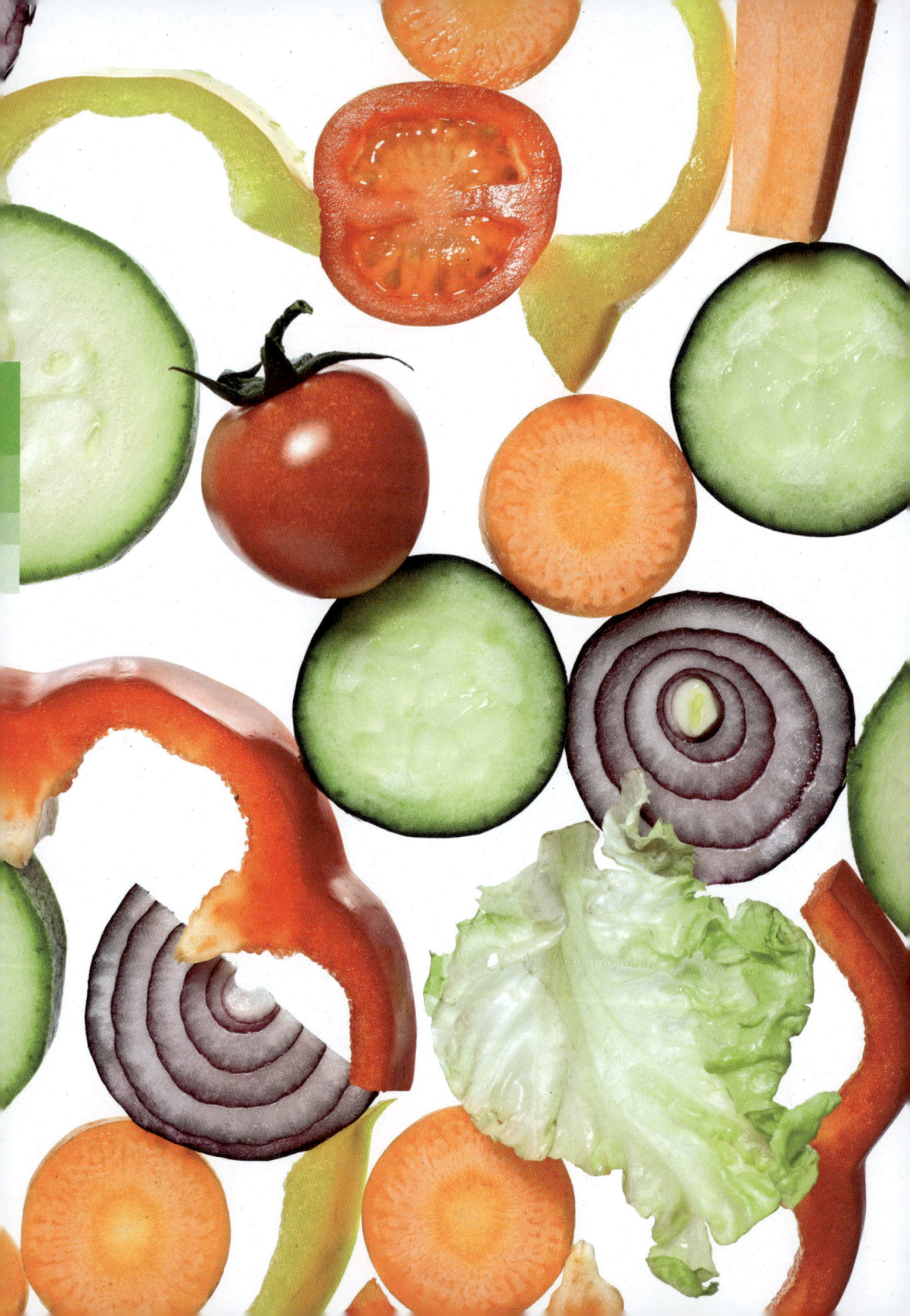

Die Bestandteile unserer Nahrung – Was wir essen

Gemüse, Obst, Fleisch, Fisch, Brot – wie wir unsere Nahrung zusammenstellen und welche Lebensmittel auf den Teller kommen, wird durch den individuellen Geschmack, lieb gewonnene Gewohnheiten, Erziehung und nicht zuletzt durch die Bekömmlichkeit bestimmt.

Es sind die verschiedenen Inhaltsstoffe, die den physiologischen Wert eines Lebensmittels und den sensorischen Wohlgeschmack oder Abneigung ausmachen. Diese Bestandteile sind in unterschiedlichen Konzentrationen in der Nahrung enthalten, aber kein einziges Lebensmittel allein enthält alle wichtigen Substanzen, die wir benötigen.

Energielieferanten, Baustoffe, Regelungs- und Kontrollsubstanzen

Wasser – ohne Wasser kein Stoffwechsel

Der Wassergehalt unserer Nahrung schwankt zwischen rund 13 Prozent wie in Reis oder Getreide und mehr als 90 Prozent wie in Wassermelone, Salat oder Tomate. In unserem Körper ist Wasser Hauptbestandteil des Blutes und transportiert wasserlösliche Vitamine und Mineralstoffe. Es ist außerdem ein wichtiges Medium zur Reinigung und Entgiftung des Körpers: Abfallstoffe aus dem Stoffwechsel oder Abbauprodukte und Reste von Medikamenten werden in Wasser gelöst über die Nieren ausgeschieden.

Hauptnährstoffe: Eiweiß, Fett und Kohlenhydrate

Nahezu alle Lebensmittel enthalten die **Makronährstoffe** Eiweiß, Fett und Kohlenhydrate, in jeweils unterschiedlichen Konzentrationen. Diese liefern nicht nur Energie, sondern haben noch weitere, spezielle und wichtige Funktionen beim Aufbau und im Stoffwechsel unseres Körpers zu erfüllen.

Eiweiß ist besonders in Fleisch, Fisch, Eiern und Milchprodukten, aber auch in pflanzlichen Lebensmitteln wie Hülsenfrüchten (zum Beispiel Linsen, Bohnen oder Kichererbsen) oder Getreide wie Hafer enthalten. Die griechische Bezeichnung „Proteine" bedeutet „die Ersten" und zeigt, wie wichtig sie im Stoffwechsel sind. An allen Auf- und Abbauprozessen unseres Körpers wirken Proteine mit, sie sind Bestandteil jeder Zelle und beteiligt am Immunsystem, an der Blutgerinnung, an der Bildung von Enzymen und Hormonen – um nur einige Aufgaben zu nennen.

→ **TIPP**
Eine gute Versorgung ist für Krebskranke besonders wichtig, um zum Beispiel den durch die Krankheit geschwächten Körper zu stärken oder die Bildung von Abwehrkräften zu unterstützen.

Fette (ca. 9 kcal/g) liefern ca. doppelt so viel Energie wie Kohlenhydrate oder Eiweiß (jeweils ca. 4 kcal/g) und sind deshalb als „Dickmacher" in zahlreichen Schlankheitsdiäten ziemlich in Verruf geraten. Heute weiß man jedoch, dass auch Fette beziehungsweise ihre Bestandteile, die Fettsäuren (→ Seite 35 ff.), unerlässlich für eine gesunde Ernährung sind.

→ **TIPP**
Gerade bei Krebserkrankungen, besonders, wenn Sie unter Appetitlosigkeit (→ Seite 87 f.) oder Übelkeit (→ Seite 90) leiden, können Sie sich die hohe Energiedichte fettreicher Lebensmittel zunutze machen: Auch mit kleinen Portionen können Sie so ausreichend Energie aufnehmen. Darüber hinaus gibt es Hinweise, dass sich einige Fette mithilfe ihrer Bausteine, den Fettsäuren, günstig auf den Krankheitsverlauf auswirken können (→ Seite 35 ff.).

Kohlenhydrate findet man in pflanzlichen Lebensmitteln, besonders in Kartoffeln, Reis, Nudeln, Brot, Gemüse oder Obst – und als Zucker in Süßigkeiten oder Süßspeisen. Sie dienen als schnelle Energielieferanten, zum Beispiel bei der Muskelarbeit oder dem Gehirn. Welche Bedeutung Kohlenhydrate bei einer Krebserkrankung haben, lesen Sie ab → Seite 53.

Viele der zum Stoffwechsel benötigten Proteine, Kohlenhydrate und Fette kann der Körper aus den aufgenommenen Lebensmittelbestandteilen für den eigenen Bedarf selbst herstellen, längst aber nicht alle – sie müssen mit der Nahrung zugeführt werden, sie sind essentiell.

Mikronährstoffe: Vitamine, Mineralstoffe, Spurenelemente

Sie sind unerlässlich für den reibungslosen Ablauf des Stoffwechsels: Jedes einzelne Vitamin (zum Beispiel C, A, D, E und B-Vitamine), jeder Mineralstoff (wie Natrium, Kalium, Magnesium, Kalzium) und jedes Spurenelement (wie Eisen, Jod, Selen, Zink) hat bestimmte, festgelegte Aufgaben, die nicht von einem anderen übernommen werden können. Vitamin C kann zum Beispiel nicht in ein B-Vitamin umgewandelt werden oder Kalzium nicht durch Magnesium ausgetauscht werden usw. Daher müssen wir jede einzelne dieser Substanzen mit unserer Nahrung aufnehmen.

Obwohl sie so wichtige Aufgaben und Reparaturfunktionen haben, brauchen wir sie nur in winzig kleinen Mengen, die in einer ausgewogenen Ernährung normalerweise ausreichend enthalten sind.

Ballaststoffe – kein Ballast für den Körper

Als Ballast- oder Faserstoffe werden unverdauliche Bestandteile der Nahrung bezeichnet, die zum Beispiel in Vollkornprodukten, Leinsamen oder Hülsenfrüchten enthalten sind. Sie werden nicht durch die Verdauungsenzyme zerlegt und gelangen daher nahezu unverändert bis in den Dickdarm. Auf dem Weg dorthin haben sie die Aufgabe, Wasser zu binden, wodurch das Stuhlvolumen vergrößert und der Darminhalt schneller weitertransportiert wird. Ballaststoffe regen dadurch die Verdauung an und helfen, Verstopfung vorzubeugen, Abfälle, die im Stoffwechsel entstehen, zu entsorgen und die Darmflora (das Mikrobiom) zu „füttern". Diese wiederum hat großen Einfluss auf ein starkes, intaktes Immunsystem (→ Seite 182 f.).

„Bioaktive Substanzen" – kleine Helfer mit großer Wirkung

Immer mehr „bioaktive Substanzen" wie Radikalfänger, sekundäre Pflanzenstoffe oder Antioxidantien werden durch die wissenschaftliche Forschung entdeckt. Sie sollen Schutz- und Reparaturfunktionen besitzen, vermutlich auch im Zusammenhang mit Krebs (→ Seite 64 f.).

> **ACHTUNG**
>
> Wenn die Nahrungsaufnahme allerdings durch eine Krankheit gestört ist, reicht die natürliche Menge in den Lebensmitteln nicht aus, um den Bedarf zu decken. In solchen Fällen helfen Zusatzpräparate (wie Trinknahrung, Nahrungsergänzungsmittel oder spezielle Lebensmittel).
> Die jeweilige Dosierung sollten Sie von Ihrem Arzt oder Ernährungstherapeuten an Ihren individuellen Bedarf anpassen lassen.

Von der Nahrung zu Nährstoffen – Verdauung und Stoffwechsel

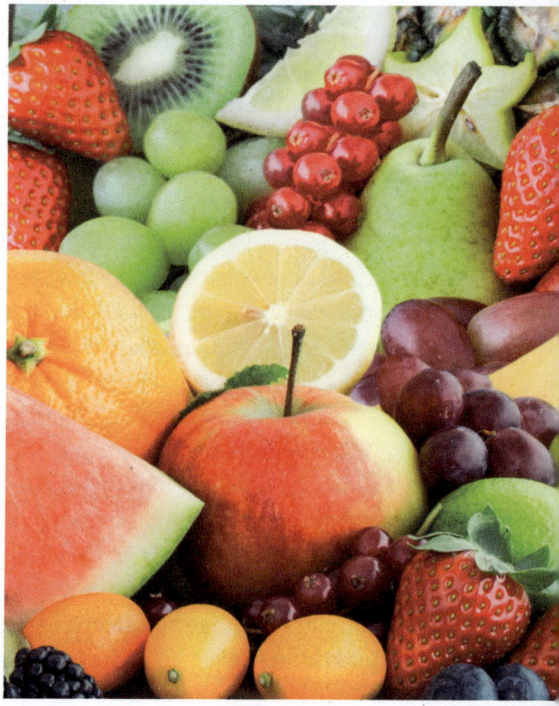

Unsere tägliche Nahrung besteht aber nicht aus einzelnen Kohlenhydraten, Eiweißen und Fetten, sondern aus „komplexen" Lebensmitteln wie Gemüse, Obst, Kartoffeln, Fisch oder Fleisch, die ein Gemisch der verschiedenen genannten Bestandteile enthalten und dem Körper erst einmal durch die Verdauung zugänglich gemacht werden müssen. Beim Kauen im Mund wird die Nahrung mechanisch zerkleinert und durch Enzyme bereits ein wenig chemisch aufbereitet. Danach passieren die Speisebröckchen die Speiseröhre und gelangen in den Magen. Diesen kann man sich wie einen Sack vorstellen, in dem die zerkaute Nahrung zunächst gespeichert und gründlich mit Salzsäure vermischt wird – nicht zuletzt, um Bakterien abzutöten!

Die Verbindung vom Magen in den Darm wird vom Magenpförtner kontrolliert, der den Speisebrei portionsweise in den Darm entlässt. Hier wird der saure Mageninhalt alkalisch (chemisch das Gegenteil von sauer) gemacht. Enzyme aus Bauchspeicheldrüse und Dünndarm sowie Gallensäuren, die aus der Leber dazu fließen, spalten Eiweiß, Kohlenhydrate und Fette in ihre kleinsten chemischen Bruchstücke, das sind Aminosäuren aus Eiweiß (→ Seite 50 ff.), Zucker aus Kohlenhydraten (→ Seite 53 ff.) und unterschiedliche Fettsäuren aus Fetten (→ Seite 43 ff.). Gleichzeitig werden Vitamine, Mineralstoffe etc. freigesetzt.

Erst jetzt ist die Nahrung so aufbereitet, dass ihre Bestandteile die Darmwand passieren und in die Blutbahn gelangen können: die Resorption.

Einzelne Nahrungsbestandteile können sich allerdings gegenseitig bei der Resorption in Menge und Zeit beeinflussen; das gilt ganz besonders für Zucker, dessen Aufnahme in den Körper zum Beispiel durch die Anwesenheit von Ballaststoffen verlangsamt wird – ein Umstand, der auch bei Krebserkrankungen eine große Rolle spielt (→ Seite 69 f.).

Über die Pfortader werden die Nahrungsbestandteile nun mit dem Blut zur Leber transportiert, sozusagen dem Verteilungs- und Recyclingcenter für eine Vielzahl von Stoffen. Abhängig vom Bedarf des Körpers entscheidet sie, was mit den Nährstoffen geschieht. Über Botenstoffe wie zum Beispiel Insulin erhält die Leber Signale, wo etwas fehlt oder im ständigen Auf- und Abbau wieder ersetzt werden muss.

Auch Verbrauchtes wird zurück zur Leber befördert, die aufs Neue „entscheidet", was damit geschieht – Neubau, Umbau oder Abfall. Letzterer wird über den Darm oder die Nieren ausgeschieden.

Blutbahnen sind die Transportwege innerhalb des Körpers. Wie auf einem verzweigten Netz aus Autobahnen und kleineren Straßen werden verschiedene Substanzen wie Bestandteile der Nahrung, Umbauprodukte oder Abfall hin- und herbewegt. Dabei ist der Körper strengstens bemüht, die Konzentrationen der einzelnen Substanzen möglichst gleichbleibend zu halten, kontrolliert und gesteuert durch Botenstoffe. Ein Blutströpfchen aus der Fingerkuppe hat zum Beispiel die gleiche Zusammensetzung wie das aus dem Zeh.

Nährstoffe als Bausteine der Zellen

Wie wir gesehen haben, ist die Zusammensetzung dessen, was wir essen und trinken, wichtig für den Auf- und Abbau und den Erhalt unseres Körpers. Da bei Krebs aber einige grundsätzliche Veränderungen auftreten, finden Sie im Folgenden Informationen, wie Ihr Körper arbeitet, welche Veränderungen eine Krebserkrankung bewirkt und wie Sie mit Ihrer Ernährung entgegenwirken können.

 HINTERGRUND

Die Vorstellungen in der Antike

Die Ärzte und Philosophen der Antike glaubten, der menschliche Körper sei aus den vier Elementen – Feuer, Wasser, Luft und Erde – zusammengesetzt, in die er nach seinem Tod wieder zerfallen würde. Bei Gesunden seien die Elemente harmonisch geordnet, während sie sich bei Kranken im Ungleichgewicht befänden – Ursache oder Zeichen für die Krankheit.
Heute wissen wir natürlich, dass der Körper aus Zellen aufgebaut ist.

Aufbau und Erhalt des Körpers: Der Zellstoffwechsel

Zellen sind die kleinsten lebenden Bausteine des Körpers, die sich je nach der ihnen zugedachten Aufgabe voneinander unterscheiden und in denen der eigentliche Stoffwechsel abläuft. Werfen wir einen Blick darauf, um zu verstehen, wie die unzähligen unterschiedlichen Zellen auf- und abgebaut werden und die Kommunikation der Zellen miteinander und der Organe untereinander funktioniert.

Für den Aufbau neuer Zellsubstanzen benötigen die Zellen deshalb „Material", das aus dem, was wir essen und trinken, aufbereitet und bereitgestellt wird. Eine besondere Bedeutung haben dabei die Eiweiße. Sie spielen darüber hinaus eine wichtige Rolle beim Transport der Nährstoffe im Blutkreislauf und bei der Kommunikation zwischen Zellen und Organen, sie koordinieren Muskelbewegungen und steuern als Enzyme unzählige Aufgaben im Körper.

Kein Baustein beim Zellaufbau, aber unverzichtbar für alle Stoffwechselvorgänge ist Wasser. Der menschliche Körper besteht zu 70 bis 80 Prozent aus Wasser. Alle Körperflüssigkeiten – ob Blut, Lymphe, Schweiß oder Verdauungssäfte – sind „wässrige Lösungen". Auch viele „Abfallstoffe" aus dem Stoffwechsel, die entsorgt werden müssen, sind in Wasser gelöst. Wasser ist unverzichtbar für chemische Reaktionen wie Energiegewinnung,

 INFORMATION

So funktioniert ein gesunder Stoffwechsel

Fast alle Zellen haben die Fähigkeit, sich zu teilen. So wird unter anderem gewährleistet, dass sich nach einer Verletzung oder Operation wieder neues Gewebe bilden kann. Jede neu entstandene Tochterzelle hat genau die gleichen Eigenschaften wie die Mutterzelle, die in den Genen festgelegt sind. Dadurch verjüngen sich die Zellen immer wieder und kranke, fehlerhafte Zellen werden entsorgt. Von den umliegenden Zellen werden sie zum „kontrollierten Selbstmord" (Apoptose) gezwungen und die Zelltrümmer werden zum Beispiel mithilfe der Lymphe beseitigt.

Dieser selbst induzierte „Zelltod" der verbrauchten Zellen wird durch den Stoffwechsel der Nachbarzellen streng kontrolliert, damit umliegendes Gewebe nicht zu Schaden kommt. Funktioniert diese Selbstkontrolle der Zellen nicht, wie bei Krebs, kann der Mensch krank werden.

Immunreaktionen oder den Aufbau neuer Gewebe. Schließlich reguliert Wasser die Körpertemperatur: Durch Verdunsten (Schwitzen) kühlt der Körper ab, verstärkte Durchblutung versorgt kalte Körperteile mit Wärme.

Daher ist bereits ein Wasserverlust von 20 Prozent lebensbedrohlich.

Sowohl für die immer wiederkehrende Neubildung der Zellen als auch für alle anderen Stoffwechselvorgänge benötigen die Zellen Energie, die sie in ihren Zellkraftwerken durch Zellatmung (Oxidation) gewinnen. Diese Energie wird in der Regel aus Sauerstoff, Glukose und in geringerem Maße aus Fetten gewonnen und ist in fast allen Zellen gleich. Nur in bestimmten Ausnahmefällen, zum Beispiel bei starker Muskelbeanspruchung, wird die Energie ohne Sauerstoff (anaerob) erzeugt, dabei entsteht Milchsäure (Laktat).

Von der Zelle zum Organ

Gleichartige Zellen schließen sich im Verbund zu einem Gewebe zusammen, das wiederum zusammen in Organen (griechisch: Werkzeug) eine Funktionseinheit bildet wie Leber, Lungen, Nieren etc., die jeweils bestimmte Aufgaben im Körper übernehmen.

Es sind die Gene, die bestimmen, ob aus einer Zelle beispielsweise eine Haut-, Nerven- oder Leberzelle wird. Bleiben wir beim Beispiel Leber: Ist die Zelle einmal als solche differenziert, wird sie auch bei allen folgenden Teilungen immer eine Leberzelle bleiben.

Alle Organe unseres Körpers zusammengenommen, die miteinander und untereinander durch verschiedene Systeme wie Blut- oder Nervenbahnen verbunden sind, bilden unseren Organismus. Mithilfe von Botenstoffen kommunizieren die Organe miteinander und tauschen Informationen aus, auch wenn sie im Körper weit voneinander entfernt liegen.

Nach einer Krebsdiagnose versuchen viele Patienten durch zum Teil rigorose Umstellung ihrer Ernährung Einfluss auf den Krankheitsverlauf zu nehmen, zum Beispiel indem sie den Tumor „aushungern" wollen – ein sehr gefährliches und gleichzeitig unmögliches Ziel.

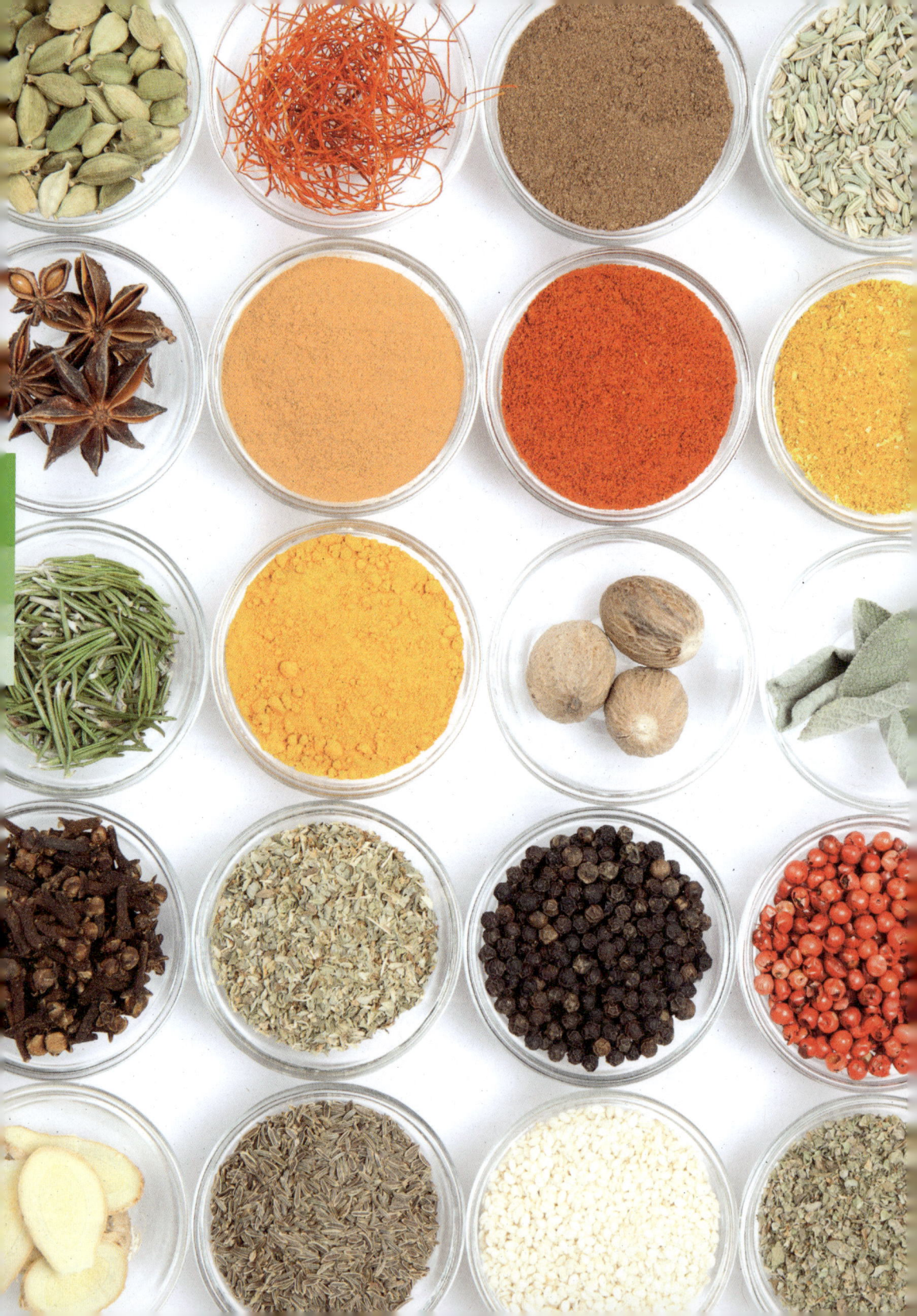

Essen und Trinken
bei Krebserkrankungen

Durch die Ernährung ist eine Krebserkrankung nicht zu heilen, wohl aber können die Ernährungsgewohnheiten an die Krankheit angepasst werden, um zum Beispiel Gewichtskonstanz zu erreichen und damit die Wirksamkeit der Therapien zu verbessern, die Lebensqualität zu erhalten oder zu verbessern und Nebenwirkungen durch den Tumor oder die verschiedenen Behandlungen zu lindern.

Wie verändert ein Tumor den Stoffwechsel?

Mediziner sprechen von „Tumor" (Geschwulst) und unterscheiden zwischen gut- und bösartigen Tumoren, wobei die bösartigen als „Krebs" bezeichnet werden. Die Diagnose „Krebs" beschreibt die Krankheit jedoch nur unzureichend. Bis heute sind über 200 verschiedene Krebsarten bekannt, die sich durch bestimmte Merkmale unterscheiden.

Nach seiner Lage (Lokalisation) werden zum Beispiel Brust-, Prostata- oder Knochenkrebs benannt, aufgrund ihres Zelltyps (Histologie) differenziert man zum Beispiel Karzinome oder Sarkome. Für verschiedenen Kriterien bei der Krebsdiagnostik verwenden Mediziner internationale gültige Klassifizierungen, beispielsweise T (bezieht sich auf den Primärtumor), N (Lymphknotenbefall) und M (Metastasen) und ein Grading (G1 bis G4), das über die Bösartigkeit des Tumors Aufschluss gibt.

So verschiedenartig Krebs auch sein kann, Krebszellen haben eins gemeinsam, was sie von gutartigen und gesunden Zellen unterscheidet: Sie sind nahezu unsterblich. Der Mechanismus für den „programmierten Zelltod" (Apoptose) zur Regeneration ist ausgeschaltet.

Im Verlauf einer normalen Zellteilung hat sich irgendwann, unbemerkt von den benachbarten Zellen, ein genetischer Fehler eingeschlichen. Während normalerweise kranke Zellen von den umliegenden gesunden Zellen zur Apoptose gezwungen werden, kann diese Zelle den Gendefekt sozusagen „maskieren" und sich ungestört teilen und vermehren. Damit gibt sie diesen Schaden an ihre Tochterzellen weiter, die sich ihrerseits mit diesem Fehler weiter teilen. So entstehen Mikrotumore, die aber in der Regel zum Glück frühzeitig vom Organismus erkannt und zerstört werden können – vermutlich unter Mitwirkung bestimmter Lebensmittelinhaltsstoffe, zum Beispiel einiger Fettbestandteile oder bioaktiver Pflanzenstoffe (→ Seite 35 ff., 58 ff.).

Entwickeln sich diese Mikrotumore allerdings weiter, zerstören sie mithilfe ihrer eigenen, bösartigen Proteine das umgebende gesunde Gewebe, werden unsterblich und vermehren sich unkontrolliert weiter. Anders als gesunde Zellen können sie sogar in das Gewebe benachbarter Organe eindringen oder Tochterzellen bilden, die über die Blutbahn oder die Lymphflüssigkeit selbst in weiter entfernte Organe wandern (Metastasen).

Für dieses schnelle Wachstum mit unkontrollierten Zellteilungen benötigt der Tumor sehr viel Energie, die er dem Körper entzieht. Dazu programmiert der Tumor den normalen Stoffwechsel um und schaltet alle Funktionen der gesunden Zellen, die er nicht benötigt, einfach ab. Da Ernährungstherapie bei einer Krebserkrankung versucht, genau hier anzusetzen, werfen wir zum besseren Verständnis einen Blick auf den veränderten Stoffwechsel des Tumors.

Eine gesunde Zelle verwendet für ihren Energiebedarf Zucker und Sauerstoff, anders die meisten Tumorzellen. Sie benötigen zwar ebenfalls reichlich Zucker für ihre Energiegewinnung, aber im Gegensatz zu gesunden Zellen „vergären" sie ihn, das heißt sie verwerten den Zucker nahezu ohne Sauerstoff (aerobe Glycolyse), selbst dann, wenn genug Sauerstoff zur Verfügung steht. Dabei entsteht als Endprodukt Milchsäure (Laktat). Mithilfe dieses Laktats wiederum können sich Krebszellen vor der Wirkung bestimmter Chemotherapeutika selbst schützen. Es ermöglicht den Tumorzellen sogar, ihren Zellverband zu verlassen und in andere Gewebe einzudringen, und es hemmt die Aktivität verschiedener Zellen des Immunsystems.

Die Energieausbeute der Krebszellen ist dadurch zwar um das 15-Fache geringer als bei der Zellatmung einer gesunden Zelle mit Sauerstoff, das gleicht die Krebszelle aber aus, indem sie ca. 30-mal mehr Zucker verbraucht, den sie dem Körper entzieht. Je aggressiver der Tumor ist, desto mehr Zucker konsumiert er, während Fette beziehungsweise deren Bausteine, die Fettsäuren, von den Tumorzellen kaum verwertet werden.

Um diesen vollkommen veränderten Stoffwechsel gewährleisten zu können, bildet der Tumor bestimmte Botenstoffe, wie Hormone und Zytokine, die gleichsam einen Schalter im Organismus umlegen. Sie verhindern, dass der Energiespender Glukose in die gesunden Körperzellen gelangen kann, sodass die Glukoseverwertung gestört ist und die gesunden Zellen geradezu ausgehungert werden. Gleichzeitig forcieren die Botenstoffe den Abbau von körpereigenem Eiweiß und Fett. Diese Botenstoffe können außerdem Appetit und Geschmack (bis hin zu Widerwillen gegenüber Speisen und Gerüchen) verändern.

Gibt es eine „Krebsdiät"?

Eigentlich beantwortet sich die Frage, ob es eine Diät gibt, die Krebs heilen kann, nach dem oben Gesagten von selbst: Nein!

Obwohl bekannt ist, dass Art und Weise der Ernährung Einfluss auf die Krebsentstehung nehmen können, gibt es umgekehrt keine Ernährungsgestaltung, Kostform oder spezielle Lebensmittelauswahl, durch die ein krebskranker Mensch allein wieder gesund wird.

Vergleichen Sie einmal die sogenannten „Krebsdiäten" miteinander und wägen Sie sie kritisch gegeneinander ab. Sie werden feststellen, dass jede einzelne für sich behauptet, die richtige zu sein. Was aber die eine als schädlich verbietet, preist möglicherweise die andere als Gesundmacher an.

Eine Reihe der sogenannten „Krebsdiäten" verbietet rigoros bestimmte Lebensmittel; die Breuß-Diät empfiehlt sogar totales Fasten, um „den Krebs auszuhungern". Die Versprechungen anderer Diäten wie der „Abbau von Tumortoxinen", die „Aktivierung der gestörten Zellatmung" oder die „Entgiftung des Organismus" sind ebenfalls unhaltbar, unseriös und durch die Einschränkungen sogar gefährlich. Andere Diäten verteufeln grundlos beispielsweise Schweinefleisch oder Nachtschattengewächse und bewirken damit Unsicherheit und Angst.

Die Anti-TKTL1-Diät („Anti-Krebsdiät") nach Dr. Coy beruht auf der Erkenntnis, dass Tumorzellen viel Zucker verbrauchen und ihn, anders als eine gesunde Zelle, „vergären". Für die sei ein bestimmtes Gen, das TKTL1 entscheidend, das als Hinweis für besonders aggressive Tumorarten und den Gärungsstoffwechsel gelte. Das aber wird von vielen Wissenschaftlern und Fachgesellschaften, siehe zum Beispiel www.krebsgesellschaft.de, angezweifelt, da Dr. Coy den wissenschaftlichen Nachweis dafür bisher nicht erbracht hat. Sie warnen daher eindringlich vor dieser Diät. Hinzu kommt, dass für diese „Anti-Krebsdiät" spezielle, sehr teure Lebensmittel und hoch dosierte Nahrungsergänzungsmittel (→ Seite 190 ff.) empfohlen werden.

Beispiele für „Krebsdiäten"

AUTOR	PRINZIP	BEWERTUNG
Gerson	Rohkost und Einläufe mit Kaffee oder Rhizinus. Wenig Eiweiß, Zucker, Salz.	Wissenschaftlich nicht haltbar. Gefahr der Mangelernährung.
Breuß-Diät (Krebs-Kur total)	Ausschließlich (!) Saftfasten für 42 Tage, während dieser Zeit keine anderen medizinischen Behandlungen.	Wissenschaftlich nicht haltbar. Gefahr der Mangelernährung.
Moerman	Vegetarische Ernährung sowie Jod, Zitronensäure, Hefe, Weizen, Schwefel, Vitamine A, E, C als „Krebsschützer" (angeblich für Brieftaube und Mensch unentbehrlich).	Wissenschaftlich nicht haltbar. Gefahr der Mangelernährung.
Makrobiotik	Getreidebetont, wenig Eiweiß.	Wissenschaftlich nicht haltbar. Gefahr der Mangelernährung.
Leupold/Ohler	Extrem kohlenhydratarme Kost mit Insulininfusionen, kombiniert mit Altinsulin. Einziges Obst: Zitronen.	Wissenschaftlich nicht haltbar. Gefahr der Mangelernährung und schwerer Unterzuckerung.
Burger „Instinct-Therapie"	Keine gekochten oder gebratenen Speisen, auch Fleisch und Fisch nur roh.	Wissenschaftlich nicht haltbar. Gefahr der Mangelernährung. Infektionsgefahr.

→ **Beispiele für „Krebsdiäten"**

AUTOR	PRINZIP	BEWERTUNG
Kousmine	Getreide und Rohkost. Kombination aus Saftkuren, vegetarischer Ernährung, hoch dosierten Nahrungsergänzungsmitteln und Einläufen aus Kamillentee und Sonnenblumenöl.	Hoch dosierte Nahrungsergänzungsmittel nicht empfehlenswert. Wissenschaftlich nicht haltbar.
Seeger	„Rote-Bete-Kur" (täglich 1–2 kg, 300–600 ml Saft oder 100 g Trockenextrakt).	Wissenschaftlich nicht haltbar. Gefahr der Mangelernährung.
Anti-TKTL1-Diät („Anti-Krebsdiät" nach Dr. Coy)	Wenig Kohlenhydrate, viel Fett und Eiweiß.	Wissenschaftlich nicht haltbar.
Budwig Öl-Eiweißkost	Leinöl, Quark, Gemüse- und Obstsäfte.	Hoher Fett- und Proteinanteil (vergleichbar metabolisch adaptierte Ernährung). Bedingt empfehlenswert.

Achtung: Für keine „Krebsdiät" ist in sogenannten „kontrollierten Studien" (das sind wissenschaftlich durchgeführte Untersuchungen) eine Wirksamkeit bestätigt worden, sodass Wissenschaftler eindringlich vor solchen „Krebsdiäten" warnen und dringend davon abraten, sie durchzuführen.

Testfragen zur Bewertung von „Krebsdiäten"

Sie können mithilfe dieser kritischen Fragen die Tauglichkeit einer „Krebsdiät" selbst bewerten.

	JA	NEIN
Verspricht die Diät als alleinige Therapie Heilung?		
Wird die Diät als Alternative zu anderen Therapien empfohlen bzw. werden schulmedizinische Therapien abgelehnt?		
Wird die Diät für alle Krebserkrankungen empfohlen?		
Gibt es Beispiele für Spontanheilung durch die Diät?		
Verbietet die Diät bestimmte Lebensmittel als „krebsfördernd"?		
Werden im Rahmen der Diät Einläufe, Fastenperioden o.Ä. empfohlen?		
Wird die Diät als Schutz vor Krebserkrankungen empfohlen?		
Werden bestimmte Produkte (Vitamine etc.) in hohen Dosen als Therapie empfohlen?		
Soll der Tumor durch die Diät ausgehungert werden?		

Wenn Sie auch nur eine Frage mit „Ja" beantworten, sollten Sie die „Wunderdiät" gar nicht erst ausprobieren! Mehr Informationen zu „Krebsdiäten" erhalten Sie zum Beispiel unter **www.krebsinformationsdienst.de.**

Mit ihren Verboten und Einschränkungen ignorieren die meisten „Krebsdiäten" rücksichtslos die Angst, die jeder Erkrankte hat, und – schlimmer noch – schüren diese durch angebliche Gefahren, die von bestimmten Verhaltensweisen oder Lebensmitteln ausgehen sollen. Keine „Anti-Krebsdiät" befasst sich mit der Frage der Lebensqualität oder der Freude am Essen – letztendlich enthalten sie puritanische Richtlinien im Sinne von enthaltsam, asketisch oder spartanisch – als wäre Krebs eine Strafe, für die man Buße durch freudloses Essen tun muss!

Dabei kann kaum eine andere Krankheit so unangenehme und langwierige Nebenwirkungen haben wie Krebserkrankungen und notwendige Therapien. Übelkeit, Erbrechen, Appetitlosigkeit, Schmerzen etc. können jede Mahlzeit zur Tortur werden lassen, bis der Patient immer schwächer wird und das als Zeichen wertet, seine Krankheit verschlimmere sich noch. Dieser sichtbare körperliche Abbau schürt die Angst weiter und der Teufelskreis aus Appetitlosigkeit und Gewichtsabnahme wird immer enger (→ Seite 87 f., 89 f.).

Selbst eine unter normalen Umständen „gesunde", fettarme Vollwertkost mit viel Gemüse und Obst ist bei einer Krebserkrankung in der Regel nicht empfehlenswert. Sie versorgt einen geschwächten Körper nicht ausreichend mit Energie und ist für Kranke, die unter Übelkeit oder Appetitlosigkeit leiden, häufig unbekömmlich. Solche Empfehlungen verwechseln oder vermischen dabei „Prävention", also Vorbeugung vor der Erkrankung, mit Ernährungstherapie während einer Krebserkrankung als ergänzende Therapie.

Wie Ernährung als begleitende Therapie helfen kann

Die heilsame Wirkung von Nahrungsmitteln kannte man bereits im Altertum. Vermutlich war gezielte Ernährung das erste Heilmittel überhaupt: Leben, Gesundheit, Krankheit und Tod hatten seit jeher damit zu tun, was der Mensch isst und trinkt. Zunächst lernte der Mensch wahrscheinlich aufgrund von Erfahrungen, was bekömmlich und was giftig ist. Bestimmte Lebensmittel setzte bereits Hippokrates (460–370 v. Chr.), der auch als Begründer der „Diät" gilt, gezielt zur Therapie von Krankheiten und zur Erhaltung der

 INFORMATION

Das zeichnet eine richtige Diät aus

Eine „Diät" im Sinne ihrer ursprünglichen Bedeutung als „gesunde Lebensweise" muss insbesondere bei Krebserkrankungen folgende Bedingungen erfüllen:
- Sie enthält alle notwendigen Nährstoffe und ausreichend Energie zum Erhalt oder zur Verbesserung des Ernährungszustands und der Lebensqualität.
- Sie ist optimal zusammengestellt, sodass Gewichtsverluste aufgehalten und ausgeglichen werden können.
- Sie gleicht Nährstoffverluste aus.
- Sie setzt die Reparaturfunktion bestimmter Nahrungsbestandteile gezielt ein.
- Sie stärkt das Allgemeinbefinden und das Immunsystem.
- Sie ist auf die individuelle Krankheitssituation abgestimmt, also Krankheitsverlauf, Therapie, Operation etc.
- Sie lindert Beschwerden wie Übelkeit, Schmerzen, Diarrhö (Durchfall).
- Sie ist an die individuellen Bedürfnisse und Lebensumstände angepasst.
- Sie ist bekömmlich und schmeckt gut.
- Sie leistet einen wichtigen Beitrag zum Erhalt der Lebensqualität und -zufriedenheit.

Gesundheit als „Heilmittel" ein. Der Begriff „Diät" kommt aus dem Griechischen und bedeutet so viel wie „gesunde Lebensweise".

Die Diätetik ist der älteste und ausführlichste Teil der antiken Medizin. Sie enthält sowohl für Gesunde als auch für Kranke passende Vorschriften für das tägliche Leben, die Hygiene, Ernährung, Bewegung, Bäder und vieles mehr. Auch heute spielt die Diätetik in dem klassischen Sinne wieder eine große Bedeutung, ganz besonders als „adjuvante", also ergänzende Therapie (→ Seite 185) bei Krebserkrankungen.

Da die meisten als „Krebsdiäten" angepriesenen Ernährungsformen diesen strengen Anforderungen bei Krebserkrankungen nicht entsprechen, hier noch einmal der dringende Rat: Vertrauen Sie den Theorien und Versprechen, die die Erfinder dieser Diäten Ihnen einreden wollen, nicht kritiklos.

Nahrungsbestandteile mit besonderer Wirkung

Eine Bemerkung vorab: Natürlich essen wir ganze, „komplexe" Lebensmittel und nicht einzeln Fette, Eiweiß, Kohlenhydrate oder Vitamine, obwohl es letztendlich diese Inhaltsstoffe sind, die bestimmte Wirkungen haben. Im Folgenden erhalten Sie Informationen zu diesen Inhaltsstoffen; gleichzeitig erfahren Sie aber auch, welche Lebensmittel besonders große Mengen der besprochenen Substanzen enthalten und wie Sie diese auf dem täglichen Speiseplan verwenden und kombinieren können.

→ **TIPP**

In diesem Kapitel finden Sie eher allgemeine Ratschläge, die individuelle Unverträglichkeiten, Probleme oder Schwierigkeiten, die beim oder durch das Essen auftreten können, nicht berücksichtigen – die konkreten Tipps dazu finden Sie ab → Seite 84.

Gefürchtete und schwerwiegende Folgen einer Krebserkrankung können Appetitlosigkeit (Anorexie) mit Gewichtsverlust bis hin zu Auszehrung (Kachexie) sein, die die Betroffenen so sehr schwächen können, dass notwendige Therapien sogar abgebrochen werden müssen.

Lange Zeit haben Mediziner und andere Therapeuten diese Beschwerden ignoriert oder bestenfalls mit dem Ratschlag kommentiert „Essen Sie, was Sie mögen." oder „Essen Sie wie gewohnt." – eine kritische Situation, die viele Patienten zu dubiosen „Krebsdiäten" (→ Seite 30 f.) gebracht hat, die diese Schwäche möglicherweise noch verschlimmerten.

Auch der Rat, Zuckerlösungen wie Maltodextrin oder mit Zucker angereicherte Speisen und Getränke als gute Energiequelle zu verzehren, war nur wenig erfolgreich. Heute kennt man den Grund: Muskeln und Leber können den Zucker gar nicht ausreichend verwerten. Die dringend notwendige Energie verpufft sozusagen ungenutzt.

Glücklicherweise hat die wissenschaftliche Forschung inzwischen bewiesen, dass Normalkost oder sogar fettreduzierte Ernährung Krebskranken in der Regel gar nichts nützt. Im Gegenteil, die ideale Ernährung bei Krebs soll viel Energie liefern und fett- und eiweißreich sein.

Wie Fette das Wachstum von Tumorzellen hemmen können

Bereits 1924 entdeckte der Nobelpreisträger Otto Warburg, dass die meisten Krebszellen extrem viel Zucker im Vergleich zu gesunden Zellen verbrauchen und dabei keinen oder nur wenig Sauerstoff für die Energiegewinnung nutzen. Diese Erkenntnisse wurden erst kürzlich durch verbesserte Untersuchungsmethoden bestätigt. Man weiß also nun, dass Krebszellen diese wichtige Energiequelle – den Zucker – dem Körper entziehen, um ihren eigenen enormen Bedarf zu decken. Fette beziehungsweise deren Bausteine, die Fettsäuren, können von den Tumorzellen dagegen nicht oder nur gering als Energiequelle genutzt werden. Die Muskelzellen Krebskranker können Fettsäuren jedoch besser speichern und zur Energiegewinnung verwerten, als dies bei Gesunden der Fall ist.

WICHTIG

Ernähren Sie sich fett- und eiweißreich

Vergessen Sie während Ihrer Behandlungs- und Genesungsphase erst einmal alles, was Sie über gesunde, fettarme Ernährung im normalen Alltag unserer Überflussgesellschaft gelesen haben. Für Menschen mit einer Krebserkrankung, besonders bei Gewichtsverlust und Appetitlosigkeit, gilt die Empfehlung: Essen Sie bevorzugt fett- und eiweißreiche Speisen.

WICHTIG

Andere Verwertung der Nährstoffe

Tumorkranke haben eine gestörte Verwertung von Kohlenhydraten, können aber Fette und Fettsäuren besser verwerten und speichern als gesunde Menschen.

Die ketogene Diät – fettreich und extrem kohlenhydratarm

Die ketogene Diät ist eine fettreiche, aber kohlenhydratarme Ernährungsform, die das Tumorwachstum hemmen und als unterstützende Therapie beispielsweise bei Chemotherapien angewendet werden soll. Wissenschaftliche Studien, vornehmlich Untersuchungen an Tieren, wurden dazu zum Beispiel am Universitätsklinikum Würzburg durchgeführt.

In der Humanmedizin wird die ketogene Diät bereits seit Längerem erfolgreich bei Kindern mit Epilepsie angewendet, auch bei einigen Gehirntumoren scheint die Diät in Einzelfällen unter bestimmten Bedingungen das Tumorwachstum zu verlangsamen.

Zwar gibt es bis jetzt keine eindeutigen Beweise für eine Wirksamkeit der ketogenen Diät in Langzeitstudien mit einer größeren Patientenzahl. Dennoch erwarten einige Forscher, dass sie in absehbarer Zeit möglicherweise eine Therapieoption sein könnte und Empfehlungen zu Dauer und Nahrungszusammensetzung ausgesprochen werden können.

Obwohl diese Ernährungsform in der Therapie von Krebserkrankungen noch nicht ausreichend erforscht ist und trotz aller Kritik daran, hoffen mehr und mehr Patienten auf die Wirksamkeit dieser Diät und wünschen genauere Informationen dazu. Daher soll die ketogene Diät an dieser Stelle ausführlicher beschrieben – allerdings nicht empfohlen – werden.

 INFORMATION

Die Theorie der ketogenen Diät

Fette und Fettsäuren sind nicht nur wichtige Energielieferanten, sondern haben auch eine direkte, wachstumshemmende Wirkung gegen die Krebszellen. So die Theorie: Bei einer extrem kohlenhydratarmen, aber fettreichen Ernährungsweise muss der Stoffwechsel einen Umweg im Abbau beschreiten, bei dem sich als Endprodukt sogenannte Ketonkörper bilden. Diese Ketonkörper aus dem veränderten Fettabbau haben eine direkte Wirkung auf die Tumorzellen: Sie hemmen die Glukoseaufnahme in die Tumorzellen und berauben diese damit ihrer Energiequelle, sodass ihr Wachstum gebremst wird, während die gesunden Zellen die Ketonkörper für die eigene Energiegewinnung verwenden können. Mehr noch: Da die Glukoseaufnahme und -verwertung gestört ist, kann die Tumorzelle keine Milchsäure (Laktat) mehr bilden, womit ein Schutzfaktor für die Krebszelle entfällt. Wird weniger Laktat gebildet, können Substanzen der Chemotherapie und die Strahlentherapie besser wirken.

Durch diese Ketose entsteht außerdem im Körper die Substanz „Beta-Hydroxybuttersäure", die entzündungshemmend wirken und gleichzeitig das Tumorzellwachstum hemmen soll.

Ein weiterer positiver Effekt: Da die Tumorzelle Fette nicht für ihren eigenen Stoffwechsel nutzen kann, stehen diese als Energiequelle dem Organismus zur Stärkung zur Verfügung. Gleichzeitig dienen die Fettsäuren als Reparatursubstanz für geschädigte Organe und Gewebe.

Praktische Anwendung

Die tägliche Zufuhr von Kohlenhydraten darf 25 Gramm nicht überschreiten, um den Zustand der Ketose (Bildung der Ketonkörper, → Seite 36) zu erreichen, und sollte auf fünf Mahlzeiten pro Tag verteilt werden. Sogar Milch und Milchprodukte sollen auf ihren Milchzuckergehalt überprüft werden. Stärkehaltige Gemüse- und süße Obstsorten sind verboten.

70 bis 75 Prozent der täglich verzehrten Kalorien sollten aus hochwertigen Fetten, MCT-Fetten (→ Seite 44), und Kokosöl bestehen und der Eiweißanteil sollte bei 21 Prozent liegen.

Eine reichliche Flüssigkeitszufuhr von mindestens 2 bis 3 Litern ist dringend erforderlich, um Nierensteinen vorzubeugen und die Ketonkörper auszuschwemmen.

Die Durchführung der ketogenen Diät ist relativ aufwendig und kompliziert und nicht ohne genaue Kenntnis der Lebensmittel und ihrer Zusammensetzung durchzuführen.

Schon ein kleiner „kohlenhydratreicher Ausrutscher" kann die Ketose stören. Daher und um eine ausreichende Nährstoffversorgung zu gewährleisten, wird die Verwendung einer Nährwerttabelle dringend empfohlen.

→ **TIPP**
Ausführliche Informationen und Rezepte zur Durchführung der ketogenen Diät erhalten Sie unter www.krebszellen-lieben-zucker-patienten-brauchen-fett.de.

Kritische Anmerkungen

Bis heute gibt es noch keine Langzeituntersuchungen mit einer ausreichend großen Zahl von Patienten zur therapeutischen Wirkung der ketogenen Diät, also wie diese Ernährungsform das Tumorwachstum beeinflusst. Es gibt bestenfalls Erfahrungsberichte Betroffener, daher räumen auch die Forscher der Universität Würzburg selbst ein, dass die Diät noch keine wissenschaftliche Anerkennung gefunden hat. Sie empfehlen deshalb einen dreimonatigen Versuch der Diät – idealerweise im Rahmen einer Studie, in jedem Fall aber unter ärztlicher Aufsicht. Nach diesen drei Monaten sollten Tumorgröße und -wachstum erneut bestimmt werden. Im Fall eines Wachstumsstillstands könne die Diät bedenkenlos – unter ärztlicher Aufsicht – fortgesetzt werden, allerdings sind regelmäßige Laboruntersuchungen nötig.

Eine Studie an Patientinnen mit metastasierendem Brustkrebs (KOLIBRI-Studie = KOhlenhydrat-LImitierte-BRustkrebs-Intervention), die über zwanzig Wochen lief, konnte keine gravierenden Veränderungen des Blutbildes oder der Serum-, der Leber- oder Nierenwerte im Vergleich zu der Gruppe, die sich nach den Regeln der Deutschen Gesellschaft für Ernährung (DGE) ernährte, feststellen, außer, dass in der letztgenannten Gruppe das Gesamtprotein im Serum als „kritisch" angesehen wurde.

Die Langzeitfolgen der Ketose auf den Organismus, wie eine Übersäuerung, sind jedoch noch nicht erforscht und die Frage, ob dadurch die Aufnahme und Wirkung von Medikamenten, zum Beispiel von Chemotherapeutika, beeinflusst wird, ist nicht geklärt. Man weiß zudem noch nicht, ob die Glukosespiegel, die durch die kohlenhydratreduzierte Ernährung erreicht werden können, niedrig genug sind, um den Zuckerstoffwechsel der Tumorzellen zu stören. Schließlich stellt sich die Frage, ob eine ausreichende Versorgung mit Vitaminen und Mineralstoffen gegeben ist, denn bei der ketogenen Ernährung sind zwar Salate und Gemüse erlaubt, der Verzehr von Obst (bis auf Beeren) ist dagegen aufgrund des Zuckergehalts stark eingeschränkt. Die notwendige hohe Flüssigkeitszufuhr kann bei Appetitlosigkeit ein frühes Sättigungsgefühl erzeugen und eine ausreichende Nahrungsaufnahme erschweren.

 WICHTIG

Studien zur ketogenen Diät stehen noch aus

So vielversprechend die ketogene Diät in der Theorie auch klingen mag – führen Sie sie nur nach intensiver Rücksprache mit Ihrem Arzt oder Ernährungstherapeuten durch! Große Vorsicht ist außerdem geboten, wenn Sie unter Übelkeit und Appetitlosigkeit, Unverträglichkeiten oder Darmproblemen leiden – und ganz besonders nach Operationen im Magen-Darm-Trakt. Darüber hinaus darf die ketogene Diät bei einer Reihe von Kontraindikationen unter keinen Umständen durchgeführt werden – so ist bei bestimmten Fettstoffwechselstörungen, Hyperinsulinismus oder schweren Funktionsstörungen von Leber, Niere und Bauchspeicheldrüse und auch bei Tumoren im Verdauungstrakt große Vorsicht geboten.

Fazit

Bis heute gibt es noch keine klinischen Studien, die eine Hemmung des Tumorwachstums oder die Metastasierung zeigen konnten, noch belegten, dass Wirksamkeit oder Verträglichkeit der Therapien verbessert wird.

Ohne eine solche Bestätigung in klinischen Studien und Langzeitstudien mit einer größeren Patientenzahl wird die ketogene

Diät von Wissenschaftlern kritisch gesehen und eine Empfehlung zur ketogenen Diät bei Krebs kann bis heute nicht ausgesprochen werden; zumal diese Diät nur unter strenger medizinischer Aufsicht durchgeführt werden darf. Auch die Deutsche Krebsgesellschaft, die Deutsche Gesellschaft für Ernährungsmedizin (DGEM), die Arbeitsgemeinschaft Prävention und Integrative Onkologie (PRiO) in der Deutschen Krebsgesellschaft sowie das Krebszentrum München (Comprehensive Cancer) oder das Universitätsklinikum Freiburg beurteilen die ketogene Ernährung als Anti-Krebsdiät kritisch – um nur einige zu nennen.

Die metabolisch adaptierte Ernährung – fettreich und moderat kohlenhydratarm

Auch die metabolisch adaptierte Ernährung (dem Stoffwechsel angepasste Diät) nach Eggert Holm passt das Nährstoffangebot dem veränderten Stoffwechsel durch die Krebserkrankung an, greift in den Metabolismus des Tumors ein und berücksichtigt gleichzeitig den individuellen Bedarf und die Geschmacksvorlieben des Patienten. Damit erfüllt sie alle oben genannten Bedingungen an eine passende Ernährungsform.

Praktische Anwendung

Die „erlaubte" tägliche Kohlenhydratmenge ist nicht so drastisch eingeschränkt, dass eine ketogene Stoffwechsellage erreicht wird, aber

 INFORMATION

Die Theorie der metabolisch adaptierten Ernährung

Sie berücksichtigt den veränderten Kohlenhydratstoffwechsel beziehungsweise die gestörte Kohlenhydratverwertung bei einer Krebserkrankung:
- Zucker (Glukose) wird vom Organismus nur ungenügend verwertet, während Tumorzellen einen enorm hohen Bedarf an Glukose haben.
- Fettsäuren (Bestandteile der Fette, → Seite 35 ff.) wiederum können vom Körper gut genutzt werden; Krebskranke können aus Fetten mehr (notwendige) Energie gewinnen als Gesunde. Tumorzellen dagegen nutzen Fett kaum.
- Der Bedarf an Proteinen ist bei Krebserkrankungen erhöht, weil vermehrt bestimmte Eiweiße, zum Beispiel für Abwehrreaktionen, gebildet werden.
- Die Empfehlung lautet daher, fettreiche Lebensmittel zu bevorzugen, eine hohe Proteinzufuhr zu gewährleisten und stattdessen den Kohlenhydratverzehr einzuschränken. Das Ziel dieser Ernährungsform ist, das Tumorwachstum zu reduzieren oder gar zu hemmen, und Gewichtsabnahme und Mangelernährung vorzubeugen.

„Insulinspitzen" werden ebenfalls verhindert – Insulin und der verwandte Insulin-like-groth-factor (IGF) gelten als starke Wachstumsförderer von Tumorzellen.

Gleichzeitig liefert diese „angepasste" Ernährung hochwertiges Eiweiß sowie reichlich Fette und Öle und nutzt deren Reparaturfunktion und hohen Kaloriengehalt, sodass Sie auch bei Appetitlosigkeit mit kleinen Portionen viel Energie bekommen. Schließlich bringt sie Lust und Freude am Essen – und damit Lebensqualität –, weil sie Gemüse und Obst in ausreichenden Mengen und hin und wieder kleine Sünden erlaubt. Sie ermöglicht es, spontan und ohne große Vorbereitungen zu essen und auch bei Einladungen unbeschwert zuzugreifen.

Obwohl die Kohlenhydratzufuhr eingeschränkt ist, müssen Sie Ihre Mahlzeiten nicht abwiegen oder Mengen berechnen. Es ist viel wichtiger, dass Sie Lebensmittel essen, die reichlich Fette, Öle und Eiweiß enthalten, dann ergibt sich die Kohlenhydratmenge wie von selbst.

→ **TIPP**
Die metabolisch adaptierte Ernährung bietet ein so breites Spektrum an Lebensmitteln, dass Sie sich Ihrer Bekömmlichkeit und Ihrem Geschmack entsprechend die passenden auswählen können.

Die Tabelle rechts soll Ihnen einen Überblick darüber geben, was und wie viel an Fett, Eiweiß und Kohlenhydraten Ihr täglicher Speiseplan idealerweise enthalten sollte. Bitte betrachten Sie die Empfehlungen und Ratschläge nicht als Dogma oder als strenges Gebot, sondern als Hilfe für empfehlenswerte Nahrungsmittel, aus denen Sie sich diejenigen aussuchen können, die Ihnen schmecken und die Sie gut vertragen.

→ **TIPP**
Geeignete Rezepte finden Sie in dem Buch „Die neue Ernährung bei Krebs" von Oliver Kohl und Carola Dehmel.

! ACHTUNG
Sollten Sie durch die hohe Fettmenge Probleme im Magen-Darm-Trakt wie Durchfall bekommen, fragen Sie Ihren Arzt nach Verdauungsenzymen, die fettspaltende Enzyme (Lipasen) enthalten, die die Aufspaltung der Fette im Darm verbessern (→ Seite 156).

Die Nährstoffe
Im Folgenden finden Sie detaillierte Informationen zu den einzelnen Nährstoffen der metabolisch adaptierten Ernährung.

Die Tabelle rechts listet auf, wie viel Fett Sie idealerweise am Tag essen, und in der

Empfehlungen für die Nährstoffzufuhr bei der metabolisch adaptierten Ernährung

NÄHRSTOFF	NÄHRSTOFFZUFUHR (ALLGEMEINE ANGABEN)	DAS ENTSPRICHT EINER NÄHRSTOFF-ZUFUHR BEI EINEM KÖRPERGEWICHT VON 65 KG	BEMERKUNGEN
Fette → Seite 42 ff.	mindestens 50 % der gesamten täglichen Kalorienmenge (Energie)	ca. 93–110 g Fett (oder mehr)	**empfohlen:** → Leinöl und Fisch(öl) (Omega-3-Fettsäuren, ca. 4–6 g) → Butter, Sahne, Crème fraîche etc. → sog. Plattenfette → MCT (medium-chaintriglycerides) = mittelkettige Triglyceride **weniger empfehlenswert:** → linolsäurereiche Öle (Sonnenblumen-, Maiskeim-, Sojaöl)
Protein → Seite 50 ff.	mindestens 1,2 –1,4 g/kg Körpergewicht (bis 2 g/kg Körpergewicht)	78–91 g (bis 130 g)	**empfohlen:** → proteinreiche Lebensmittel, tierisch wie Fleisch, Fisch oder Milchprodukte und pflanzlich wie Sojaprodukte oder Hülsenfrüchte → proteinangereicherte Lebensmittel wie Proteinjoghurts und -quark (Achtung: Bekömmlichkeit beachten!)
Kohlenhydrate → Seite 53 ff.	maximal 50 % der gesamten täglichen Kalorienmenge (Energie)	ca. 200 g	**empfohlen:** → langkettige Kohlenhydrate bzw. niedriger glykämischer Index, wie ballaststoffreiche Lebensmittel (Vollkornbrot, ungeschälter Reis, Hülsenfrüchte, mit Eiweiß angereichertes Brot oder Müsli) **weniger empfehlenswert:** → Zucker, Kuchen, Weißmehl
Energie	30–35 kcal/kg Körpergewicht	ca. 2.000 kcal und mehr	

nach E. Holm „Stoffwechsel und Ernährung bei Tumorkrankheiten", 2007

rechten Spalte finden Sie Hinweise, welche das sein sollten. Erfahren Sie im Folgenden detailliert, was die „guten" und „weniger guten" Fette ausmacht und in welchen Lebensmitteln sie vorkommen.

Fette haben mit ca. 9 kcal ungefähr doppelt so viel Energie wie Kohlenhydrate und Eiweiß und sind daher für die Ernährung Krebskranker besonders geeignet. Viele von ihnen haben aber zusätzlich besondere Eigenschaften, die das Krebszellwachstum entweder hemmen oder sogar fördern können.

Für Geschmack und Qualität der Fette sind ihre Bestandteile, die Fettsäuren, verantwortlich. Diese bestimmen auch, ob sich ein Fett etwa zum Braten und Frittieren oder besser für kalte Gerichte eignet – und welchen gesundheitlichen Nutzen es bringen kann. Stellen Sie sich diese Fettsäuren als Ketten vor, die unterschiedlich lang (kurzkettig/mittelkettig/langkettig) und deren Glieder einfach oder doppelt miteinander verbunden sind (Doppelbindung).

Aus vorwiegend kurzkettigen Fettsäuren bestehen zum Beispiel die sogenannten „Plattenfette", die bei Zimmertemperatur fest sind, während die eher flüssigen Öle überwiegend aus langkettigen Fettsäuren zusammengesetzt sind. Butter besitzt kurz-, mittel- und langkettige Fettsäuren.

Ausschlaggebend für die Eigenschaften der Fette ist aber nicht nur die Kettenlänge der Fettsäuren, sondern auch ihr Aufbau. Einige von ihnen besitzen eine oder mehrere Doppelbindungen, die sich irgendwo innerhalb der Kette befinden und je nach ihrer Lage

Gesamtfett und Omega-3-Fettsäuren in Fisch

FISCHART	GESAMTFETT PRO 100 G (ZAHLEN GERUNDET)	OMEGA-3-FETTSÄUREN PRO 100 G (ZAHLEN GERUNDET)
Thunfisch	17 g	0,8–5,1 g
Lachs (Aquakultur)	13 g	2,6–3,3 g
Makrele	14 g	1,2–2,9 g
Hering	17 g	2–2,5 g
Sardine	5 g	0,9–1,6 g
Forelle	3 g	0,72–1 g
Kabeljau	0,8 g	0,3 g

mit einer Zahl benannt werden. (Die Ziffern 3, 6 oder 9 bezeichnen die Position der ersten Doppelbindung, hier sind sie nur der Vollständigkeit halber genannt.) Besitzt eine Fettsäure keine Doppelbindung, bezeichnet man sie als „gesättigt", hat sie eine oder mehrere, nennt man sie „einfach" oder „mehrfach ungesättigt".

Bei Krebserkrankungen erfüllen die gesunden, **mehrfach ungesättigten Omega-3-Fettsäuren (n-3-Fettsäuren)** wichtige Funktionen. Sie wirken präventiv, reduzieren Entzündungsvorgänge, stärken das Immunsystem und helfen dabei, das Gewicht zu stabilisieren. Zwei wichtige Omega-3-Fettsäuren (EPA und DHA) kommen besonders reichlich im Fett von Fischen vor. Die pflanzliche Variante, Alpha-Linolensäure (rechts), ist besonders in Lein-, Walnuss- oder Rapsöl enthalten.

Wenn Sie, besonders bei Appetitlosigkeit und Veränderung des Geschmacks, nicht gern Fisch essen mögen (und schon gar nicht so große Portionen, wie nötig wären), können Sie mit Ihrem Arzt besprechen, ob Omega-3-Fettsäure-Kapseln (mit Fisch-, Krill- oder Mikroalgenöl), die es in unterschiedlicher Dosierung gibt, eine Möglichkeit zur Nahrungsergänzung sind.

→ **TIPP**
Achten Sie beim Kauf von Fischölkapseln darauf, dass es sich bei den angegebenen Mengen wirklich um EPA und DHA handelt und nicht nur um die Ölmenge insgesamt.

Eine verwandte Form der Omega-3-Fettsäuren ist die **Alpha-Linolensäure (ALA),** die im menschlichen Körper in die Omega-3-Fettsäure EPA umgewandelt wird, allerdings nur zu ca. 10 Prozent. Ihr Gehalt ist besonders hoch in Leinöl (55 Prozent), Leinsamen (25 Prozent), Hanföl (23 Prozent), Walnussöl (14 Prozent) und Rapsöl (11 Prozent) und ist in geringen Konzentrationen in grünen Pflanzen wie Feldsalat, Portulak oder Spinat enthalten. Auch Alpha-Linolensäure gibt es als Kapseln zu kaufen, wenn Sie diese vegetarische Variante bevorzugen.

> ❗ **ACHTUNG**
>
> Wie bei allen Nahrungsergänzungsmitteln sollten Sie Ihren Arzt oder Ernährungsberater fragen, ob er zu einer Einnahme von Fisch- oder Alpha-Linolensäure-Kapseln während der Chemo- oder Strahlentherapie rät.

Die Bedeutung der einfach ungesättigten Ölsäure (n-9-Fettsäure) ist bei der Therapie von Krebserkrankungen noch nicht eindeutig geklärt; bei der Prävention, also der Vorbeugung vor Krebs, spielt sie eine große Rolle. Daher gilt die traditionelle mediterrane Ernährung, die auch reichlich Olivenöl verwendet, als bester Schutz vor Krebserkrankungen.

Auch **gesättigte Fettsäuren,** kurzkettige wie langkettige, können das Zellwachstum hemmen. Sie kommen zum Beispiel in Butter, Kokos- oder Palmfett, Schmalz und Fleisch vor.

Eine andere Art von Fett wird vorwiegend synthetisch hergestellt und kann ebenfalls das Tumorwachstum hemmen. Diese **„MCT-Fette"** enthalten **mittelkettige Fettsäuren** (medium-chain-triglycerides) und entwickeln ihre tumorhemmenden Eigenschaften besonders dann, wenn sie mit Omega-3-Fettsäuren zusammen gegessen werden. MCT-Fette werden sehr schnell resorbiert und hel-

Fettsäuregehalt verschiedener Öle
(Mittelwerte, können je nach Sorte und Herkunft schwanken)

	LINOLENSÄURE (N-3)	LINOLSÄURE (N-6)	ÖLSÄURE (N-9)
Leinöl	58 %	14 %	18 %
Hanföl	20 %	52 %	13 %
Walnussöl	13 %	55 %	18 %
Rapsöl	11 %	22 %	53 %
Weizenkeimöl	8 %	56 %	13 %
Sojaöl	7 %	51 %	21 %
Sesamöl	2 %	42 %	40 %
Arganöl	> 1 %	32 %	47 %
Sonnenblumenöl	> 1 %	61 %	30 %
Kürbiskernöl	1 %	51 %	28 %
Maiskeimöl	1 %	51 %	34 %
Olivenöl	1 %	8 %	75 %
Distelöl	–	76–78 %	13 %

fen daher auch bei Problemen im Magen-Darm-Trakt. Sie können MCT-Produkte im Reformhaus kaufen, es gibt sie als Brotaufstrich und Öl.

→ **TIPP**

Natürlich vorkommende mittelkettige Fettsäuren sind in Milch und Milchprodukten enthalten. Butter enthält 16 Prozent natürliche MCT und ist daher gut verträglich.

 ACHTUNG

Wenn Sie MCT (→ Seite 44) verwenden, beginnen Sie langsam und in kleinen Konzentrationen, sonst könnten Übelkeit und Erbrechen auftreten. Verwenden Sie nicht ausschließlich MCT-Produkte!

Leider wird es noch ein wenig komplizierter. Eine spezielle Form der (eigentlich weniger empfehlenswerten) Linolsäure soll hemmend auf das Zellwachstum wirken und den programmierten Zelltod in Tumoren fördern: die **„konjugierte Linolsäure" (CLA)**. Sie wird im Pansen von Wiederkäuern durch Bakterien gebildet und ist sowohl im Fleisch als auch in der Milch enthalten – allerdings nur, wenn die Tiere auf Wiesen und Weiden gehalten werden.

Tipp: Versuchen Sie, Fleisch sowie vollfette Milch und Milchprodukte von „glücklichen" Kühen aus Weidehaltung – möglichst in Bio-Qualität – zu bekommen.

 INFORMATION

n-6-Fettsäuren nicht empfehlenswert

Linolsäure (n-6-Fettsäure) ist eine „essentielle" Fettsäure, das bedeutet, unser Körper kann sie nicht selbst herstellen, ist also auf die Zufuhr durch die Nahrung angewiesen. Sie wird zwar für einen funktionierenden Stoffwechsel gebraucht, dennoch ist ein hoher Anteil in der Nahrung nicht empfehlenswert. Die Linolsäure wie andere n-6-Fettsäuren können stimulierend auf das Wachstum und das Streuen von Tumoren (Metastasierung) wirken, Entzündungen fördern und das Immunsystem schwächen.
Sie sind besonders hoch konzentriert in Distel-, Sonnenblumen-, Maiskeim-, Weizenkeim- und Sojaöl, daher sollten Sie diese Öle von Ihrem Speiseplan streichen beziehungsweise nur in geringen Mengen zu sich nehmen. Wenn Sie aber bei der Familie eingeladen sind oder Freunde für Sie gekocht haben: Machen Sie sich keine Gedanken, wenn zum Beispiel Sonnenblumenöl verwendet wurde; gering dosiert oder nur selten verzehrt wird es Ihnen nicht schaden!

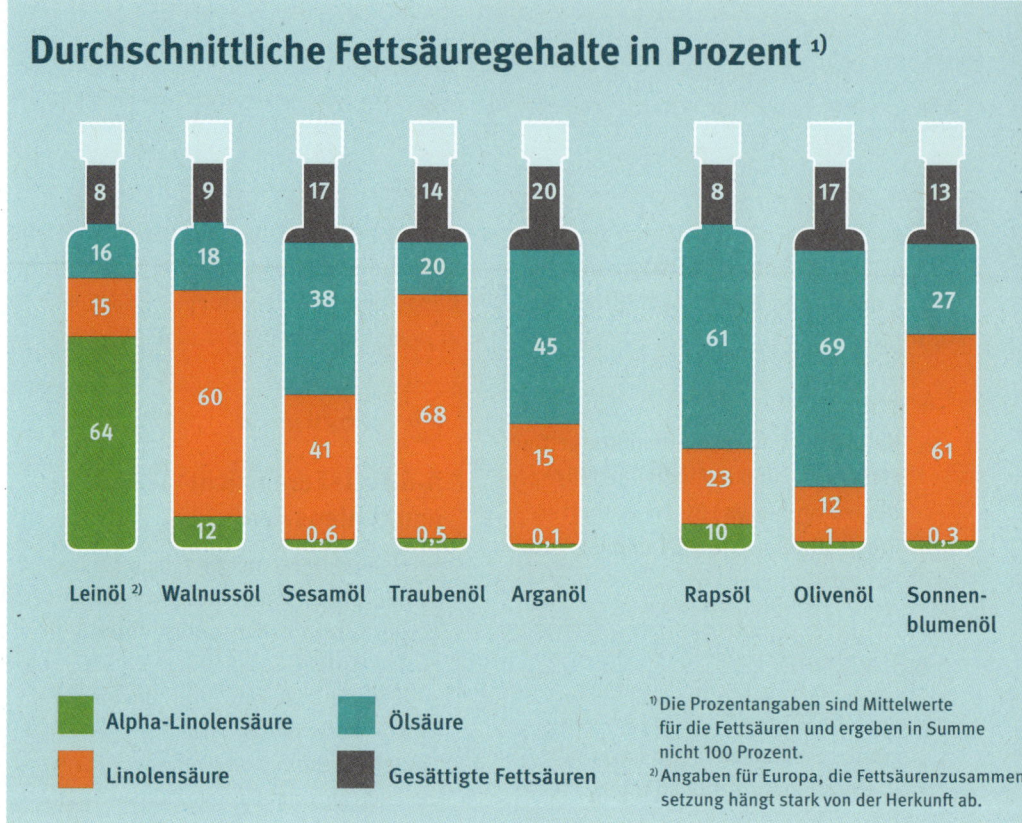

nach Stiftung Warentest, S. Lentz

Fette richtig verwenden

Alle Fette, die vorwiegend aus gesättigten Fettsäuren bestehen wie „Plattenfette" können Sie ohne Bedenken zum Braten verwenden. Auch Öle mit einem hohen Anteil an einfach ungesättigten Fettsäuren wie Olivenöl oder Rapsöl können Sie zum Braten und Kochen verwenden.

Öle, die viele mehrfach ungesättigte Fettsäuren enthalten wie Leinöl, Hanföl oder Nussöle sollten Sie nur für kalte Speisen wie Salate verwenden oder nach der Zubereitung den Gerichten, zum Beispiel einer Suppe, zufügen. Auch MCT sollten Sie nicht erhitzen, sondern erst nach der Zubereitung in die Speisen rühren.

Natürlich bestehen Lebensmittel immer aus einem Gemisch verschiedener Fette, die in jeweils unterschiedlichen Konzentrationen vorkommen. Auch die Linolsäure ist in den meisten Fetten, pflanzlich wie tierisch, enthalten. Wichtig ist daher das Verhältnis von n-6-Fettsäuren zu n-3-Fettsäuren; idealerweise beträgt es 5:1.

Kalte Speisen fettreich zubereiten

Da Fett am ehesten als solches erkennbar ist (wie in Öl oder Butter), werden Sie keine Schwierigkeiten haben, Ihre Speisen – ob kalt oder warm – mit Butter, Sahne oder Ölen gehaltvoller zuzubereiten. Wenn Sie das Gefühl haben, dass Ihnen fettreiche Speisen nicht gut bekommen oder Sie Probleme nach Operationen im Magen-Darm-Trakt haben, lesen Sie bitte die Hinweise ab → Seite 150.

→ **TIPP**
Wenn Sie für Ihre Familie kochen oder mit Freunden zusammen essen, müssen Sie Ihre Mahlzeiten nicht gesondert zubereiten. Nehmen Sie sich vor dem Servieren Ihre Portion ab und fügen Sie nach Geschmack Butter, Sahne oder Öl hinzu.

→ Verwenden Sie vollfette Milchprodukte wie Joghurt, Quark, Sahne, Crème fraîche, Crème double oder Mascarpone. Lassen Sie sich nicht von den Hinweisen auf der Verpackung täuschen. Bei einigen Milchprodukten, zum Beispiel Quark und Käse, werden Fettgehalte in Prozent der Trockenmasse (i. Tr. %) angegeben, die teilweise über dem tatsächlichen (absoluten) Fettgehalt liegen (→ Tabelle Seite 48). Den wirklichen Fettgehalt können Sie in der Nährwerttabelle nachlesen, die auf jedem Produkt steht.

→ Vegetarische Alternativen wie Hafer- oder Sojadrinks, Kochcremes und Sahnealternativen enthalten meist nur halb so viel Fett. Geben Sie einen Schuss Öl, zum Beispiel Oliven- oder Leinöl, dazu.

→ Bestreichen Sie Ihr Brot mit reichlich Butter oder, wenn Sie mögen, Nussmus wie beispielsweise Mandelmus.

→ Wenn Sie Margarine bevorzugen, wählen Sie Sorten, die mit Omega-3-Fettsäuren oder Rapsöl (Alpha-Linolensäure) angereichert sind.

→ Essen Sie Käse oder Wurst mit Butter und Brot (nicht Brot mit Käse oder Wurst).

→ Richten Sie Ihren Salat mit reichlich Öl an.

→ Verwenden Sie Kürbiskernöl in kleiner Dosierung. Es hat zwar kein ideales Verhältnis von Linolsäure zu Linolensäure (n-6:n-3), enthält aber 20 Prozent gesättigte und einfach ungesättigte Fettsäuren, sodass Sie es als köstliches „Gewürz" gut einsetzen können.

→ Rühren Sie in Ihren (Sahne-)Quark zusätzlich etwas Leinöl.

→ Verquirlen Sie Gemüsesäfte oder Smoothies, frisch gepresst oder industriell hergestellt, mit etwas Öl.

→ Avocados können Sie pur, süß oder herzhaft gewürzt verwenden. Da sie relativ wenig Eigengeschmack haben, eignen sie sich gut dazu, Speisen geschmacklich zu neutralisieren!

→ Auch Nüsse und Samen liefern hochwertige Fette (→ Tabelle Seite 49). Knabbern Sie zwischendurch ein paar Nüsse; Pinienkerne schmecken leicht geröstet besonders gut.

Warme Speisen fettreich zubereiten
→ Butter eignet sich auch zum Braten und Kochen, geben Sie nach der Zubereitung noch einen reichlichen Stich hinzu.
→ Ghee (Butterschmalz), das in der ayurvedischen Heilslehre Anwendung findet, ist geklärte Butter, die ebenfalls zum Braten, sogar zum Frittieren geeignet ist.
→ Bereiten Sie Bratkartoffeln in Butterschmalz zu, allerdings besser nicht zu scharf gebraten.
→ Dünsten Sie Gemüse, Fleisch und Fisch in reichlich (!) Butter oder Öl und löschen Sie mit Sahne ab.
→ Probieren Sie Kokosmilch (Fettgehalt ca. 15 Prozent) zum Beispiel zu einem Hühnerragout oder asiatisch abgeschmeckten Gerichten.
→ Avocados können Sie auch zu warmen Gerichten zum Beispiel Kartoffelpüree oder Suppen geben, sogar leicht angebraten schmecken sie sehr gut und mild.
→ Essen Sie, wenn Sie Appetit darauf haben und es Ihnen bekommt, ruhig auch einmal Pommes frites, Reibekuchen oder eine Bratwurst.
→ Wenn Ihnen Geschmack oder Geruch des Bratfetts unangenehm sind, schütten Sie es weg und geben Sie nach dem Garen ein Stück frische Butter und etwas Sahne über das Gericht.
→ Essen Sie viel Fisch. Falls Ihnen Fisch (als natürliche Quelle der Omega-3-Fettsäuren) nicht schmeckt, verwenden Sie Kap-

Fettgehalt in der Trockenmasse und absolut

	FETTGEHALT I. TR.	FETTGEHALT ABSOLUT
Mascarpone	80 %	47,5 %
Brie	60 %	39 %
Crème fraîche		30 %
Süße Sahne		30 %
Frischkäse (Doppelrahmstufe)	60–80 %	28 %
Brie	50 %	25,5 %
Gouda	45 %	25,5 %
Mozzarella	50 %	19,8 %
Frischkäse (Rahmstufe)	50 %	15 %
Quark (Sahne-)	40 %	11 %
Joghurt		10 %
Quark	20 %	4,7 %
Hüttenkäse	20 %	4,3 %
Joghurt (vollfett)		3,5 %

Fettgehalt verschiedener Lebensmittel
(Frischware, Durchschnittswerte)

LEBENSMITTEL	FETTGEHALT PRO 100 G
Nüsse	40–60 g
Pistazien	51 g
Pinienkerne	50 g
Kürbiskerne	45 g
Leinsamen	30 g
Chiasamen	33 g
Avocado	23,5 g
Sojaflocken	20 g
Hering	17 g
Kokosmilch	16 g
Thunfisch	15,5 g
Oliven, mariniert	14 g
Lachs	13,6 g
Makrele	12 g

seln mit Fisch-, Krill- oder Mikroalgenöl (Apotheke, Drogeriemarkt, Reformhaus), die Sie am besten zur Hauptmahlzeit einnehmen oder in kleinerer Dosierung über den Tag verteilt. Nicht vergessen: Fragen Sie Ihren Arzt oder Ernährungstherapeuten, ob diese Nahrungsergänzung für Sie geeignet ist.

Tipp: Frischer Thunfisch schmeckt gedünstet oder gebraten nicht „fischig".

→ Ein Pesto aus Pinienkernen, Öl, Petersilie und Knoblauch schmeckt wunderbar.
→ Gemüsegerichte lassen sich mit gerösteten oder gemahlenen Nüssen aufwerten.
→ Trinken Sie Kaffee oder Tee mit Sahne.
→ Mit MCT-Fetten können Sie Speisen ebenfalls aufwerten (besonders geeignet, wenn Sie unter Diarrhöen mit Fettstühlen leiden). Im Reformhaus gibt es zudem Brotaufstriche, die MCT-Fette enthalten.
→ Wenn Sie Zusatznahrungen („Astronautenkost") verwenden, achten Sie darauf, dass sie Omega-3-Fettsäuren enthalten.

 WICHTIG

Stellen Sie Ihre Ernährungsgewohnheiten behutsam um

Wenn Sie es bisher nicht gewohnt sind, sehr fettreiche Lebensmittel zu essen, beginnen Sie vorsichtig und steigern Sie die Fettmenge langsam. Verwenden Sie zunächst Butter, Sahne und Crème fraîche. Bevorzugen Sie fettreiche Käsesorten und essen Sie fettreichen Fisch. Knabbern Sie Nüsse und Samen und ergänzen Sie allmählich Öle. Kapseln mit Fisch-, Krill- oder Mikroalgenöl verbessern zusätzlich die Versorgung mit Omega-3-Fettsäuren, Leinöl ist ein guter Lieferant für die Alpha-Linolensäure.

Eiweiß (Protein) in der metabolisch adaptierten Ernährung

Die Empfehlung, viel Eiweiß zu essen, ist schon schwieriger umzusetzen, denn es ist gar nicht so leicht, den Eiweißgehalt eines Lebensmittels zu schätzen. Selbst das Weiße vom Ei, das viele als Eiweiß bezeichnen, besteht nur zu 11 Prozent aus Protein.

Um also mindestens 70 bis 80 Gramm Eiweiß (→ Tabelle Seite 51) täglich zu bekommen, müssen Sie große Mengen proteinreicher Lebensmittel essen. Das wird einem Liebhaber von üppigen Fleischmahlzeiten vielleicht nicht schwerfallen – was aber, wenn Sie im Augenblick weder Fleisch noch Fisch essen mögen oder grundsätzlich lieber vegetarisch leben? Nicht nur tierische Lebensmittel enthalten Proteine, auch pflanzliche wie Hülsenfrüchte (Linsen, Bohnen, Kichererbsen etc.), Kartoffeln und Getreide oder vegetarischer Fleischersatz.

→ **TIPP**
Werten Sie Ihre Mahlzeiten mit geschmacksneutralem Eiweißpulver oder Eiweißtrinknahrung (zum Beispiel Milch-oder Sojaeiweiß) oder Sojaflocken auf, die Sie in Ihre normalen Speisen einrühren können. Idealerweise lassen Sie sich in Ihrer Apotheke beraten, welches Eiweißpulver für Sie das richtige ist. Hersteller der „Astronautennahrung" haben geschmacksneutrale Eiweißpulver und eiweißreiche Flüssignahrung im Sortiment, die in der Regel sogar erstattungsfähig sind.

Kalte Speisen proteinreich zubereiten
→ Bereiten Sie sich einen Eiweißdrink zum Beispiel einen Milch – oder Dickmilchshake beziehungsweise einen vegetarischen Drink wie Hafer „milch" zu (Vorsicht: auf Zucker und Zusatzstoffe achten!). Dazu Obst nach Geschmack, etwas

Eiweißpulver und Sahne zusetzen und, wenn Sie mögen, mit Zimt- oder Vanillepulver würzen.
→ Eine relativ unbekannte, aber sehr reiche Eiweißquelle sind Süßlupinenprodukte zum Beispiel Süßlupinen„milch", allerdings ist sie bisher noch nicht überall erhältlich.
→ Essen Sie zu jeder Mahlzeit, auch zwischendurch, Eiweißhaltiges wie Joghurt, Quark oder etwas Käse.
→ Haferflocken (eventuell Schmelzflocken) zu Joghurt, Quark oder Brühe verwenden. Sie verbessern die Bekömmlichkeit, helfen bei Magen- oder Darmbeschwerden und liefern hochwertiges Eiweiß.

Warme Speisen proteinreich zubereiten

→ Eine normale Fleisch- oder Fischmahlzeit enthält ca. 125 Gramm Fleisch oder Fisch, das entspricht 25 Gramm Protein und damit nur ungefähr einem Viertel bis einem Drittel Ihres aktuellen Eiweißbedarfs. Werten Sie daher diese Mahlzeiten mit anderen eiweißreichen Lebensmitteln an (zum Beispiel mit Hülsenfrüchten) oder essen Sie zwischendurch eiweißreiche Snacks.
→ Tatar und Hackfleisch (20 g Protein/100 g) lassen sich gut in Soßen oder Suppen verarbeiten. Vielleicht schmeckt Ihnen dies, selbst wenn Sie Fleisch nicht gern mögen.

Eiweißreiche Lebensmittel
(Durchschnittswerte)

LEBENSMITTEL	PROTEINGEHALT PRO 100 G
Eiweißpulver	80 g
Sojaflocken	40 g
Harzer Käse	30 g
Leinsamen	24,4 g
Gouda	24 g
Brie (50 % Fett i. Tr.)	21 g
Fisch	20 g
Fleisch	20 g
Tofu	16 g
Hülsenfrüchte, gekocht (Konserve)	14 g
Quark	13 g
Hüttenkäse (20 % Fett i. Tr.)	12,6
Getreideflocken (Hafer, Weizen)	12 g
Hirse	10 g
Frühstücksei (54 g)	7 g
Milch/Joghurt	3,5 g
Crème fraîche	2,5 g
Kartoffeln	2 g

→ Essen Sie Eier, so oft Sie mögen – als Rührei, Spiegelei, gekocht, zum Binden von Soßen oder eingerührt in Suppen.

→ Die bereits erwähnten Süßlupinenprodukte gibt es auch als wertvollen Fleischersatz; allerdings noch nicht überall zu kaufen.

→ Geben Sie Sojaflocken oder Eiweißpulver (→ Seite 50) in Suppen, Soßen, Brühen oder leicht erwärmte Gemüsesäfte.

→ Kartoffeln als Brat- oder Pellkartoffeln mit Kräuterquark (und Leinöl) liefern – neben dem Fett – hochwertiges Eiweiß. Bei Bedarf fügen Sie etwas Eiweißpulver hinzu.

→ Auch Hülsenfrüchte wie Linsen, Bohnen oder Kichererbsen oder Gerichte daraus, beispielsweise Mus oder Pürees, sind gute Eiweißquellen (100 g Linsen und Bohnen enthalten gegart 8–9 g/100g). Bitte achten Sie auf die Bekömmlichkeit – probieren Sie zum Beispiel einmal rote Linsen, die gegart ebenfalls ca. 8 g Eiweiß/100g liefern und besser verträglich sind.

 INFORMATION

Milchprodukte

Vielfach wird behauptet, dass Milch nur für Säuglinge nützlich und für Erwachsene dagegen schädlich sei. „Bewiesen" wird das mit der Behauptung, erwachsene Tiere tränken schließlich auch keine Milch. In Wahrheit leisten Milch und Milchprodukte jedoch einen wertvollen Beitrag zur menschlichen Ernährung: Sie liefern hochwertiges Eiweiß, ein Spektrum wichtiger Fettsäuren und helfen – besonders in gesäuerter Form als Joghurt, Kefir, Ayran oder Quark – das Immunsystem zu stärken. Daneben enthalten sie Vitamine (A und B2) und Mineralstoffe wie Kalzium, das für den Bau und die Stabilität der Knochen wichtig ist. Weitere Informationen vom „Kompetenzzentrum für Ernährung" beispielsweise eine Broschüre zum Herunterladen, finden Sie im Internet unter www.kern.bayern.de unter dem Stichwort „Milch".

Tipp: Essen Sie reichlich eiweißreiche Lebensmittel und verwenden Sie, so oft Sie mögen, Sojaflocken und Eiweißpulver. Wenn Sie zum Beispiel Sahne in Ihre Speisen geben, bekommen Sie neben dem Eiweiß (3 Prozent) eine gute Portion Fett (30 Prozent) obendrein!

Kohlenhydrate in der metabolisch adaptierten Ernährung

Praktische Tipps, wie viele und welche Kohlenhydrate Sie essen sollten, scheinen die schwierigsten zu sein, denn letztendlich enthalten alle pflanzlichen Lebensmittel Kohlenhydrate – und gerade die sind es, die uns mit Vitaminen, Mineral- und sekundären Pflanzenstoffen versorgen. In Süßigkeiten wie in Schokolade oder Kuchen versteckt, verkörpern Kohlenhydrate Genuss und Lebensqualität. Die Empfehlung lautet, dass Sie pro Tag ca. 200 Gramm (→ Tabelle Seite 54) Kohlenhydrate essen können und sollen.

Die Tabelle zeigt beispielhaft einen Ernährungsplan für einen Tag mit ca. 200 Gramm Kohlenhydraten. Bitte halten Sie diese Zusammenstellung nicht für den idealen Tagesplan, er soll Ihnen nur ein Gefühl für die Größenordnung geben! Wie Sie sehen können, gibt es auch eine kleine Näscherei. Brotbeläge, Soßen, Fleisch etc. sind nicht aufgeführt, weil sie als Kohlenhydratträger eine sehr geringe Rolle spielen.

Zur Erinnerung: Kohlenhydrate, zum Beispiel Stärke oder Mehl, werden im Darm enzymatisch zu Zucker (Glukose) gespalten. Wie schnell diese Stärke im Darm zu Glukose abgebaut wird, hängt jeweils von den Lebensmitteln und ihren Inhaltsstoffen ab. Lebensmittel oder auch ganze Mahlzeiten kann man daher nach der Resorptionsgeschwindigkeit von Zucker bewerten: je langsamer, desto besser. Man bezeichnet dies als „glykämischen Index" (GI) – je niedriger der glykämische Index, desto besser ist das Lebensmittel geeignet.

> **INFORMATION**
>
> **Vergleich Weißbrot – Vollkornbrot**
>
> Weißbrot hat einen hohen GI (→ Tabelle Seite 55), das heißt die Stärke wird sehr schnell resorbiert. Vollkornbrot hat einen deutlich niedrigeren GI, also brauchen die Verdauungsenzyme wesentlich länger als bei weißem Mehl, um die Stärke aufzuspalten und damit den Zucker freizusetzen, der erst dann vom Körper aufgenommen werden kann.

Allerdings ist der Glykämische Index nur eine Orientierungshilfe, da man, außer bei Süßigkeiten wie Bonbons, keine einzelnen, isolierten Kohlenhydrate zu sich nimmt. So verlangsamen zum Beispiel fetthaltige Speisen oder Lebensmittel die Resorption der Kohlenhydrate, der GI wird niedriger, wie am Beispiel von Schokolade zu erkennen ist.

Tagesplanbeispiel mit rund 200 Gramm Kohlenhydraten
(ohne Fett und Eiweiß)

	LEBENSMITTEL (AUSWAHL)	KOHLENHYDRATE
FRÜHSTÜCK	Haferflocken, 2 EL zum Müsli	16 g
	Himbeeren, 125 g	25 g
SNACK ZWISCHENDURCH	Bauernbrot, 1 Scheibe	21 g
MITTAGESSEN	Kartoffeln, 2 Stück	18 g
	(alternativ: Nudeln, 50 g roh)	36 g
	Möhren, 150 g (oder andere Gemüse)	9 g
	Brokkoli, 200 g (oder andere Gemüse)	6 g
SNACK ZWISCHENDURCH	Toastbrot, 1 Scheibe	20 g
	Konfitüre	12 g
	1 Apfel (mittelgroß)	15 g
	1 Stück Schokolade	7 g
ABENDESSEN	Grahambrot (Vollkornbrot), 1 Scheibe	15 g
	Tomaten, 200 g	6 g
	Chicorée, 200 g	2 g
SPÄTMAHLZEIT	Haselnusskerne, 10 Stück	1 g
	1 Kiwi	9 g
SUMME		181
(Alternative Nudeln)		199

Allgemeine Tipps, um Zucker einzusparen

Um den Zucker, den Sie täglich verzehren, buchstäblich im Auge zu behalten, sollten Sie auch bei vorgefertigten Lebensmitteln auf die Zutatenliste achten. Viele Lebensmittel enthalten mehr Zucker, als die Zutatenliste glauben machen will. Die Behauptung „ohne Zuckerzusatz" bedeutet nämlich noch lange nicht, dass kein Zucker zugesetzt wurde. Im Gegenteil, in vielen Lebensmitteln – sogar in herzhaften oder pikanten wie Krautsalat oder Soßen – ist reichlich Zucker enthalten, allerdings ist er nicht leicht als solcher zu erkennen, denn Zucker hat viele Namen. Eine gute Hilfe ist die Nährwerttabelle, die auf jedem verpackten Lebensmittel stehen muss. Hier ist der Zuckergehalt (Einfach- und Mehrfachzucker) genau aufgeführt.

 INFORMATION

Die vielen Namen von Zucker

Fruktose, Fruchtzucker, Traubenzucker, Raffinose, Glukosesirup, Fruktosesirup, Glukose-Fruktose-Sirup, Traubensüße, Dextrose, Sukrose, Saccharose, Süßmolkenpulver, Fruchtsüße, Kandis, Melasse, Laktose (Milchzucker), Invertzucker(sirup), Maltose, Malzzucker, Maltodextrin, Polydextrose.

Glykämischer Index ausgewählter Lebensmittel

LEBENSMITTEL	GLYKÄMISCHER INDEX
HOHER GI (SELTEN VERWENDEN!)	
Zucker (Glukose)	100
Weißbrot/Baguette	95–73
Cornflakes	81
Kartoffelpüree/weißer Reis	85
Schokolade	70
MITTLERER GI	
Vollkornbrot, fein vermahlen	70
Rote Bete	64
Cola	63
Müsli, Haferflocken, brauner Reis	44
NIEDRIGER GI	
Vollkornbrot, mit ganzen Körnern	52
Salzkartoffeln	50
Möhren	47
Apfel	38
Vollkornspaghetti	37
Brokkoli, Zucchini, Kohl	15
Schokolade mit hohem Kakaoanteil (mind. 60–70 %)	15

Auch natürliche Süßungsmittel wie Honig, Agavendicksaft, Rüben- oder Ahornsirup sind sehr zuckerreich und nicht gesünder. „Birkenzucker" enthält zwar keinen Zucker, dafür aber das Süßungsmittel Xylit (Zuckeraustauschstoff).

„Künstliche" Süßungsmittel wie Aspartam, Saccharin, Cyclamat etc. sollten Sie besser meiden. Zwar gibt es keine wissenschaftlichen Ergebnisse, die einen Zusammenhang zwischen Krebserkrankung und dem Gebrauch dieser Süßstoffe herstellen, dennoch werden sie kritisch betrachtet.

Und noch etwas sollten Sie beachten: Fruktose (Fruchtzucker) wurde früher oft als „gesunder Diabetikerzucker" bezeichnet, weil sie den Insulinspiegel nicht beeinflusst. Daher wird Fruktose auch Krebspatienten manchmal als „gesunde Alternative" zu normalem Zucker empfohlen. Neuere Untersuchungen deuten jedoch darauf hin, dass Fruktose das Krebsgeschehen ungünstig beeinflussen kann und außerdem in den Leber- und Fettstoffwechsel eingreift und die Entstehung von Gicht fördert.

Vorsicht, das bedeutet nun aber nicht, dass Sie auf Obst und Früchte verzichten sollen, die Ihnen wichtige Mikronährstoffe liefern (→ Seite 21).

WICHTIG

Das, was Ihnen gut tut, ist auch erlaubt

Entscheiden Sie selbst, welches Gemüse, Obst und welche Vollkornprodukte Sie vertragen. Essen Sie mit Appetit und Genuss und ohne schlechtes Gewissen alles, was Ihnen schmeckt und bekommt, auch einmal „Ungesundes". Ein Stück Kuchen oder ein bisschen Schokolade wird Ihnen nicht schaden, sondern im Gegenteil Freude bereiten und dazu beitragen, Ihre Lebensqualität zu verbessern: *„Es gibt niemanden, der nicht isst und trinkt, aber nur wenige, die den Geschmack zu schätzen wissen."* (Konfuzius)

Also: Genießen Sie – und gönnen Sie sich hin und wieder auch süße Leckereien.

Zucker in kalten Speisen einsparen

→ Essen Sie Naturjoghurt, den Sie mit Obst (gedünstet, frisch, Babygläschen) „süßen" können und geben Sie Leinsamen oder andere Ballaststoffe und Sahne oder Öl als „Bremse" für den Zuckerspiegel hinzu.

→ Haferflocken, Leinsamen etc. enthalten langsam resorbierbare Kohlenhydrate und verbessern die Bekömmlichkeit von Joghurt und Quark.

- Vorsicht: Nach Operationen im Magen-Darm-Trakt sollten Sie keine körnigen Lebensmittel verzehren, also auch keine Lein- oder Chiasamen.
- → Nehmen Sie die Tabelle auf → Seite 54 als Hilfe, um Ihre tägliche Menge an Kohlenhydraten abzuschätzen.
- → Verwenden Sie Marmelade mit einem hohen Fruchtgehalt (Fruchtaufstrich, das heißt mit weniger Zucker).
- → Essen Sie möglichst Vollkornbrot. Das muss nicht unbedingt Körnerbrot sein – fein vermahlenes Vollkornbrot ist besser bekömmlich. Aber Achtung: Wenn Sie Vollkornbrot nicht vertragen und davon Übelkeit, Bauchschmerzen oder Durchfälle bekommen, sollten Sie besser Weißbrot (vielleicht getoastet) essen!
- → Wählen Sie die Obstsorten, die Ihnen bekommen und schmecken. Essen Sie ein paar Nüsse dazu und geben Sie auf einen Obstsalat etwas Schlagsahne. Wenn Ihnen frisches Obst nicht bekommt, dünsten Sie es ein wenig, versuchen Sie es mit Babykost oder „Smoothies", das ist püriertes Obst, das Sie selbst machen oder fertig kaufen können.
- → Wenn Sie Appetit auf ein Stück Kuchen haben – genießen Sie ihn, am besten mit Sahne! Das Gleiche gilt für Schokolade: Idealerweise essen Sie Schokolade mit hohem Kakaogehalt. Wenn Sie diese nicht mögen, darf es auch mal Milchschokolade, ein Champagnertrüffel oder eine andere süße Verführung sein.
- → Wenn Sie selbst backen: Reduzieren Sie die im Rezept angegebene Zuckermenge um ein Drittel oder die Hälfte – der Kuchen schmeckt immer noch sehr gut.
- → Verwenden Sie aromatische Gewürze wie Zimt oder Vanille anstelle von Zucker. Auch eine Prise Chili oder Kardamom schmeckt in Süßspeisen – und nicht nur dort.

Zucker in warmen Speisen einsparen

- → Süßen Sie Ihren Kaffee oder Tee schrittweise immer weniger und verwenden Sie stattdessen Milch oder Sahne – nach einer Weile werden Sie keinen Unterschied mehr schmecken.
- → Vollkornnudeln und ungeschälter Reis sind eine gute Alternative, aber auch hier gilt: Nur bei guter Bekömmlichkeit, sonst verwenden Sie die klassischen Nudel- oder Reissorten.
- → Haferflocken, (geschrotete) Leinsamen etc. enthalten langsam resorbierbare Kohlenhydrate und eignen sich auch als Bindemittel in herzhaften Suppen oder Brühen.
- → Wählen Sie die Gemüsearten, die Ihnen bekommen und schmecken. Bereiten Sie sie mit reichlich Butter oder Sahne zu. Übrigens, auch Kartoffeln zählen zu Gemüse!

Mikronährstoffe mit großem Einfluss

Bisher haben Sie erfahren, welche Bedeutung Fette, Proteine (Eiweiße) und auch Kohlenhydrate haben. Man bezeichnet sie als Makronährstoffe, weil man sie in größeren Portionen zu sich nimmt, die durchaus über 100 Gramm und mehr am Tag liegen können.

Die Substanzen, die Sie nun kennenlernen werden, entwickeln ihre Wirkung bereits in kleinsten Konzentrationen, nämlich in Milli- bis Mikrogramm.

Vitamine, Mineralstoffe und Spurenelemente als essentielle Nahrungsbestandteile

Mikronährstoffe haben Sie in diesem Buch schon kennengelernt (→ Seite 21). Obwohl wir sie nur in kleinsten Konzentrationen konsumieren müssen, sind sie essentiell, das heißt der Körper kann sie nicht selbst herstellen. Wir müssen sie mit der Nahrung zu uns nehmen, denn sie sind unerlässlich für einen funktionierenden Stoffwechsel. Allerdings kann sich durch eine Tumorerkrankung selbst beziehungsweise durch die Therapien eine Unterversorgung entwickeln, die frühzeitig erkannt und ausgeglichen werden sollte.

Eine besondere Bedeutung scheint das Vitamin D3 zu besitzen: Es soll das Tumor-

> **WICHTIG**
>
> ## Nehmen Sie Vitaminpräparate nur in enger Absprache mit Fachleuten ein
>
> Es ist dringend davon abzuraten, auf eigene Faust Vitaminpräparate einzunehmen, das gilt sowohl für Multivitaminpräparate als auch für solche mit nur einem Wirkstoff.
>
> „Mit Monopräparaten, die nur aus einem Vitamin oder Mikronährstoff bestehen, sollte man während einer Chemo- oder Strahlentherapie vorsichtig sein. Dies gilt insbesondere für Produkte, die hoch dosiert sind und ein Vielfaches der Konzentration enthalten, die sich über normale Ernährung im Körper anreichert. Antioxidantien wie Vitamin C, E oder Beta-Carotin machen beispielsweise genau den Effekt zunichte, den man mit Chemo- oder Strahlentherapie erreichen möchte. Um das Risiko einer unerwünschten Abschwächung oder Verstärkung der Krebstherapie zu vermeiden, sollten Sie jegliche Nahrungsergänzung mit Ihrem behandelnden Arzt absprechen.", warnt die Krebsgesellschaft. Manchmal kann es sogar nötig sein, dass Sie während der Bestrahlung auf Zitrusfrüchte und andere Gemüse- und Obstsorten oder Säfte mit einem hohen Vitamin-C-Gehalt verzichten müssen. Fragen Sie Ihren Arzt oder Ernährungsberater!

wachstum unterdrücken und ein Schutz vor Brust- und Darmkrebs wird von vielen Forschern als wahrscheinlich angesehen, allerdings sind weitere Studien nötig, um genauere Angaben über die Dosis machen zu können. Im Gegensatz zu anderen Vitaminen kann der Körper dieses Vitamin selbst bilden, sofern die Haut ausreichend Sonnenlicht bekommt. Das ist in den Wintermonaten oft nicht der Fall. Fragen Sie bitte Ihren Arzt, ob eine zusätzliche Gabe in Ihrer aktuellen Situation hilfreich ist. Da dieses Vitamin Einfluss auf viele hormonelle Stoffwechselvorgänge hat, sollten Sie es auf keinen Fall eigenständig einnehmen.

Sekundäre Pflanzenstoffe: Mikronährstoffe als „Nutratherapie"
Diese besonderen Pflanzenstoffe werden als „bioaktive" oder „sekundäre" Pflanzenstoffe bezeichnet und finden sich vorwiegend in Gemüse und Obst, aber auch in Kräutern und Gewürzen.

Granatapfel, Zitrusfrüchte, Kurkuma – die meisten der Lebensmittel mit besonderer Wirkung gegen Krebs versprechen einen besonderen Genuss, sind sie doch wunderschön bunt und duftend. Dafür sorgen natürliche pflanzliche Farbstoffe und Aromen – nicht zu verwechseln mit „künstlichen" Farb- und Aromastoffen, die industriell erzeugten Lebensmitteln zugefügt werden. Diese natürlichen Aromastoffe hat die Natur nicht in unsere Lebensmittel eingebaut, um uns Menschen zu verlocken und unseren Appetit anzuregen. Vielmehr dienen sie den Pflanzen selbst als Lockstoffe für Insekten oder um Fressfeinde abzuhalten. Aber auch für uns haben diese Duft- und Farbstoffe zusammen mit anderen Nahrungsbestandteilen eine große Bedeutung in unserer Ernährung. Da sie gerade bei Krebserkrankungen heilende oder schützende, geradezu pharmakologische Reaktionen bewirken, bezeichnen Prof. Dr. Béliveau und Dr. Gingras sie in ihrem Buch „Krebszellen mögen keine Himbeeren" (2017) als „Nutrazeutika" – zusammengesetzt aus NUTRition (Ernährung) und PharmaZEUTIKA (Arzneimittel). Daraus leiten sie ihre „Nutratherapie" ab (→ Abbildung Seite 60).

Auch die Gesellschaft „Biologische Krebsabwehr" weist ausdrücklich auf die Bedeutung der bioaktiven Substanzen hin. Zu finden unter: **www.biokrebs.de/images/ download/broschueren/Ernaehrung-und-Krebs.pdf**. Danach wird die Anzahl der Einzelsubstanzen auf 60.000 bis 100.000 geschätzt; bei einer ausgewogenen Ernährung nähme man täglich 1,5 Gramm dieser bioaktiven Substanzen zu sich.

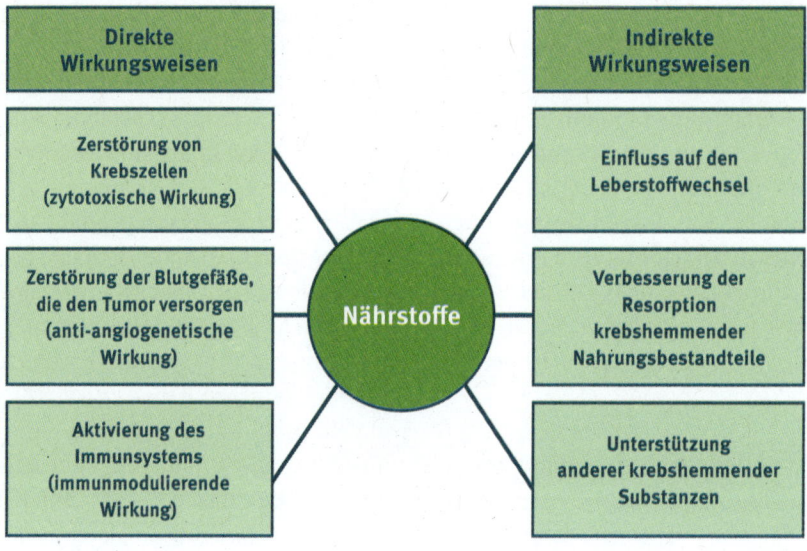

nach R. Béliveau und D. Gingras „Krebszellen mögen keine Himbeeren", 2017

Die Nutratherapie nach Béliveau und Gingras, also die „Behandlung" von Krebserkrankungen mithilfe spezieller Lebensmittel, soll über verschiedene Mechanismen hemmend in den Tumorstoffwechsel eingreifen und das Immunsystem stärken. Sie soll zum Beispiel die Wirkungsweise von Chemotherapien verbessern, antibakteriell wirken, freie Radikale durch ihre Wirkung als Antioxidans zerstören und Antiöstrogene liefern. Man vermutet noch viele weitere Wirkungen, die im Detail noch erforscht werden müssen. Allerdings kann nicht immer eindeutig unterschieden werden, ob eine Substanz vorbeugend wirkt oder tatsächlich aktiv in den Stoffwechsel der Tumorzelle eingreift.

Fast alle der bisher ca. 10 000 bekannten bioaktiven Substanzen oder sekundären Pflanzenstoffe sind pflanzlichen Ursprungs. Bisher können diese sekundären Pflanzenstoffe bis auf wenige Ausnahmen noch nicht synthetisch hergestellt werden – und wenn, dann besitzen diese nicht die gleiche intensive Wirkung. Man vermutet daher, dass sie ihre volle Wirksamkeit erst richtig im Zusammenspiel mit anderen, verwandten Substanzen im Lebensmittel entfalten (Synergieeffekt).

→ **TIPP**
Idealerweise bedienen Sie sich also viel und abwechslungsreich aus den Gemüse- und Obstkörben der Natur und kombinieren verschiedene Gemüse- und Obstsorten miteinander, denn auch das steht fest: Ein Lebensmittel allein enthält nicht alle sekundären Pflanzenstoffe.

Im Folgenden finden Sie einige sekundäre Pflanzenstoffe, die besonders bei Krebserkrankungen wichtig sein können. Für viele dieser Substanzen gibt es Hinweise und wissenschaftliche Beobachtungen, dass sie in den Tumorstoffwechsel eingreifen oder sogar das Wachstum hemmen können (siehe R. Béliveau und D. Gingras „Krebszellen mögen keine Himbeeren", 2017).

Wichtig: Wenn in der Bezeichnung „Nutratherapie" auch der Begriff Therapie enthalten ist, so sollen die folgenden Tipps und Hinweise unter keinen Umständen als Therapieoption gelten oder gar eine ärztlich verordnete Therapie ersetzen oder überflüssig machen. Sie sind ergänzende Maßnahmen, die möglicherweise diese Therapien unterstützen und die Freude am Essen verbessern können.

 ACHTUNG

Noch einmal eine dringende Warnung: Bitte verwenden Sie keine Nahrungsergänzungsmittel, die zum Beispiel Konzentrate von bioaktiven Substanzen, Pflanzen- beziehungsweise Fruchtextrakte oder hoch dosierte Vitamine enthalten.
Besonders, wenn Sie sich einer Chemo- oder Strahlentherapie unterziehen, fragen Sie Ihren Arzt oder Ernährungstherapeuten danach, und auch, welche Lebensmittel Sie besser meiden sollen. Einige der Inhaltsstoffe könnten die Wirksamkeit der Therapien reduzieren.

Polyphenole

Sie sind für die herrliche Laubverfärbung im Herbst und für die verlockenden Farben von Beeren oder Gemüsesorten wie Paprika oder Tomaten verantwortlich. Unter diesem Begriff werden eine Reihe chemisch verwandter Substanzen zusammengefasst, wie die Anthocyane, die Früchte rot, rosa, lila, orange oder blau färben, oder Flavonoide, die eine gelbe oder orangefarbene Färbung bewirken. Im Folgenden sind nur einige, wenige Beispiele aus der großen Gruppe der Polyphenole erwähnt – es sind bisher über 4000 Polyphenolverbindungen bekannt.

> **INFORMATION**
>
> **Polyphenole**
>
> Studien haben Hinweise darauf gegeben, dass Polyphenole ...
> - in den Stoffwechsel von Tumorzellen eingreifen, indem sie bestimmte Enzyme hemmen und so das Wachstum der Zellen stoppen,
> - den programmierten Zelltod (Apoptose) forcieren,
> - die Neubildung von Blutgefäßen stoppen, die die Tumorzelle zu ihrer eigenen Versorgung auf Kosten des Körpers bildet,
> - Reparaturfunktion haben,
> - stärkend auf das Immunsystem wirken,
> - entzündungshemmend und antibakteriell wirken.

Granatäpfel, die einen hohen Polyphenolgehalt besitzen, gelten als besonders wirksam bei Prostatakrebs, aber auch bei weiteren Tumorarten. Auch **grüner Tee** ist reich an Polyphenolen; hier sind es die „Catechine", die ebenfalls die Neubildung von Blutgefäßen zur Versorgung der Tumorzellen verhindern. Idealerweise soll der Tee 10 Minuten ziehen, damit die Pflanzenstoffe gelöst werden.

→ **TIPP**

Trinken Sie hin und wieder ein Glas Granatapfelsaft und probieren Sie einmal grünen Tee mit Jasminblüten, der ein köstliches, blumiges Aroma besitzt.

Leuchtend gelb ist **Kurkuma** (Gelbwurz). Verantwortlich dafür ist das Curcumin, das die Streuung von Krebszellen verhindern und die Wirksamkeit des Chemotherapeutikums Paclitaxel (aus der Gruppe der Taxane) verbessern soll. Gleichzeitig mindert es die üblen Nebenwirkungen und fördert den Appetit. Curcumin soll außerdem entzündungshemmend wirken.

Kurkuma schmeckt leicht bitter und eignet sich für viele Speisen wie zum Beispiel Rührei oder zum „Färben" von Reis. Und es ist der farbgebende Anteil im **Curry.** Curry ist eine aromatische Mischung unterschiedlicher Gewürze und kann daher ganz verschieden schmecken. Es gibt scharfe, mittelscharfe und milde Variationen, die Sie je nach Ihrem persönlichen Geschmack wählen können. Zusammen mit Kokosmilch gibt Curry vielen Speisen einen leicht exotischen Geschmack.

Gelb-orange sind auch die **Zitrusfrüchte,** die mehr als sechzig verschiedene, hochwirksame Polyphenole enthalten, darunter Flavanone sowie Terpene. Das sind ätherische Öle, die für den Geruch und Geschmack der Früchte verantwortlich sind. Aber nicht nur das aromatische, saftige Fruchtfleisch hat es in sich, auch die Schale und besonders die darunter liegende weiße, wattige Schicht, die meistens säuberlich entfernt wird. Sie enthält reichlich Flavonoide, dazu viel Pektin (→ Seite 65), einen hochwirksamen wasserlöslichen Ballaststoff. Die Bitterstoffe sind darüber hinaus verdauungsfördernd und helfen gegen Völlegefühl.

→ **TIPP**
Die Schale von unbehandelten Zitronen gibt Speisen als Zesten oder in feine Streifen geschnitten ein unvergleichlich frisches Aroma. Auch Orangen oder Limetten sind gut zu verwenden. Bio-Früchte sind weder gespritzt, noch künstlich konserviert oder gewachst, während nach der Ernte behandelte Zitrusfrüchte mit „Schale nicht zum Verzehr geeignet" gekennzeichnet sein müssen. Trotzdem sollten Sie auch Bio-Zitrusfrüchte vor der Verwendung immer heiß abwaschen.

Bitte beachten Sie, dass Sie **Grapefruit** nicht zusammen mit bestimmten Medikamenten, darunter auch solchen, die zur Krebsbehandlung eingesetzt werden, verzehren dürfen. Es kann zu gefährlichen Wechselwirkungen kommen. Lesen Sie die Packungsbeilage sorgfältig und fragen Sie Ihren behandelnden Arzt!

Schokolade ist zwar eher ein Genuss- als ein Lebensmittel, dennoch enthalten auch Schokolade und Kakaopulver Polyphenole, allerdings nur, wenn der Kakaogehalt über 70 Prozent liegt. Je bitterer, desto höher.

→ **TIPP**
Selbst wenn Sie lieber Milchschokolade mögen, probieren Sie einmal die bitteren Schokoladensorten, die es in interessanten Sorten gibt, zum Beispiel mit Chili oder Minze.

Bioaktive Substanzen und ihre möglichen Wirkungen auf das Krebsgeschehen

BEZEICHNUNG	UNTERGRUPPEN	VORKOMMEN (AUSWAHL)	MÖGLICHE WIRKUNG
POLYPHENOLE			
		Kräuter wie Thymian, Pfefferminze, Petersilie	antikanzerogen, verdauungsfördernd
	FLAVONE	(hauptsächlich in den Schalen und äußeren Blättern) Äpfel, Birnen, Zitrusfrüchte, Beeren, Auberginen, Zwiebeln, Grünkohl, Tomaten, Lauch, Schokolade, Kakao, schwarzer und grüner Tee	antioxidativ, immunstimulierend, entzündungshemmend, antikanzerogen, antibakteriell, Schutz vor Herz-Kreislauf-Erkrankungen
	ANTHOCYANE	blaue, rote, violette Gemüse- und Obstsorten wie Auberginen, Rotkohl, rote Bete, schwarze Johannisbeeren, blaue Trauben, Brombeeren, Cranberrys, Erdbeeren, Blaubeeren	
	RESVERATROL	dunkle Weintrauben, Pflaumen, Himbeeren, Erdnüsse, Rotwein	
	PHENOLSÄURE	Vollkornprodukte, Nüsse, Kräuter, Kohl (Grünkohl, Weißkohl), grüne Bohnen, Spinat, Äpfel, Heidelbeeren, Kaffee, Tee	
	QUERCETIN	Zwiebeln, Grünkohl, Lauch, Tomaten	
CAROTINOIDE			
	BETA-CAROTINE (GELB/ORANGE)	Aprikosen, Kürbis, Spinat, Grünkohl, Brokkoli	antioxidativ, antikanzerogen, entzündungshemmend, immunstimulierend, Schutz vor Herz-Kreislauf-Erkrankungen

Bioaktive Substanzen und ihre möglichen Wirkungen auf das Krebsgeschehen

BEZEICHNUNG	UNTERGRUPPEN	VORKOMMEN (AUSWAHL)	MÖGLICHE WIRKUNG
	LUTEIN/ ZEAXANTHIN (GRÜN)	Grünkohl, Spinat, Brokkoli, Rosenkohl, Kopfsalat, Erbse, Kürbis	
	LYCOPIN	Tomate, rote Grapefruit, Melone	
GLUCOSINOLATE		alle Kohlsorten, Brokkoli, Rettich, Kresse, Senf, Papaya	immunstimulierend, antioxidativ, antikanzerogen
TERPENE		Zitrusfrüchte, duftende Gewürzkräuter, Ingwer, Kümmel, Aprikosen, Weintrauben	entzündungshemmend, antibiotisch, antikanzerogen
CURCUMIN		Kurkuma	entzündungshemmend, antikanzerogen, verdauungsfördernd
PHYTOÖSTROGENE	DAIDZEIN GENISTEIN LIGNANE	Sojabohnen, Sojasprossen, Hülsenfrüchte, Leinsamen, Erd,- Cashew-, Walnüsse, Getreide	Prävention von hormonabhängigen Tumoren, Schutz vor Herz-Kreislauf-Erkrankungen
SCHWEFEL-VERBINDUNGEN	ALLICIN	Knoblauch, Zwiebeln, Lauch, Schnittlauch	entzündungshemmend, blutdrucksenkend, antibiotisch, antikanzerogen
BALLASTSTOFFE (FASERSTOFFE)			
	WASSERUNLÖSLICH	Vollkorn-Getreideprodukte, Kleie, Obst, Gemüse, Pilze, Hülsenfrüchte	immunstimulierend, verdauungsfördernd, antikanzerogen, Schutz vor Herz-Kreislauf-Erkrankungen, Fettstoffwechselstörungen und Diabetes
	WASSERLÖSLICH PEKTIN	Obstschalen (Zitrusfrüchte, Äpfel, Quitte), Gemüse, Flohsamen, Leinsamen	
	INULIN	Chicorée, Endivie, Topinambur, Johannisbrotkernmehl	

nach R. Béliveau und D. Gingras „Krebszellen mögen keine Himbeeren", 2017

Terpene

Terpene geben Minzöl und Lavendel ihr Aroma und sind zum Beispiel auch in Erdbeeren, Himbeeren und Walnüssen zu finden. Terpenen wird ein hohes antikanzerogenes (krebshemmendes) Potenzial zugeschrieben.

Glucosinolate

Im Vergleich zur bunten Vielfalt der genannten Gemüse- und Obstsorten und den Gewürzen erscheint die Familie der Kreuzblütler, zu denen alle bekannten Kohlsorten gehören, zwar eher farblos, aber sie enthalten eine ganz besondere Stoffgruppe, die Glucosinolate oder Senföle.

Das sind schwefelhaltige Verbindungen, die dem **Kohl**, aber auch **Rettich, Kresse, Meerrettich, Rauke, Radieschen oder Senf** ihren scharfen Geschmack – und manchmal unangenehmen Geruch – geben. Durch Zerschneiden oder Kauen werden diese Glucosinolate enzymatisch aufgespalten und damit aktiviert. Allerdings sind alle Glucosinolate wasserlöslich, sodass langes Kochen in Wasser die Konzentration stark verringert. Sulforaphan, eine in der Krebsbekämpfung hochwirksame Substanz, ist in Brokkoli besonders hoch konzentriert. In allen Kohlsorten, allen voran **Brokkoli** und **Rosenkohl**, finden sich darüber hinaus Phytohormone (Phytoöstrogene), die sowohl eine anti- als auch eine östrogene Wirkung haben.

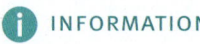 INFORMATION

Kohl in der Küche

So wird Kohl bekömmlicher:
- Blanchieren Sie den Kohl kurz in kochendem Wasser.
- Bereiten Sie Kohl mit Kümmel-, Anis- oder Fenchelsamen zu.
- Legen Sie beim Garen einige Scheiben Brot auf den Kohl und schließen Sie den Topf mit einem Deckel – das nimmt auch den unangenehmen Kohlgeruch. Das Brot sollten Sie nicht weiter verwenden.

Kohl gilt nicht zuletzt als schwer verdaulich, weil er gerne mit Speck, Mettwurst und Ähnlichem zubereitet wird. Probieren Sie stattdessen zum Beispiel
- in Butter gedünsteten Brokkoli mit gerösteten Mandelblättchen,
- Weiß- oder Spitzkohl mit Äpfeln und Curry (oder Kurkuma) gedünstet, mit Kokosmilch und/oder Sahne angerichtet (wenn Sie mögen, fügen Sie eine Handvoll Rosinen hinzu),
- Rotkohl mit Äpfeln und fein geriebenem Ingwer,
- Wirsing in einer Pfeffersoße mit Crème fraîche,
- Spitzkohl der Länge nach geviertelt in reichlich Butter leicht gebraten (eventuell vorher blanchieren).

Die Wirksamkeit von **Knoblauch** und **Zwiebeln** beruht ebenfalls auf Schwefelverbindungen (Sulfiden), die außerdem den scharfen Geschmack und strengen Geruch erzeugen. Es ist das Allicin, das aus dem fast geruchlosen Allicin durch Zerkleinern (Kauen, Schneiden) gebildet wird. Bereits im Magen entwickelt das Allicin seine keimtötende Wirkung, die bis in den Darm hinein wirkt. Selbst in kleinsten Konzentrationen kann es eine große Menge unterschiedlicher, krankmachender Bakterien abtöten. Gelangt es aus dem Darm durch Resorption in den Körper, wird das Allicin im Stoffwechsel weiter verändert und entfaltet auch hier seine antibakterielle Wirkung. Darüber hinaus wirkt es als Antioxidans und damit hemmend auf das Tumorwachstum.

Carotinoide

Eine verlockend rote Frucht mit krebsvorbeugender Wirkung ist die Tomate, deren Farbe durch Lykopin entsteht. Lykopin gehört zu den Carotinoiden, von denen man bis heute ca. 800 verschiedene Formen kennt. Im Gegensatz zu den zuvor genannten sekundären Pflanzenstoffen entfaltet Lykopin seine volle Wirkung allerdings erst in gekochtem Zustand. Das bedeutet, dass Tomatensoße oder -suppe und Dosentomaten eine höhere Konzentration haben als zum Beispiel ein Tomatensalat (→ Tabelle rechts).

Lykopingehalt von Tomatenprodukten

PRODUKT	LYKOPINGEHALT PRO 100 G (MITTELWERTE)
Tomatenmark	62 mg
Dosentomaten	10 mg
Tomaten, frisch	4–6 mg/

Da Lykopin wie alle Carotinoide fettlöslich ist, sollten Sie frische Tomaten wie auch Tomatensoße mit Öl zubereiten oder mit Käse, Sahne, Hackfleisch oder anderen fetthaltigen Lebensmitteln zusammen essen.

Phytohormone

Ganz besonders als Schutz vor hormonabhängigen Erkrankungen wie Brust- oder Prostatakrebs ist Soja mit seinen Phytohormonen (Phyto = Pflanze) hoch wirksam. Bei hormonrezeptorpositiven Formen von Brustkrebs zum Beispiel bildet der Körper zu viele Sexualhormone wie zum Beispiel Östrogene. Diese docken sich an bestimmte Rezeptoren der Krebszelle an und bilden einen Hormon-Rezeptor-Komplex, der die Tumorzellen anregt, sich mehr und mehr zu teilen. Die übermäßige Bildung dieses Komplexes ist eine der wichtigsten bekannten Ursachen für die Entstehung von Brustkrebs. Phytohormone (Isoflavonoide) der Sojabohne, besonders Genistein oder Daidzein, ähneln in ihrer Struktur den Sexualhormonen, sodass sie anstelle der Hormone die Rezeptoren besetzen und damit inaktivieren können. Vergleichbar, allerdings wesentlich stärker, wirkt zum Beispiel das Antihormon Tamoxifen, das aufgrund dessen zu den „selektiven Östrogen-Modulatoren" (SERM) zählt.

Phytohormone finden sich nicht nur in Soja und Sojaprodukten wie Sojamehl oder Tofu, sondern auch in Hülsenfrüchten wie Bohnen, Linsen, Kichererbsen oder Lupinenprodukten sowie in Vollkornprodukten und als Lignane in Lein-, Chia- und Hanfsamen.

> **! WICHTIG**
>
> **Verwenden Sie keine Nahrungsergänzungsmittel mit Isoflavonen**
>
> Bitte nehmen Sie keine Nahrungsergänzungsmittel mit Isoflavonen (Phytohormone zum Beispiel aus Soja, Rotklee oder Kudzu) zu sich, besonders dann nicht, wenn Sie eine Antihormontherapie machen – es sei denn, Ihr Arzt hat sie ausdrücklich empfohlen. Natürliche Lebensmittel, die Phytohormone enthalten, können Sie in Maßen essen, das bedeutet zwei Portionen sojahaltiger Lebensmittel. Als Portion gelten zum Beispiel 250 Milliliter Sojadrink oder 85 Gramm Tofu.

Milchsäurebakterien (Lactobazillen)

Ohne Milchsäurebakterien gäbe es keinen Joghurt, keine Dickmilch, keinen Käse, kein Sauerteigbrot oder Sauerkraut. Sie vergären Kohlenhydrate zu Milchsäure und werden auch zu den bioaktiven Substanzen gezählt. Sie finden sich aber nicht nur in Lebensmitteln, sondern auch im menschlichen Organismus als lebenswichtige Untermieter, nämlich im gesamten Verdauungstrakt wie in der Mundhöhle, im Darm sowie in der Vagina.

Diese Probiotika genannten Bakterien (pro = für, bios = Leben) können, da sie nicht von der Magensäure zerstört werden, unbeschadet durch den Verdauungstrakt wandern und verbessern im Darm das mikrobielle Gleichgewicht, das heißt sie verdrängen krankmachende Bakterien. Gleichzeitig stimulieren sie damit das Immunsystem. Sie helfen bei Durchfällen, Verstopfung und anderen Darmerkrankungen und haben im Reagenzglas sogar krebshemmende Eigenschaften gezeigt. Allerdings ist bis heute noch nicht bekannt, wie ihre Wirkungsweise genau aussieht. Man weiß aber, dass milchsauer vergorene Lebensmittel regelmäßig verzehrt werden müssen, damit überhaupt eine Wirkung erreicht werden kann.

Es gibt Lebensmittel mit natürlich vorkommenden Milchsäurebakterien. (Die Milchsäuregärung ist eine der ältesten Methoden zur Haltbarmachung von Lebensmitteln – und das ganz ohne Nährstoffverlust!)

Diese sind:
- Joghurt, Quark, Kefir, Buttermilch, Dickmilch, saure Sahne, Ayran.
- Sauerkraut, andere milchsauer eingelegte Gemüse wie Gurken, Möhren, Rote Bete, Bohnen, Chinakohl (Kimchi) oder Ingwer. Achten Sie auf die Kennzeichnung „milchsauer vergoren".

> **TIPP**
> Essen Sie gesäuerte Milchprodukte möglichst frisch, denn je früher sie vor dem Mindesthaltbarkeitsdatum verzehrt werden, desto mehr Milchsäurebakterien sind enthalten.

Lebensmittel, denen „künstlich" Bakterien zugesetzt werden („Probiotika"), haben keinen besonderen gesundheitlichen Nutzen und dürfen nicht mehr mit einem Gesundheitsversprechen beworben werden.

Probiotische Arzneimittel hingegen enthalten medizinisch wirksame Bakterienstämme mit definierten Konzentrationen und werden bei bestimmten Indikationen gezielt eingesetzt, beispielsweise nach einer Antibiotika- oder Chemotherapie. Verwenden Sie diese Medikamente nicht ohne Rücksprache mit Ihrem Arzt, auch wenn Sie sie rezeptfrei bekommen. Seien Sie besonders vorsichtig, wenn Ihr Immunsystem geschwächt ist oder Sie längere Zeit ausschließlich parenteral, also „künstlich", ernährt worden sind.

Ballaststoffe
Mit der nun folgenden Stoffgruppe verlassen wir wieder die Substanzen, die in kleinsten Konzentrationen Großes leisten. Ballaststoffe (auch: Faserstoffe) sollten Krebskranke idealerweise in größeren Portionen zu sich nehmen – wenn sie sie vertragen.

Diese Faserstoffe haben innerhalb der Pflanze unterschiedliche Aufgaben. Einige dienen dem Aufbau der Zellwände oder als Gerüstsubstanz, andere bilden Schleimstoffe oder schützen die Pflanze nach Verletzungen. Daher sind sie in jedem pflanzlichen Lebensmittel vorhanden, je nach Aufgabe in unterschiedlichen Konzentrationen und verschiedenen Zusammensetzungen. Je geringer der Wassergehalt ist, desto höher ist die Konzentration an Ballaststoffen. Grob unterscheidet man zwischen **löslichen** und **unlöslichen Faserstoffen.**

Sie dienen den Darmbakterien (dem Mikrobiom) als Nahrung und beeinflussen und stärken damit das „Darm-assoziierte-Immunsystem", das ca. 70 Prozent des Immunsystems ausmacht. Die Gesamtheit von Darmflora, dem Darm-assoziierten Immunsystem und der Darmschleimhaut fasst man unter dem Begriff Darmbarriere zusammen. (Weitere Informationen zum Immunsystem und der Rolle des Darms finden Sie auf → Seite 154.)

Die **unlöslichen Ballaststoffe** wandern unverändert durch den Darm und erfüllen dabei wichtige Aufgaben:

→ Sie verlangsamen die Aufnahme (Resorption) von Glukose durch die Darmwand in den Organismus und verhindern damit einen schnellen Blutzuckeranstieg.

→ Sie binden Wasser und wirken so wie ein Putztuch oder Schwamm und absorbieren Stoffwechsel-Endprodukte und unerwünschte Abfallstoffe aus der Nahrung, die auf diese Weise mit dem Stuhl ausgeschieden werden. Dadurch wird der Kontakt zwischen Darmwand und möglichen Schadstoffen wie Allergenen oder Karzinogenen verringert.

Die **löslichen Ballaststoffe** hingegen werden von den Darmbakterien abgebaut, wobei kurzkettige Fettsäuren, wie Buttersäure (Butyrat), entstehen, die die Darmzellen mit Energie versorgen und zum Wachstum anregen. Auch für die Darmbakterien dienen diese Fettsäuren als Nahrung. Butyrat hemmt darüber hinaus das Tumorwachstum, sodass den löslichen Faserstoffen auch eine krebsschützende Wirkung zugesprochen wird.

Die löslichen Ballaststoffe Inulin und Oligofruktose haben darüber hinaus noch besondere Eigenschaften: Sie verbessern die Resorption von Mineralstoffen, besonders von Kalzium, Magnesium und Eisen.

→ **TIPP**

Steigern Sie die Dosis an Ballaststoffen langsam und beginnen Sie am besten mit den wasserlöslichen Faserstoffen, denn Ballaststoffe können leicht blähend wirken. Seien Sie besonders vorsichtig nach Operationen im Magen-Darm-Trakt.

Natürliche Ballaststoffe in Lebensmitteln

	SUBSTANZ	HAUPTSÄCHLICH VORHANDEN IN
lösliche Ballaststoffe	Pektin, Inulin, Oligofruktose, lösliche Hemizellulose	Gemüse und Obst, Zwiebeln, Artischocken Knoblauch, Topinambur, Kohl, Zichorienwurzel, Chicorée, Johannisbrotmehl, Psyllium (Flohsamenschalen), Leinsamen, Chiasamen, Chufas Nüssli (Erdmandelflocken), weißer Schicht und weißen Fäden von Zitrusfrüchten (Mesokarp)
unlösliche Ballaststoffe	Zellulose, Lignin, unlösliche Hemizellulose, Polysaccharide	Getreide, Vollkornprodukten, Hülsenfrüchten, Leinsamen, Chufas Nüssli (Erdmandelflocken), Kleie, Pilzen

INFORMATION

So ernähren Sie sich gut und vielseitig

Essen Sie – eine gute Bekömmlichkeit immer vorausgesetzt:

- **Buntes Gemüse und Obst** von A (Aubergine) über K (Kohl) bis Z (Zwiebel): roh, gekocht, gedünstet, als Salat, Saft oder püriert.
- **Ballaststoffe,** lösliche und unlösliche wie Apfelpektin, Chicoree, Leinsamen, Haferflocken, Vollkornbrot, Pilze wie Shiitake.
- **Milchsaure Lebensmittel** wie Joghurt, Quark oder Kefir oder milchsauer eingelegte Gemüse – die Sie, um eine gute Wirksamkeit zu erreichen, regelmäßig verzehren sollten.

Fette
- mit Omega-3-Fettsäuren (Fisch) oder Alpha-Linolensäure (Leinöl)
- mit kurz- und langkettigen Fettsäuren wie in Butter, Kokosöl und Fleisch
- MCT-haltige Öle oder Aufstriche, auch Butter
- Milch und Milchprodukte

Eiweiß
- Fisch, Fleisch, Eier
- Milchprodukte wie Sahne oder milchsauer vergoren wie saure Sahne, Joghurt etc.
- zur Ergänzung Eiweißpulver aus tierischen und pflanzlichen Quellen
- Hülsenfrüchte (gute Verträglichkeit vorausgesetzt)
- Pilze

Kohlenhydrate
- Vollkornprodukte wie Brot, Vollkornnudeln, ungeschälter Reis
- (Vollkorn-)Getreideflocken
- Gemüse, Obst

Sie werden feststellen, dass sich die Lebensmittel in den oben genannten Empfehlungen häufig wiederholen, so finden Sie zum Beispiel Vollkornprodukte sowohl unter der Rubrik Ballaststoffe als auch unter Kohlenhydraten. Das zeigt Ihnen, dass es eigentlich ganz einfach ist, dem veränderten Stoffwechsel gemäß zu essen: Sie schlagen mehrere Fliegen mit einer Klappe ...

Konkrete Zubereitungstipps

Sie benötigen kein Kochbuch von Sterneköchen oder Rezepte aus Kochsendungen. Hier ist nicht die aufwendige, raffinierte oder komplizierte Zubereitung das Ziel, sondern leckere, einfache und praktische Gerichte, die Sie ohne Zeitaufwand kochen und nach Ihrem Geschmack und Appetit verändern können.

Gemüse

Hier einige grundlegende Tipps zur Zubereitung von Gemüse:

→ Schmelzen Sie Butter, Butterschmalz oder Öl in einem Topf, geben Sie das geputzte, klein geschnittene Gemüse dazu – es darf auch aus dem Gefrierschrank sein – und lassen Sie es unter leichtem Rühren je nach Bedarf al dente bis weich garen. Salzen Sie leicht und geben Sie, wenn Sie mögen, einen Löffel Honig zum Karamellisieren dazu. Gegen Ende gießen Sie mit ein wenig Brühe (zum Beispiel Bio-Brühe) und nach Bedarf Sahne oder Kokosmilch auf.

→ Würzen Sie nach Ihrem Geschmack mit Kräutern und Gewürzen, probieren Sie auch Gewürze wie Curry, Ingwer, Kardamom, Kurkuma oder Zimt.

→ Sie können die verschiedenen Gemüse auch mit mildem (Mozzarella, Mascarpone) oder kräftigem Käse (Schafs- oder Ziegenkäse, Gouda) garen oder überbacken.

→ **TIPP**
Wenn es Ihnen bekommt und schmeckt, dünsten Sie vorab Knoblauch, Zwiebeln oder Chili in Butter oder Öl und geben erst dann das Gemüse dazu.

Nach diesem Verfahren können Sie jedes Gemüse zubereiten, ob Auberginen, Mais, Möhren, Kohlrabi oder Kohl (den Sie wegen der besseren Bekömmlichkeit vorher blanchieren sollten), Chicorée, Fenchel, Paprika, Pilze oder Zucchini. Sie können auch verschiedene Gemüsesorten miteinander kombinieren, das schenkt Ihnen immer wieder neue Geschmackserlebnisse. Selbst zusammen mit Obst zubereitet, schmecken verschiedene Gemüsesorten sehr gut, zum Beispiel Chicorée mit Bananen oder Möhren mit Äpfeln – das hilft auch bei unangenehmen Geruchs- und Geschmacksveränderungen.

Fisch und Fleisch

So bereiten Sie Fisch und Fleisch schnell und lecker zu:

→ Legen Sie einen ganzen Fisch oder Fischfilet auf ein Gemüsebett, beträufeln Sie ihn großzügig mit Zitronensaft und Butter und wickeln Sie ihn zusammen mit Kräutern fest in Backpapier oder einen Bratschlauch ein. Garen Sie das Päckchen im Backofen – das vermindert unangenehme Gerüche und der Fisch bleibt saf-

tig. Natürlich können Sie den Fisch auf diese Weise auch ohne Kräuter und Gemüse garen, wenn Ihnen der Geschmack unangenehm ist.
→ Auf diese Art und Weise können Sie ebenso ohne großen Aufwand Fleisch zubereiten, allerdings dauert die Garzeit länger.
→ Wenn Sie kein großer Liebhaber von Fleisch sind: Schneiden Sie Fleisch in sehr feine Streifen oder verwenden Sie Hackfleisch oder Tatar. Kurz in Butter oder Öl braten oder dünsten – das gelingt immer, schmeckt besonders gut mit Gemüse und hat keinen unangenehmen „Fleischgeschmack".

Eier
Eier können Sie auf vielfältige Art und Weise zubereiten. Bitte achten Sie darauf, dass Sie die Eier gut durchgaren, um beispielsweise Salmonellen abzutöten.

Tipps zur Verwendung von Eiern:
→ Gekochte Eier
→ Rühreier (mit Sahne aufschlagen!), mit fein geschnittenem Gemüse wie Fenchel oder Stangensellerie
→ Spiegeleier, beidseitig gebraten
→ Omelette
→ Zum Stocken von Aufläufen im Backofen
→ Eigelb zum Andicken und Verfeinern von Soßen

Muss es „bio" sein?

Heute bieten fast alle Supermärkte und Discounter ökologisch erzeugte Lebensmittel (Bioprodukte) an. Pflanzliche Lebensmittel sind weniger mit Pflanzenschutzmitteln belastet. Tiere haben mehr Platz, dürfen ins Freie, bekommen überwiegend hofeigenes Futter und Arzneimittel nur, wenn sie wirklich krank sind. Auf Gentechnik wird verzichtet – sowohl bei den Futtermitteln als auch bei der Herstellung der Zusatzstoffe. Durch die aufwendigere Herstellung sind diese Lebensmittel natürlich teurer. An dieser Stelle sei darauf hingewiesen, dass selbstverständlich auch von nicht ökologisch erzeugten Nahrungsmitteln keine Gefahr ausgeht. Welche Produkte Sie in Ihren Einkaufswagen legen, müssen Sie entscheiden – nach Geschmack, Angebot und Geldbeutel.

So erkennen Sie ökologisch erzeugte Nahrungsmittel
Seit 2010 ist das EU-Bio-Logo verbindlich für alle vorverpackten, ökologisch erzeugten Lebensmittel, die in einem EU-Mitgliedsstaat gemäß EU-Ökoverordnung produziert und kontrolliert wurden. Zusätzlich zum verpflichtenden EU-Bio-Logo können die Hersteller ihre Biowaren weiterhin mit dem deutschen sechseckigen Bio-Siegel und den Zeichen der privaten Anbauverbände und Handelsmarken kennzeichnen.

Anbauverbände wie Demeter, Bioland oder Naturland haben sich selbst Auflagen gegeben, die über die gesetzlichen hinausgehen und sozusagen „Extra-Bioqualität" erzeugen. Einige Hersteller verwenden auf den Verpackungen hingegen Begriffe, die Bioqualität suggerieren, aber nicht zwangsläufig halten. So ist zum Beispiel die Kennzeichnung „aus kontrolliertem Anbau" keine Garantie für ökologisch angebaute Erzeugnisse. Die Verbraucherzentralen haben eine Liste zusammengestellt, mit deren Hilfe Sie selbst entscheiden können, ob die Kennzeichnung der Lebensmittel wirklich Qualitätsstandards bedeutet oder ob es sich um reines Marketing handelt (→ Tabelle unten).

Begriffe zur Kennzeichnung ökologischer Produkte und Fantasiebezeichnungen

BEZEICHNUNGEN, DIE AUF ÖKOLOGISCHEN LANDBAU HINWEISEN	VORSICHT: HIER SIND ERFAHRUNGSGEMÄSS NICHT UNBEDINGT ÖKO-PRODUKTE ZU ERWARTEN!
Bio	alternativ
Bio-Anbau	auf Gründünger gewachsen
biologisch	aus umweltschonendem Anbau
biologisch-dynamisch	biologische Schädlingsbekämpfung
kontrolliert ökologischer Anbau	gewachsen ohne Chemie
kontrolliert biologischer Anbau (kbA)	kontrollierter Anbau
ökologische Agrarwirtschaft	naturgedüngt
ökologisch	naturnahe Verfahren beim Umweltschutz
ökologischer Landbau	nicht chemisch behandelt
ökologischer Landbau – EG-Kontrollsystem	nicht gespritzt
organic	ohne Kunstdünger
organisch	umweltverträglich
organisch-biologisch	nachhaltig
	klimaneutral
	unbehandelt
	ungespritzt

Quelle: Verbraucherzentrale NRW, 2018

Fleisch aus Weidehaltung

Beim Fleischkauf sollten Sie allerdings wachsam sein: Tiere aus Weidehaltung oder/und natürlicher Fütterung sind langsamer gewachsen, das Fleisch hat daher eine bessere Zusammensetzung und schmeckt besser! Geflügel, Lamm- und Schweinefleisch gibt es ebenfalls in guter Bioqualität und Sie können es bequem und preiswert auch in Supermärkten und Discountern kaufen.

Biofleisch ist an den Bezeichnungen „Öko(logisch)" und „Bio(logisch)" und am EU-Bio-Logo zu erkennen. Tierwohllabel geben Auskunft über Haltungsformen wie Weidehaltung.

Saisonal einkaufen

Unabhängig, ob „bio" oder nicht, wenn Sie für sich und Ihre Familie gesundes Gemüse und Obst verwenden wollen, kaufen Sie der Saison entsprechend ein: Freiland-Erdbeeren gibt es bei uns nun einmal nicht im Februar, das Gleiche gilt für Spargel oder Kopfsalat im Dezember. Diese Waren werden in Gewächshäusern gezogen oder importiert. Abgesehen von Frische und Geschmack enthalten saisonale Freilandgemüse- und obstsorten in der Regel weniger Pflanzenschutzmittelrückstände oder Nitrat. Wenn Sie außerhalb der Saison Appetit auf bestimmte Lebensmittel haben, können Sie bedenkenlos tiefgefrorene Produkte verwenden.

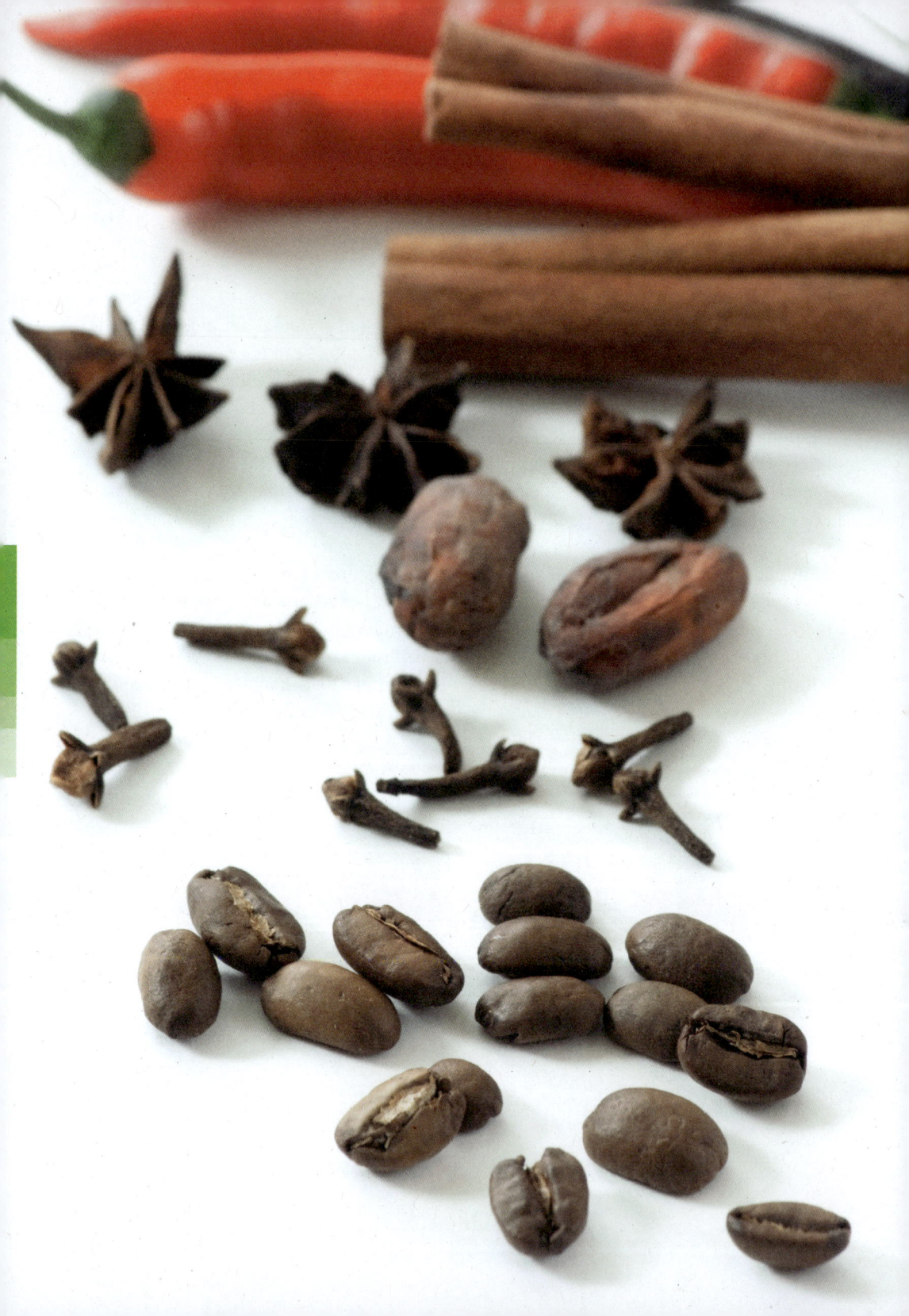

Therapien gegen Krebserkrankungen

Die Behandlungsmöglichkeiten bei Krebserkrankungen sind so verschieden wie die Krankheit selbst. Ziel einer jeden Therapie ist, den Tumor zu entfernen, seine zerstörerischen Kräfte auszuschalten, die rasante Zellteilung zu unterbinden, seinen zersetzenden Stoffwechsel zu unterbrechen oder seine Nährstoffversorgung zu verhindern.

Die Kenntnis der verschiedenen Zelltypen und ihrer Eigenschaften hat es möglich gemacht, durch speziell entwickelte Substanzen und gezielte Vorgehensweisen die Tumorzellen systematisch zu zerstören, ohne die benachbarten Gewebe und den Körper übermäßig zu belasten. Durch die Kombination verschiedener Therapien können die nötigen Eingriffe so schonend wie möglich gehalten werden.

Die Wirkungen verschiedener Therapien

Nicht immer ist es nur „die Chemo", die im Vordergrund einer Behandlung steht, sondern Operationen, Strahlen- und Chemotherapie und wenn nötig eine Antihormontherapie gehören – je nach Erkrankung – zu den Behandlungsmöglichkeiten. Auch die Reihenfolge der Therapien ist von Fall zu Fall unterschiedlich. So kann eine Chemo- oder Strahlentherapie vor einer geplanten Operation durchgeführt werden, um das Tumorgewebe zu verkleinern und damit den Eingriff schonender zu machen. Mediziner sprechen dabei von einer „neoadjuvanten" Therapie (adjuvant = unterstützend). Eine „adjuvante" Strahlen- oder Chemotherapie wird nach einer Operation durchgeführt, um eventuell noch vorhandene Krebszellen abzutöten.

Hinzu kommen weitere, auf bestimmte Eigenschaften und Eigenarten der Krebszel-

> **ⓘ INFORMATION**
>
> **Leitlinien der evidenzbasierten Medizin**
>
> Für Ihre Ärzte gibt es Leitlinien, in denen die wissenschaftlichen Erkenntnisse und Erfahrungen zusammengefasst sind und die sie als Richtschnur für ihre Behandlungsmöglichkeiten benutzen („evidenzbasierte Medizin"). Diese Leitlinien sind jedoch nicht bindend, sondern helfen dem Arzt, die für Sie richtige, individuelle und optimale Therapie zu bestimmen. Der Krebsinformationsdienst, www.krebsinformationsdienst.de, hat weitere, ausführliche Informationen zum Thema.

len zielende Therapien. Das können zum Beispiel Blockaden verschiedener Rezeptoren mithilfe monoklonaler Antikörper sein, die das Zellwachstum verhindern: Veränderung des Stoffwechsels der Tumorzelle (zum Beispiel Tyrokinasehemmer), Hemmung der Neubildung von Blutgefäßen, die den Tumor mit Nährstoffen versorgen (Antiangiogenese) oder die Anregung zum programmierten Zelltod (Apoptose). Um Nebenwirkungen zu mildern, werden die Therapien häufig zusammen mit anderen, lindernden Medikamenten kombiniert.

Einen Überblick über verschiedene Therapien erhalten Sie ab → Seite 81.

Da aber selbst die gleiche Krebserkrankung bei verschiedenen Personen unterschiedlich verläuft, gibt es für jeden Patienten einen individuell zugeschnittenen Behandlungsplan: das Therapieschema.
Ausschlaggebend für dieses Schema können zum Beispiel sein:
→ Lage und Größe des Tumors.
→ Eigenschaften des Tumors (zum Beispiel wächst er schnell oder langsam?).
→ Sind Lymphknoten befallen?
→ Sind Metastasen vorhanden?

Hinzu kommen wichtige persönliche Parameter:
→ Geschlecht, Größe, Gewicht und Alter.
→ Weitere Erkrankungen wie Diabetes, Herz-Kreislauf-, Nieren- oder Lebererkrankungen.
→ Persönliche Wünsche und Ziele des Patienten.
→ Lebensumstände.

Krebs ist jedoch nicht allein eine Erkrankung des Körpers, bei der nur der Stoffwechsel einschneidend verändert wird. Auch die Psyche, das Denken und Fühlen werden durch diese Krankheit beeinflusst. Viele Kliniken bieten die Möglichkeit einer psychoonkologischen Therapie an. Psychoonkologen sind spezialisiert auf die psychischen Folgen von Krebserkrankungen und kennen sich auch in sozialrechtlichen Fragestellungen aus.

INFORMATION

Kleiner Therapie-Wegweiser

Neben den „schulmedizinischen" Therapien gibt es sogenannte komplementäre oder ergänzende Methoden (KAM: komplementäre und alternative Medizin), die von der Schulmedizin zwar nicht in ihren Leitlinien erfasst, aber dennoch von vielen anerkannt und angewendet werden. Immerhin sind inzwischen 73 Prozent der Ärzte der Meinung, dass die Komplementärmedizin zur wissenschaftlichen Medizin gehören sollte. Bei einer Befragung gaben 61 Prozent der Ärzte an, komplementärmedizinische Methoden in ihrer Praxis anzuwenden.

Die Kombination von Schulmedizin und Komplementärmedizin wird als „integrative Medizin" bezeichnet, die ein „Zusammenspiel einer rein auf die (erweiterten) drei Seiten der Onkologie (Operation, Strahlentherapie, medikamentöse Therapie) begrenzten Schulmedizin mit psychosozialer Begleitung, Ernährungsmedizin, körperlichen Aktivitäten, Palliativmedizin und KAM" (Deutsches Ärzteblatt, 2015) ist. Diese ergänzenden Methoden versprechen nicht, allein den Krebs heilen zu können, sondern wirken unterstützend zu schulmedizinischen Therapien und können Nebenwirkungen verhindern oder wenigstens mildern. Weitere Informationen hierzu finden Sie ab → Seite 184.

Im Gegensatz dazu versprechen Ihnen sogenannte „alternative Behandlungsmethoden" das Blaue vom Himmel wie Krebs ohne „Stahl, Strahl und Chemotherapie" zu heilen – allein mit hoch dosierten Vitaminen, anderen Nahrungsergänzungsmitteln, Meditation oder einer Antikrebsdiät. Lassen Sie sich nicht verwirren: Diese Versprechungen sind unlauter und gefährden Ihre Gesundheit mehr als sie Ihnen helfen können!

Schritt für Schritt

Es gibt viele unterschiedliche Möglichkeiten und Therapien – geben Sie sich Zeit zum Nachdenken und holen Sie, wenn es möglich ist, noch eine zweite ärztliche Meinung ein (→ Seite 15). Lassen Sie sich erklären, welche Optionen es gibt und was passieren wird. Stellen Sie alle Fragen, die Sie beschäftigen. Nehmen Sie Angehörige zu der Besprechung mit, das kann tröstlich und hilfreich sein, wenn Sie später die Informationen noch einmal überdenken wollen. Bei der Deutschen Krebsgesellschaft, **www.krebsgesellschaft. de,** gibt es verständliche Patientenleitlinien, die auf den aktuellen medizinischen Leitlinien für Ärzte basieren.

Zum Nachschlagen: Übersichtstabelle zu den Therapien

Diese Tabelle zählt nicht alle Behandlungsmöglichkeiten auf, sondern dient Ihrer Übersicht, damit Sie bei möglichen Nebenwirkungen schnell die passenden Ratschläge finden können. Dem Ziel und Thema des Buches entsprechend sind Beschwerden aufgeführt, die mithilfe gezielter Ernährungsmaßnahmen gelindert werden können, einige andere sind nur der Vollständigkeit halber hier erwähnt.

→ **TIPP**
Informieren Sie in jedem Fall Ihren Arzt, wenn Sie sich unwohl fühlen, und besprechen Sie das weitere Vorgehen.

Für alle Therapien, besonders für Operationen gilt: so umfangreich wie nötig, so schonend wie möglich. Wenn die Option besteht, werden die Eingriffe minimal-invasiv durchgeführt. Das bedeutet für den Patienten weniger Schmerzen, schnellere Rekonvaleszenz und bessere Lebensqualität. Allerdings sind diese Methoden nicht bei jeder Tumorart möglich und abhängig von der Tumorgröße und der Lokalisation.

Einige Behandlungsmöglichkeiten im Überblick:
→ Endoskopische oder laparoskopische Eingriffe = „Schlüsselloch-Chirurgie"

→ da Vinci-Methode = robotergesteuerte Operation (zum Beispiel Prostatatumore)

→ transarterielle Chemoembolisation (TACE), Chemoperfusion und -embolisation = „lokalisierte" Chemotherapie; die Blutgefäße, die den Tumor versorgen, werden verschlossen (Embolisation) und bestimmte Chemotherapeutika direkt in den Tumor gebracht, gesundes Gewebe wird geschont (zum Beispiel Lebertumore)

→ Radiofrequenz- und Mikrowellen-Thermoablation (Ablation = Entfernen) = Zerstörung durch lokale Hitzeeinwirkung (zum Beispiel Leber, Lunge oder Niere)

→ Cyberknife (Radiochirurgie) = mithilfe einer punktuellen Strahlendosis (auf Zehntelmillimeter genau) wird der Tumor zerstört; umliegendes, gesundes Gewebe wird geschont (zum Beispiel Hirntumore)

Übersichtstabelle zu den Therapien

THERAPIE (ERLÄUTERUNG/ZIEL)	MÖGLICHE BESCHWERDEN	SIEHE SEITE
CHEMOTHERAPIE (Auswahl)		

Chemotherapie: Substanzen, die das Zellwachstum des Tumors hemmen, sie können einzeln oder in Kombination mit anderen Wirkstoffen verabreicht werden
 	
• **neoadjuvant:** vor Operation oder Bestrahlung, um die Ausdehnung des Tumors zu verringern und das Ausmaß der Operation zu verringern
• **adjuvant:** dient der Zerstörung eventuell noch vorhandener, nicht nachweisbarer Mikrometastasen nach operativer Entfernung oder Bestrahlung des Tumors
• **palliativ:** dient der Tumorreduktion mit Linderung tumorbedingter Beschwerden
	• Appetitlosigkeit
	• Geschmacksveränderungen
	• Veränderungen im Nasen-Rachenraum, Kau- und Schluckbeschwerden
	• Probleme im Magen-Darm-Trakt
	  Magen
	  • Übelkeit und Erbrechen
	  • Sodbrennen
	  Darm
	  • Durchfall
	  • Verstopfung
	• Hautveränderungen und Haarausfall
	• Müdigkeit, Erschöpfung
	• Gefühlsstörungen an Handflächen und Fußsohlen
	• Mangel an weißen Blutkörperchen
		89 ff.
		96 ff.
		
		93
		
		102 f.
		104 f.
		
		106 ff.
		110 f.
		85, 86
		119 ff.
		
		113 f.
		114 f.

BESTRAHLUNG (Auswahl)		

Strahlentherapie (neoadjuvant oder adjuvant) möglich: Teilchen oder Strahlen unterschiedlicher Wellenlänge
 	
• **Teletherapie:** Tumor wird durch die Haut bestrahlt
  • Tiefentherapie: zur Bestrahlung tiefer gelegener Organe
  • Oberflächenbestrahlung: zum Beispiel bei Hauttumoren, am Auge oder Körperoberflächen
• **Brachytherapie:** Tumor wird direkt bestrahlt
  • direkter Kontakt auf der Oberfläche
  • Einlage oder Implantat in oder am Tumor
• **Radionukleotidtherapie (metabolische Strahlentherapie):** Radioaktive „Teilchen" werden direkt in den Stoffwechsel der Tumorzellen eingebracht
• **Bestrahlung in Kombination mit Chemotherapie:** ergänzen und verstärken sich gegenseitig
	• Veränderungen im Nasen-Rachenraum, Kau- und Schluckbeschwerden
	• Schleimhautreizungen im Magen-Darm-Trakt
	  Magen
	  • Übelkeit, Erbrechen
	  Darm (Strahlenenteritis)
	  • Durchfälle
	• Hautveränderungen und Haarausfall
	• Müdigkeit, Erschöpfung („Strahlenkater")
		93
		
		153 ff.
		
		102 f.
		
		106 ff.
		85, 86
		
		119 ff.

→ **Übersicht über Therapien**

THERAPIE (ERLÄUTERUNG/ZIEL)	MÖGLICHE BESCHWERDEN	SIEHE SEITE
OPERATION (Auswahl)		
chirurgischer Eingriff: Tumorentfernung, ggf. mit Entfernung des gesamten Organs und/oder betroffener Lymphknoten • weibliche Brust • Urogenitaltrakt • Magen-Darm-Trakt	• Lymphödem	137 ff.
WEITERE THERAPIEN (Auswahl)		
Immuntherapie: • Interferone: Zytokine aktivieren die Abwehrzellen des Immunsystems	• Appetitverlust, Übelkeit, Erbrechen • Durchfall • Müdigkeit • Grippeartige Symptome	89 ff., 102 f. 106 ff. 119 ff.
(monoklonale) Antikörper (Immunglobuline): • Durch Andocken an bestimmte Rezeptoren an der Tumoroberfläche wird das Wachstum der Tumorzellen unterdrückt • Hemmung der Bildung von Blutgefäßen, die den Tumor mit Nährstoffen versorgen (Angiogenese-Hemmung) • Unterstützung der körpereigenen Abwehrkräfte	• Appetitverlust • Schleimhautveränderungen, Juckreiz • Infektionen der oberen Atemwege • Durchfall • Müdigkeit • Blutdruckanstieg • Veränderung der Leberwerte und Blutwerte	89 ff. 85 ff. 106 ff. 119 ff.
Schmerztherapie: zum Beispiel Morphinpräparate	• Verstopfung	110 f.
ANTIHORMONTHERAPIEN (Auswahl)		
Antihormontherapie bei Frauen mit rezeptorpositivem Brustkrebs		
vor der Menopause • GnRH-Analoga (Gonadotropin-Releasing-Hormon, Zoladex®): verhindern die Bildung von Östrogen durch Blockade der Hormone LH und FSH	• „künstliches" Einleiten der Wechseljahre mit den typischen Beschwerden	115 ff.

Therapien gegen Krebserkrankungen 83

→ Übersicht über Therapien

THERAPIE (ERLÄUTERUNG/ZIEL)	MÖGLICHE BESCHWERDEN	SIEHE SEITE
vor und nach der Menopause • selektive Östrogenrezeptormodulatoren, (Tamoxifen): Antiöstrogene inaktivieren Östrogenrezeptoren auf den Brustkrebszellen und unterbinden damit die Zellteilung	• Hitzewallungen, Schlaflosigkeit • Übelkeit, Erbrechen • Hautveränderungen, Vaginalblutungen • Gewichtszunahme • Depressionen • Schutz vor Osteoporose	117 102 ff. 115 119 ff. 117
nach der Menopause • Aromatasehemmer, zum Beispiel Anastrozol, Exemestan, Letrozol: hemmen die Bildung von Östrogen in Fett-, Muskel- und Brustdrüsengewebe	• Hitzewallungen • Übelkeit/Durchfall • Kopfschmerzen • Abnahme der Knochendichte (Gefahr der Osteoporose)	117 102 ff., 106 ff. 115 115
Antikörpertherapie bei Frauen mit HER2-positivem Brustkrebs		
• („Human Epidermal Growth Factor Receptor Typ 2"), (Trastuzumab): Antikörper binden anstelle der Wachstumsfaktormoleküle an den HER2-Rezeptor und unterbinden die Wachstumssignale an den Zellkern	• Störungen im Magen-Darm-Trakt • Risiko für Herzinsuffizienz • grippeartige Symptome	153 ff.
• Tyrosinkinasehemmer: hemmen Wachstumssignale bei HER2/positivem Brustkrebs und anderen Tumoren	• Störungen im Magen-Darm-Trakt • Gefühlsstörungen an Handflächen und Fußsohlen • Haut	153 ff. 113 f. 86
ANTIHORMONTHERAPIE BEI MÄNNERN		
• GnRH-Agonisten: hemmen die Bildung von Testosteron in den Hoden („chemische Kastration")	• Schweißausbrüche • Hitzewallungen • Kopfschmerzen • Depressionen • Gefahr für Diabetes, Herz-Kreislauf-Erkrankungen und Osteoporose	116 117 119 ff. 115
• Antiandrogene: inaktivieren die Testosteron-Rezeptoren	• Schmerzen und Wachstum der Brustdrüsen	

Hilfe bei Beschwerden durch Chemo-, Strahlen- und Hormontherapie

Die Krankheit Krebs selbst und alle folgenden Therapien haben großen Einfluss auf den gesamten Organismus und damit auf das Wohlbefinden. Ob Operation, Chemotherapie, Bestrahlung und/oder andere medikamentöse Behandlungen, jede Therapie unterscheidet sich von der anderen und ist in einem individuellen Schema zusammengestellt. Da die Menschen verschieden sind – und auch die Erkrankung ganz unterschiedlich ist –, erlebt jeder Patient die Krankheit anders, empfindet die einzelnen Phasen verschieden schwer und braucht länger oder kürzer für die Regenerationszeit. Nicht jeder leidet unter Appetitlosigkeit oder Übelkeit und nicht jedem fallen durch die Chemotherapie die Haare aus. Viele verspüren gar keine Nebenwirkungen, andere fühlen sich ein wenig müde oder empfinden nur den Tag der Chemotherapie als unangenehm. Es gibt viele Krebspatienten, die trotz Krankheit und Therapie ihren normalen Alltag leben, mit Familie, Freunden, Beruf und erfüllter Freizeit. Falls Sie aber Probleme bekommen, sich unwohl fühlen oder unangenehme Symptome auftreten, können Ihnen die Ratschläge in diesem Kapitel Linderung verschaffen.

 INFORMATION

Fasten während der Chemotherapie

Grundsätzlich spielt eine große Rolle, was und wie Sie essen. Ein wichtiges Ziel der Ernährungstherapie ist, Gewichtsverlust und Mangelernährung vorzubeugen.
Nun gibt es einen neuen Therapieansatz, der sich genau mit dem Gegenteil beschäftigt – nämlich mit Fasten vor und während der Chemotherapie. Bei Labor- und Tierversuchen zeigte sich durch das Kurzzeitfasten eine deutlich verbesserte Wirksamkeit unterschiedlicher Chemotherapien: Tumorzellen scheinen empfindlicher auf das Fasten zu reagieren, während gesunde Zellen besser geschützt sind. Auch einige Vorstudien mit Tumorpatienten zeigten positive Auswirkungen.
Aber die Forscher selbst halten es noch für verfrüht, Fasten als Therapieoption zu empfehlen. Die Patientenzahlen der Studien sind zu gering, um eine Empfehlung abzugeben. Darüber hinaus besteht durch die reduzierte Nahrungsaufnahme die Gefahr, dass bereits geschwächte Patienten weiter an Gewicht verlieren. Der Krebsinformationsdienst warnt aus diesem Grunde ebenfalls vor dem Kurzzeitfasten, zumal die „Leitlinie zur Ernährung in der Onkologie" von jeglicher Nahrungseinschränkung bei onkologischen Patienten dringend abrät.

Fazit: Noch gibt es keine evidenzbasierten Empfehlungen für das Kurzzeitfasten während einer Chemotherapie. Verzichten Sie daher nicht eigenmächtig auf Nahrung, ohne mit Ihrem Arzt oder Ernährungstherapeuten Rücksprache zu halten. Besonders wenn Sie Gewicht verloren haben, kann eine schwerwiegende Mangelernährung die Folge sein.

Wenn Sie unter Schleimhautveränderungen leiden

Die meisten sogenannten Chemotherapien enthalten „zytotoxische" Substanzen, das sind Stoffe, welche die Krebszellen zerstören oder verhindern, dass sie sich weiter ausbreiten. Auch die Strahlentherapie zerstört gezielt Tumorzellen.

Leider werden durch beide Therapieformen auch gesunde Zellen angegriffen, vor allem diejenigen, die sich schnell und häufig teilen. Das sind vorrangig die Zellen der Schleimhäute und der Haarwurzeln. Der **Haarausfall** bedeutet eine große psychische Belastung – ist doch der Verlust der Haare ein sichtbares Zeichen der Krankheit.

→ **TIPP**
Pflegen Sie Ihre Haare mit milden Shampoos und färben oder tönen Sie nicht. Nutzen Sie hübsche Tücher und Mützen und kümmern Sie sich rechtzeitig um eine Perücke.

Schleimhäute sind Zellschichten, die innere Organe wie Auge, Nase, Mund und Speiseröhre, den gesamten Verdauungstrakt und die Geschlechtsorgane auskleiden. Die Schleimhaut schützt vor mechanischen Schäden, der Besiedlung und dem Eindringen schädlicher Bakterien. Die zytotoxischen Substanzen der Chemotherapie, aber auch Bestrahlungen können diese Schleimhautzellen schwer schädigen und Trockenheit oder Entzündungen an den Schleimhäuten verursachen.

Mediziner sprechen bei einer **Schleimhautentzündung** von Mucositis beziehungsweise von Stomatitis (Mund), Gastritis (Magen) oder Enteritis (Darm), die lokal, zum Beispiel in Mund und Nase, aber auch gleichzeitig oder nacheinander in anderen Organen auftreten können. Die Beschwerden reichen von Rötungen bis zu Entzündungen, die so weit fortschreiten können, dass das Essen von fester Nahrung schwierig wird.

 WICHTIG

Häufige Beschwerden als Folge der Schleimhautveränderungen

Tipps, die die Beschwerden lindern, finden Sie auf den folgenden Seiten: Bei Appetitlosigkeit, Veränderung von Geruch und Geschmack, Schluckbeschwerden, Übelkeit, Schmerzen im Magen-Darm-Trakt, Verdauungsproblemen mit Diarrhöen oder Verstopfung.

Auch die **Haut** kann durch die Chemotherapie sehr trocken, sogar rissig werden. Pflegen Sie sich von Beginn an, cremen Sie sich nach jedem Duschen oder Bad reichlich ein. Präparate mit Calendula (Ringelblume) und harnstoffhaltige Cremes (Urea) haben gleichzeitig pflegende und heilende Wirkung. Ist die Haut an den Innenseiten der Hände und unter den Füßen rissig geworden, machen Sie sich Ölpackungen (zum Beispiel mit Oliven- oder Leinöl) oder Packungen mit eingeweichtem Leinsamen, die Sie in Mulltücher einschlagen.

Als Folge der Chemotherapie kann die **Bildung von Blutplättchen (Thrombozyten)** reduziert sein, die für die Blutgerinnung verantwortlich sind. Selbst bei einer kleinen Verletzung können dann starke Blutungen auftreten. Seien Sie daher sehr vorsichtig

→ bei der Gartenarbeit,
→ beim Nagelschneiden,
→ bei der Küchenarbeit,
→ beim Nähen oder Schneidern,
→ bei handwerklichen Tätigkeiten.

Verwenden Sie bei **Zahnfleischbluten** Wattetupfer und nehmen Sie nur nach Rücksprache mit Ihrem Arzt blutverdünnende Medikamente, beispielsweise Marcumar, oder Schmerzmittel mit dem Wirkstoff Acetylsalicylsäure (ASS) wie Aspirin, Alka Seltzer etc.

Bei vielen Patienten treten als Folge der Krankheit und der Therapien vorübergehend **Erschöpfungszustände und Müdigkeit** (→ Seite 119ff.) auf. Besonders während einer Strahlentherapie wollen das viele Patienten einfach nicht wahrhaben („Das sind doch nur ein paar Sekunden."), aber diese kurze Zeit hat einen so großen Einfluss auf den Organismus, dass man sogar von einem „Strahlenkater" spricht. Geben Sie Ihrem Körper die Ruhe, die er von Ihnen fordert.

Die meisten der unangenehmen Nebenwirkungen verschwinden mit dem Ende der Therapie wieder, aber während der Behandlungsphase sind sie sehr belastend und beeinflussen die Lebensqualität erheblich. Darunter kann auch die **Psyche** ziemlich leiden: Nutzen Sie die psychoonkologischen Hilfen – damit werden zwar die Beschwerden nicht weniger, aber Sie lernen, besser damit umzugehen.

Betrachten Sie diese Zeit der radikalen Therapien als Übergangszeit und versuchen Sie, Licht am Ende des Tunnels zu sehen, auch wenn er Ihnen noch so lang erscheint. Versuchen Sie auch herauszufinden, was Ihnen guttut: Ruhe und Entspannung, Bewegung, Ablenkung, Gesellschaft oder Alleinsein. Ruhen Sie, wann Sie mögen, und suchen Sie die Gesellschaft von anderen Menschen, wann Ihnen danach ist.

Vor allem: Lassen Sie sich helfen, nehmen Sie die Unterstützung von der Familie und Freunden an – schämen Sie sich nicht Ihrer vermeintlichen Schwäche! Frauen leiden besonders daran, scheinbar nicht „perfekt zu funktionieren", und überfordern sich leicht. Wenn Sie eine Bitte oder einen Wunsch haben, sprechen Sie ihn aus, Ihr Partner weiß vielleicht gar nichts davon und freut sich, Ihnen Gutes tun und Ihnen helfen zu können. Haben Sie auch den Mut zu sagen, wann Sie müde sind und wann Sie allein sein wollen.

→ **TIPP**
Schließen Sie sich einer Selbsthilfegruppe (→ Anhang, Seite 209 ff.) an. Dort treffen Sie Menschen, die Ihnen mit ihrer eigenen Erfahrung beistehen und hilfreiche Tipps geben können.

Wenn Sie unter sehr heftigen Nebenwirkungen leiden, sprechen Sie mit Ihrem Arzt darüber: Es gibt sehr wirksame Medikamente gegen Übelkeit und viele andere Beschwerden. Einige erhalten Sie bereits zusammen mit einer Chemotherapie, andere können Sie später bei Bedarf einnehmen. Manche Patienten sträuben sich dagegen aus Angst, noch mehr „Chemie" in den Körper zu bekommen. Diese Sorgen sind überflüssig, im Gegenteil, diese Mittel helfen Ihnen, die schwere Zeit besser zu überstehen.

Wenn Sie unter Gewichtsverlust leiden
Verschiedene Faktoren können dazu führen, dass Sie an Gewicht verlieren. Zum einen verändert der Tumor selbst den Stoffwechsel, zum anderen können die verschiedenen Therapien unangenehme Begleiterscheinungen mit sich bringen wie Übelkeit, Appetitlosigkeit etc.

An dieser Stelle finden Sie allgemeine Ratschläge, wie Sie das Gewicht halten oder sogar wieder zunehmen können. Dabei spielen wieder einmal die richtigen Fette eine bedeutende Rolle.

So können Sie sich helfen:
→ Verwenden Sie „vollfette" Milchprodukte wie Käse, Sahne, Joghurt oder Quark und vermeiden Sie „fettarme" oder „fettreduzierte" Produkte.
→ Geben Sie einen großzügigen „Stich" Butter oder Sahne in Soßen und Suppen.
→ Bestreichen Sie Ihr Brot dick mit Butter.
→ Wählen Sie aus der Tabelle auf → Seite 44 Öle und Fette, die Ihnen schmecken.
→ Essen Sie Lebensmittel mit „hoher Kaloriendichte" – also Speisen, die zwar viele Kalorien (Fett), gleichzeitig aber nur ein geringes Volumen haben wie Bratkartoffeln anstelle von Pellkartoffeln oder gebundene Suppen und Soßen statt Brühe.
→ Essen beziehungsweise trinken Sie zwischendurch Milchshakes mit Sahne nach Ihrem Geschmack.

Nährstoffdefinierte Diäten helfen gegen Gewichtsverlust

Wenn Sie feststellen, dass die oben genannten Maßnahmen nicht zum gewünschten Erfolg führen und Sie weiterhin abnehmen, sprechen Sie bitte mit Ihrem Arzt darüber. Er kann Ihnen eine für Sie passende Zusatznahrung („Astronautenkost"), also eine sogenannte „ergänzende bilanzierte Diät", verschreiben. Ihre Versicherung muss die Kosten übernehmen, sofern die Diät „medizinisch notwendig, zweckmäßig und wirtschaftlich" ist. Es ist aber erforderlich, dass Ihr Arzt eine „fehlende oder eingeschränkte Fähigkeit zur ausreichenden normalen Ernährung" dokumentiert beziehungsweise auf dem Rezept vermerkt.

Wichtig ist, bei der Wahl einer solchen Trinknahrung auf die Indikation zu achten, das heißt für welchen Zweck sie eingesetzt werden soll, zum Beispiel ob die Trinknahrung zur Vermeidung allgemeiner Schwäche dient, zur Verbesserung des Immunsystems, zur Extraversorgung mit Eiweiß oder bestimmten Fetten wie MCT oder Omega-3-Fettsäuren.

Eine erste Orientierungshilfe finden Sie in der Online-Datenbank www.prodiaet.de, die mehr als 1.000 diätetische Produkte von verschiedenen Herstellern listet. Hier können Sie in einer Suchmaske „Produktsuche" zum Beispiel die Indikation „Appetitlosigkeit" eingeben und erhalten eine Liste passender Präparate. Auch für besondere Probleme wie Schluckstörungen gibt es geeignete Produkte. (Leider werden die Listen der einzelnen Trinknahrungen seit 2015 nicht mehr aktualisiert, zur ersten Orientierung können sie allerdings immer noch hilfreich sein.)

Wenn Sie unter Appetitlosigkeit und Veränderung von Geschmack und Geruch leiden, ist es besonders wichtig, dass die Trinknahrung Ihnen zusagt und schmeckt. Bei den meisten Herstellern finden Sie verschiedene Geschmacksrichtungen, die von unterschiedlichen Fruchtaromen über Mocca, Cappuccino bis hin zu herzhaften Gemüsesuppen und geschmacksneutralen Flüssigkeiten und Pulver reichen. Bei einigen Anbietern bekommen Sie die Trinknahrung in „kompakter Form", das heißt viel Energie und Nährstoffe in kleinem Volumen, sodass Sie nicht zu viel Flüssigkeit trinken müssen – das ist vorteilhaft, wenn Sie unter schneller Sättigung und Völlegefühl leiden.

Tipps zur Geschmacksverbesserung:
→ Bewahren Sie fruchtige und süße Trinknahrungen im Kühlschrank auf; der Geschmack ist dann nicht so intensiv.
→ Rühren Sie fruchtige und süße Trinknahrungen in Joghurt, Quarkspeisen oder Pudding und/oder mischen Sie sie mit Obst oder Obstpüree.
→ Mischen Sie die herzhaften Zusatznahrungen in Kartoffelpüree, Suppen oder Soßen.

→ Mithilfe der neutralen Variante können Sie alle anderen Speisen mit Kalorien und Nährstoffen anreichern.

Wenn Sie trotzdem weiter Gewicht verlieren, sollten Sie Ihren Arzt oder Ernährungstherapeuten unbedingt darauf aufmerksam machen.

> **WICHTIG**
>
> **Korrekte Dosierung von Medikamenten und Insulin**
>
> Wenn Sie regelmäßig Medikamente nehmen, zum Beispiel gegen Bluthochdruck, oder unter insulinpflichtigem Diabetes leiden, sollten Sie Ihren Arzt darüber informieren: Durch den Gewichtsverlust oder die veränderten Ernährungsgewohnheiten muss die tägliche Dosis möglicherweise neu angepasst werden.

Wenn Sie keinen Appetit mehr haben

Eine sehr unangenehme und gefürchtete Nebenwirkung des Krebsleidens und nachfolgender Therapien ist die Appetitlosigkeit. Dabei schönt der Begriff das eigentliche Problem: Appetit hat mit Spaß und Freude am Essen zu tun – aber die Lust daran ist nun verschwunden und damit ein Stück Lebensqualität. Auch das Hungergefühl geht verloren, also die Forderung des Körpers, dass ihm etwas fehlt und dass er zum Funktionieren bestimmte Stoffe benötigt.

Schuld daran ist zum einen der Tumor selbst, der Botenstoffe aussendet, die das Hungergefühl unterdrücken (→ Seite 27 ff.). Zum anderen unterbinden auch die teilweise aggressiven Therapien Hunger oder Appetit, weil sie starke Geruchs- und Geschmacksveränderungen, Übelkeit, Erbrechen oder Schluckstörungen nach sich ziehen können.

Angst ist ebenfalls ein Appetitkiller: Sie schnürt Hals und Magen zu und erzeugt Widerwillen und Lustlosigkeit. Sprechen Sie mit Ihrer Familie und Ihren Freunden darüber oder nehmen Sie die professionelle Hilfe eines Psychoonkologen in Anspruch.

Aber auch die Sorge, bestimmte Lebensmittel oder Nährstoffkombinationen könnten das Krebswachstum beschleunigen oder zu einer neuen Krankheit führen, unterdrückt jedes Hungergefühl.

Lassen Sie sich noch einmal versichern: Kein natürliches Lebensmittel, das bei uns auf den Tisch kommt, kann Krebs auslösen! Im Gegenteil, ein großer Teil wirkt schützend oder kann sogar beim Heilungsprozess mitwirken. Nehmen Sie dieses Wissen und diese Erkenntnisse für sich in Anspruch und vertrauen Sie keiner unredlichen Panikmache. Die wichtigste Regel ist: Essen und trinken Sie das, worauf Sie Lust haben und was Ihnen bekommt!

So können Sie sich bei Appetitlosigkeit helfen:
→ Essen Sie zwischendurch und lenken Sie sich vom Essen ab: Lesen Sie beim Essen oder sehen Sie fern.
→ Halten Sie immer ein paar Snacks griffbereit: Nüsse, Studentenfutter, Cracker, Butterkeks, Bitterschokolade – neben dem Lieblingssessel und auch am Bett.
→ Essen Sie immer wieder kleine Portionen; ein voller Teller vermittelt schnell das unangenehme Gefühl, viel zu viel essen zu müssen.
→ Richten Sie Ihre Mahlzeiten appetitlich und ansprechend an.
→ Ein kleiner Aperitif vor dem Essen verbessert den Appetit.
→ Eine Fleisch- oder Gemüsebrühe regt den Appetit an. Zur besseren Bekömmlichkeit rühren Sie ein paar Schmelzflocken ein und lassen Sie sie einen Augenblick aufquellen.
→ Trinken Sie nicht kurz vor dem Essen viel Wasser oder Tee, das macht Sie vorzeitig satt.
→ Würzen Sie mit appetitanregenden Kräutern oder Gewürzen, soweit Sie den Geruch oder Geschmack akzeptieren können.
→ Versuchen Sie, alle Speisen mit Kalorien „aufzupeppen"; das geht am besten mit Butter, Sahne, Öl und Ähnlichem. Auch Getränke können Sie gehaltvoller machen, indem Sie zum Beispiel ein paar Spritzer Öl in Gemüsesäfte oder Eiweißflocken in Fruchtsäfte oder püriertes Obst geben.
→ Machen Sie sich die Zubereitung einfach:
  • Verwenden Sie tiefgefrorenes Gemüse – so können Sie einen Vorrat anlegen und sparen sich das Putzen und Schneiden.
  • Auch tiefgefrorene Fertiggerichte gibt es in guter Qualität, die Sie geschmacklich verändern und anreichern können. Sie können sich bei Bedarf die Tiefkühlprodukte bequem ins Haus liefern lassen.
→ Bestimmen Sie selbst die Zeit, wann Sie essen wollen.
→ Suchen Sie die Mahlzeiten nach Ihrem Geschmack aus. Wenn Sie zum Frühstück gern etwas Warmes essen mögen oder zum Mittagessen lieber ein Brot, dann sollten Sie dies tun. Erinnern Sie sich, was Sie als Kind gern und ewig nicht mehr gegessen haben, vielleicht war es ein Apfel- oder Blaubeerpfannkuchen oder Milchreis mit Zimt und Zucker oder Grießbrei mit Kirschen? Genießen Sie dies – am schönsten ist es, wenn Sie es serviert bekommen.
→ Lassen Sie Freunde und Bekannte für Sie kochen und frieren Sie die Gerichte portionsweise ein. Im Mikrowellengerät oder auf dem Herd lassen sich kleine Portionen schnell erwärmen.

Tipps für Familie und Freunde, die für Sie kochen möchten:

→ Bieten Sie liebevoll servierte kleine Mahlzeiten an, die möglichst immer bereitstehen sollten, damit jederzeit davon genascht werden darf, auch nachts im Bett.
→ Zwingen Sie Ihren Partner nicht zum Essen – weder durch ein Überangebot an üppigen Speisen noch durch ständiges Drängen.
→ Variieren Sie die Speisen und den Geschmack, denn eine Aversion kann sich schnell entwickeln.
→ Auch wenn es noch so schwer fällt: Lieblingsspeisen sollten Sie gerade während einer Chemotherapie nicht servieren, ganz besonders nicht an den „Chemo-Tagen". Es könnte sich eine dauerhafte Abneigung gegen diese bilden, weil später Geruch und Geschmack immer an „die Chemo" und die Begleiterscheinungen erinnern werden.

Viele Patienten empfinden die Appetitlosigkeit fast schlimmer als die Schmerzen, weil sie einen großen Verlust an Lebensqualität bedeutet. Scheuen Sie sich nicht, Ihrem Arzt von Appetitlosigkeit und Gewichtsverlust zu berichten. Es gibt Medikamente, die den Appetit steigern können. Außerdem kann er Ihnen Zusatznahrungen (→ Seite 88) verschreiben, die in ihrer Zusammensetzung ganz

Kleine Helfer, die den Appetit anregen können

KRÄUTER UND GEWÜRZE	SCHARFE KRÄUTER UND GEWÜRZE	BITTERE KRÄUTER UND GEMÜSE
Anis, Basilikum, Dill, Fenchel, Ingwer, Kurkuma, Lorbeer, Nelken, Rosmarin, Schnittlauch, Wacholder, Zimt	Chili, Curry, Pfeffer, Senf	Chicorée, Endivie, Kresse, Radicchio, Rauke/Rucola, Schafgarbe (als Tee)

unterschiedlich sind und für Ihren individuellen Bedarf und nach Ihren Geschmacksvorstellungen ausgewählt werden können.
Diese Trinknahrung können Sie nach Ihren eigenen Wünschen würzen, damit sie Ihnen besser schmeckt, oder Sie rühren sie in Ihr normales Essen wie Suppen, Püree oder süße Speisen ein.

Völlegefühl und vorzeitige Sättigung sind häufig Ursachen für Appetitlosigkeit. Helfen können Ihnen bittere Kräuter und Gemüse (→ Tabelle oben) und zusätzlich folgende Tipps:

→ Ein oder zwei Schlucke kohlensäurereiches Sprudelwasser können ein kräftiges Aufstoßen bewirken – und damit das Völlegefühl mindern.
→ Verwenden Sie die oben genannten Kräuter und Gewürze.
→ Gehen Sie nach dem Essen ein wenig spazieren, die Speisen „rutschen" dadurch besser.
→ Die folgenden Medikamente, die Sie rezeptfrei in der Apotheke bekommen, können Ihnen ebenfalls Erleichterung verschaffen (lassen Sie sich dort zu den einzelnen Produkten beraten):
- **Pepsin(wein)** hilft bei der Vorverdauung von Eiweiß im Magen und lindert ebenfalls Völlegefühl.
- **Artischockenextrakt** (zum Beispiel Hepar-SL) fördert den Gallenfluss und hilft damit bei der Fettverdauung, aber auch gegen Völlegefühl und vorzeitige Sättigung. (Bitte nicht verwenden, wenn Sie unter einer Funktionsstörung der Leber oder einem Verschluss des Gallengangs leiden.)
- **Karminativa** sind pflanzliche Arzneimittel gegen Blähungen, die zum Beispiel Extrakte aus Angelika, Fenchel, Ingwer oder Kamille enthalten.
- Präparate, die den Wirkstoff **Dimethicon** enthalten, bewirken, dass sich Luftbläschen im Magen auflösen, die zum Beispiel durch Luftschlucken entstehen können und Völlegefühl oder Druck im Oberbauch bewirken. Diese und ähnliche Substanzen gibt es auch in Kombination mit Verdauungsenzymen.
- Wenn Sie das Gefühl haben, die Speisen liegen wie Steine im Magen, helfen Ihnen **„Prokinetika";** das sind Arzneimittel mit Heilpflanzen wie Angelikawurzel, Kümmel oder Mariendistelfrüchten, die die Beweglichkeit des Magen-Darm-Trakts fördern.

Möglicherweise leiden Sie unter einer neuen (erworbenen) **Laktoseintoleranz durch die Chemotherapie oder Bestrahlung im Bauchraum?** Ihr Arzt kann das mit einem einfachen Atemtest überprüfen. Wenn sich der Verdacht bestätigt, verwenden Sie keine „normale", sondern laktosefreie Milch. Auch Sahne, milchsauer vergorene Milchprodukte wie Joghurt oder Quark sowie sehr fettreiche Käsesorten werden Ihnen besser bekommen. Sie können sich auch mit Laktase-Pulver oder -Tabletten aus dem Reformhaus oder der Apotheke helfen.

→ **TIPP**
Weitere Informationen zu Laktoseintoleranz und Laktosegehalt in Lebensmitteln finden Sie im Internet unter **www.gastro-liga.de,** Stichwort „Laktose".

Wenn Ihre Schleimhaut im Nasen-Rachenraum schmerzt

Zytostatika, die Substanzen der Chemotherapie, hemmen das Wachstum, also die Teilung der Tumorzellen – leider nicht immer so selektiv, dass sie nur die bösartigen Zellen treffen. Auch andere Zellen, die sich schnell erneuern, sind häufig betroffen wie Schleimhaut- und Geschmackszellen, Haarfollikel oder die Nagelwurzeln. Verschiedene Medikamente und ganz besonders Bestrahlungen im Kopfbereich können ebenfalls zu Reizungen der Schleimhaut mit Trockenheit, vermindertem Speichelfluss oder Entzündungen im Nasen-Mund-Rachenraum bis hinein in den Magen führen. Diese Entzündungen können sehr schmerzhaft sein und das Essen, sogar das Trinken zur Qual werden lassen. Bitte informieren Sie Ihren Arzt darüber; es gibt Medikamente mit lokal wirksamen Schmerzmitteln, die Ihnen bei sehr schmerzhaften, schweren Schleimhautschäden das Essen erleichtern können.

Neben Schmerzen beim Kauen und Schlucken kann auch das Geruchs- und Geschmacksempfinden gestört oder verändert sein (→ Seite 96 ff.). Vielleicht riechen (und schmecken) Sie darum augenblicklich kaum noch etwas. Auch hierüber sollten Sie Ihrem Arzt berichten, es gibt eine Reihe von Medikamenten, die Ihnen Linderung verschaffen können.

Die Verwendung dieser Lebensmittel hilft Ihnen, die Schmerzen zu lindern, und erleichtert das Essen:

→ Öl, Sahne, Crème fraîche etc. Ihre Speisen werden dadurch gleitfähiger.
→ Gebundene Suppen wie Kartoffel- oder Cremesuppen. Klare Suppen können Sie etwas andicken.
→ Reichlich milde (Sahne-)Soße, in die Sie Kartoffeln drücken oder die Sie über Nudeln geben können.
→ Glasnudeln, die zusammen mit Gemüse einen milden Geschmack geben und sich leicht schlucken lassen. Oder geben Sie sie in eine Suppe, etwa eine Hühnersuppe.
→ Eier und Eierspeisen wie Rührei oder Omelette.
→ Fisch, gedünstet oder in Backpapier gegart.
→ Fein gekörntes Fleisch wie Tatar, Würstchen, Leberkäse.
→ Weich gekochtes, fein gehacktes oder püriertes Gemüse. Die einzelnen Gemüsesorten sollten Sie getrennt pürieren, sonst gibt es ein unschönes Bild auf dem Teller.
→ Melonen und sehr reifes, nicht saures Obst.
→ Gedünstetes Obst, das Sie, um es milder zu machen, mit ein wenig Schmelzflocken mischen – das tut gleichzeitig Magen und Darm gut. Oder Sie probieren Obstgläschen für Babys.

- Avocados, die Sie direkt aus der Schale löffeln können, als mild gewürztes Püree zu Kartoffeln oder eingerührt in Suppen und Soßen.
- Babygläschen (Gemüse), leicht erwärmt, mit Butter oder Öl angereichert und nach Ihrem Geschmack gewürzt.
- Leicht getoastetes Brot. Das klingt paradox, ist aber hilfreich: Während frisches Brot, etwa Weißbrot, leicht pappig wird und an Gaumen und Zähnen kleben bleibt, fördern Sie beim Kauen des getrockneten Brotes den Speichelfluss und können das Brot leichter herunterschlucken. Das geht ganz besonders gut, wenn Sie das noch warme Brot mit Butter bestreichen, die schmilzt und ebenfalls das Schlucken erleichtert.
- Milch, Joghurt oder Buttermilch, die Sie zum Essen trinken – das schleimt ein wenig, erleichtert aber das Kauen und Schlucken.
- Eis, als Sorbet als Appetitanreger oder Sahneeis nach Ihrem Geschmack. Vielleicht lutschen Sie einmal zwischendurch einen Eiswürfel, den Sie mit Fruchtsaft oder Fruchtpüree nach Ihrem Geschmack selbst zubereiten können.
- Probieren Sie aus, ob Ihnen Kaffee oder Tee besser bekommt. Mit einem Schuss Sahne schmecken Kaffee und Tee milder.

Wenn das Essen sehr schmerzhaft wird, vermeiden Sie besser:
- Harte Lebensmittel wie rohe Möhren oder Kohlrabi.
- Rohes, knackiges Obst.
- Knäckebrot, körniges Brot, scharfkantige Bonbons.
- Grobe Fleischstücke.
- Scharfe Gewürze.
- Sehr heiße Speisen oder Getränke.
- Saure Speisen und Getränke.
- Alkohol, besonders hochprozentigen.

Beugen Sie Infektionen vor

Um bakteriellen Infektionen vorzubeugen, kauen Sie vorsichtig auf einer Gewürznelke oder würzen Sie damit. Schon die Chinesen und später die Araber verwendeten Gewürznelken zur Mundhygiene. Gegen Pilze, die sich bei einer Chemotherapie und ganz besonders bei Bestrahlung leicht in der Mundhöhle ansiedeln, helfen milchsaure Lebensmittel. Spülen Sie den Mund ausgiebig mit ungesüßtem Joghurt, Buttermilch oder kauen Sie milchsauer eingelegten Ingwer, den es in Asia-Läden gibt – probieren Sie aus, ob er Ihnen schmeckt und guttut.

Viel trinken – aber richtig

Viele Patienten versuchen, mit stillem Wasser gegen die Mundtrockenheit anzukämpfen. Reines Wasser fühlt sich allerdings „hart" an und bringt keine Erleichterung. Versuchen

Sie eine milde Schorle aus Apfel-, Trauben- oder Granatapfelsaft – oder was immer Ihnen schmeckt und bekommt. Auch Gemüsesäfte (Möhrensaft oder Mischungen verschiedener Gemüse), mit etwas Öl aufgeschlagen und/oder mit Wasser verdünnt, lassen sich leicht trinken und schmecken auch lauwarm. Reifes, saftiges und mildes Obst wie Melonen oder Papaya und säurearme Babysäfte sind ebenfalls gute Alternativen. Probieren Sie, ob sie Ihnen eiskalt oder in Zimmertemperatur mehr zusagen.

Tees und Spülungen
Verschiedene Tees und Spülungen können die Beschwerden ebenfalls lindern. Diese Tees können Sie aus Kräutern, beispielsweise Salbei, selbst herstellen oder als fertige Beutel in der Apotheke beziehungsweise im Supermarkt kaufen. Tees aus der Apotheke müssen dem Arzneimittelgesetzt entsprechen und enthalten daher eine definierte Mindestkonzentration, während die anderen Tees dem Lebensmittelgesetz unterliegen und in der Regel weniger Wirkstoff enthalten.

Ein Tipp: Alle genannten Tees oder Aufgüsse können Sie sowohl für Mundspülungen verwenden als auch trinken. Sie beruhigen ebenfalls die Schleimhaut in Speiseröhre oder Magen. Trinken Sie aber nicht den Tee oder Aufguss, mit dem Sie gespült haben. Besser nehmen Sie einen frischen Schluck, den Sie mit etwas Honig süßen können.

→ **Salbei** wirkt entzündungshemmend. Spülen und gurgeln Sie mit einem Aufguss und trinken Sie Salbeitee für Ihren Magen und Darm. Auch Salbeibonbons haben sich bei Mundtrockenheit gut bewährt.

→ Nicht nur als Gewürz beliebt: **Thymian** ist seit mehr als 4.000 Jahren als Hals- und Rachen-Desinfektionsmittel bekannt. Spülen und gurgeln Sie mit Thymiantee.

→ Ein Aufguss aus **Eibisch,** den Sie in der Apotheke bekommen, enthält heilende Schleimstoffe, die auch Magen und Darm guttun: 2–4 Teelöffel zerkleinerte Wurzel oder Blüten und Blätter mit 250 Milliliter kaltem Wasser übergießen, bis zu 8 Stunden ziehen lassen und abseihen. Zum Spülen und Trinken können Sie den Aufguss leicht erwärmen.

→ Auch sehr wirksam sind Tees aus **Isländisch Moos, Fenchel, Kamille** – zum Spülen und Gurgeln, aber auch zum Trinken geeignet.

→ Lutschen Sie **milde Bonbons,** zum Beispiel Salbeibonbons; sehr saure Bonbons können mitunter schmerzhaft sein.

→ **Lauwarmer Leinsamenschleim** wirkt heilend und überzieht die Schleimhaut in Mund, Speiseröhre und Magen mit einer Schutzschicht. Geben Sie geschroteten Leinsamen in kaltes Wasser und kochen Sie ihn 10 Minuten (Vorsicht: kann stark schäumen!), dann abseihen und lauwarm zum Spülen und Trinken verwenden.

Weitere Tipps

→ Bevor Sie mit einer Strahlentherapie im Kopfraum beginnen, am besten auch vor Beginn einer Chemotherapie, sollten Sie Ihren Zahnarzt aufsuchen und eine gründliche, professionelle **Zahnreinigung** durchführen lassen. Fragen Sie ihn nach einer milden Zahncreme und Mundspülung für die spätere Zahnpflege. Kaufen Sie sich vorsorglich eine weiche Zahnbürste und eine Munddusche.

→ Bei Mundtrockenheit hilft Ihnen **„künstlicher Speichel"** (Apotheke), den Sie bei Bedarf anwenden können. Diesen Speichelersatz gibt es in verschiedenen Geschmacksrichtungen, aber auch „neutral".

→ Zur Pflege der gereizten Nasenschleimhaut gibt es **Nasenöle** (Apotheke), die Sie mithilfe einer kleinen Pipette bis tief in die Nasenhöhle einbringen können. Auf keinen Fall sollten Sie Schnupfensprays benutzen, die die Schleimhäute noch mehr austrocknen. Wenn die Entzündungen eher außerhalb von Nase und Mund liegen, zum Beispiel bei Einrissen an den Mundwinkeln oder Nasenflügeln, helfen spezielle **Mund- und Nasensalben**, die zum Beispiel Calendula oder Dexpanthenol enthalten (Apotheke).

→ Wenn Ihre Augen brennen, kratzen und tränen, ist auch dies ein Zeichen für Trockenheit: Apotheken bieten **„künstliche Tränenflüssigkeit"** an.

→ Sehr unangenehm für die gereizten Schleimhäute sind trockene Heizungsluft, Klimaanlagen, verräucherte oder überhitzte Räume. Lüften Sie so oft wie möglich, stellen Sie mit Wasser gefüllte Schalen auf die Heizung oder legen Sie feuchte Tücher auf die Heizkörper in den Räumen, in denen Sie sich häufig aufhalten, um die **Luftfeuchtigkeit** zu erhöhen.

Wenn sich Geruch und Geschmack verändern

Nichts schmeckt Ihnen mehr – oder alles schmeckt anders, als Sie es gewöhnt sind. Dafür gibt es mehrere Gründe: Zum einen sendet der Tumor Botenstoffe, die das Geschmacksempfinden verändern, zum anderen überdeckt der chemische Geschmack der Chemotherapie natürliche Aromen. Das kann bereits im Augenblick der Injektion passieren und sogar länger anhalten, als die Therapie dauert. Die Substanzen der Chemotherapie können zudem die Sinneszellen der Geschmacksknospen zerstören. Vieles schmeckt Ihnen daher zu bitter, zu salzig, zu süß, metallisch oder einfach unappetitlich.

Mit dem Geschmack verändert sich auch Ihr Geruchsempfinden. Oft ist dies die Ursache für den Widerwillen gegen manche Speisen, der sich regelrecht zur Aversion entwickeln kann. Selbst Koch- oder Bratgerüche, die Sie bisher appetitanregend gefunden haben, können Ekel bis hin zu Übelkeit hervorrufen.

Die Veränderung von Geruch und Geschmack kann so plötzlich auftreten, dass ein Gericht, das Sie kürzlich noch sehr genossen haben, Ihnen beim nächsten Mal nicht mehr schmeckt und Sie sogar das Zimmer verlassen möchten, in dem ein anderer diese Mahlzeit isst.

Diese Situation, die Sie vielleicht auch kennen, kann zu einem Streit führen. Ihr Partner hat mit viel Liebe ein Gericht zubereitet, um Ihnen etwas Gutes zu tun und den Appetit anzuregen. Kaum aber sitzen Sie am Tisch, befällt Sie eine unüberwindbare Abneigung – Sie schieben den Teller beiseite und können sich nur abwenden, sonst wird Ihnen übel. Sie können sich selbst und schon gar nicht anderen erklären, woher dieser Widerwillen kommt. Passiert das öfter, kann selbst der geduldigste Partner aus der Haut fahren, fühlt sich persönlich angegriffen und reagiert nun mit Trotz und Ungeduld.

Diese rätselhafte Sensibilität gegenüber Gerüchen kann sogar zur Abneigung gegen den eigenen Partner führen, wenn das Parfum, das Rasierwasser oder auch nur die Seife plötzlich als übel riechend wahrgenommen werden. Die Aversion kann so weit gehen, dass der Duft des Waschpulvers von frisch gewaschener Bettwäsche Übelkeit verursacht.

Für Sie und Ihre Familie bedeutet das eine große Belastung und Sie sollten offen miteinander darüber sprechen. Wichtig ist dabei, dass Sie Verständnis füreinander haben:

→ Angehörige, die das Essen mit viel Liebe zubereiten, müssen damit rechnen, dass ihr Partner die Speisen plötzlich ablehnt.
→ Betroffene, die mit den unangenehmen Veränderungen leben müssen, sollten sich bewusst machen, dass ihr Partner ihr Geschmacksempfinden nicht voraussehen kann.

Dies hilft Ihnen, unangenehmen Geruch und Geschmack zu vermeiden:
→ Verbannen Sie alle Gerichte mit starkem Eigengeruch vom Speiseplan wie
  - gebratenen oder gekochten Fisch oder Fleisch
  - frittierte Speisen; hoch erhitztes Fett
  - Kohl, Zwiebeln, Lauch oder Knoblauch
  - sehr aromatischen oder überbackenen Käse
  - aromatische, exotische Gewürze und Kräuter, deren Geruch oder Geschmack Sie nicht mögen, wie Oregano auf der Pizza
→ Lüften Sie beim Kochen gründlich und lassen Sie die Küchentür nicht offen stehen, sonst ziehen die Gerüche durch die Wohnung.
→ Eine brennende Kerze „schluckt" Gerüche; vielleicht nehmen Sie in Zukunft Ihre Mahlzeiten bei Kerzenschein ein – oder lassen sogar bereits beim Kochen Kerzen brennen.

→ Wenn Ihnen der Duft von Zitronen zusagt: Reiben Sie die Hände vor dem Essen mit etwas Zitronensaft ein. Sobald Sie die Hand zum Mund führen, umgibt Sie ein leichter Zitronenduft. Ist Ihnen die konzentrierte Zitrone zu intensiv, träufeln Sie etwas Zitronensaft in Wasser und baden Sie die Hände in dieser Mischung. Natürlich lässt sich jeder andere für Sie angenehme Aromastoff wie Minze, Kamille oder Lavendel in dieser Form verwenden.
→ Versuchen Sie selbst herauszufinden, welche Gerüche und welche Geschmacksrichtung Ihnen gerade unangenehm sind, und sagen Sie Ihrem Partner offen, wenn Sie sein Parfum im Augenblick nicht mögen.
→ Idealerweise lassen Sie jemand anderen kochen – wenn Sie selbst kochen und die Kochgerüche riechen, besteht die Gefahr, dass Sie anschließend nichts mehr essen mögen.
→ Wenn Freunde und Verwandte ihre Hilfe anbieten: Bitten Sie sie, für Sie (auch auf Vorrat!) zu kochen. Damit Sie sich nicht auf große Diskussionen einlassen müssen, was Ihnen im Augenblick schmeckt oder „stinkt", sagen Sie einfach, dieses oder jenes Gericht bekomme Ihnen nicht oder der Arzt habe es verboten. Das versteht jeder, während „Nichtbetroffene" die Geschmacksaversionen oft nicht nachvollziehen können.

→ Lagern Sie eine Auswahl an Tiefkühlkost ein – je nach momentanem Appetit können Sie daraus wählen.

So können Sie unangenehmen Geruch und Geschmack überdecken oder neutralisieren:

→ Schmecken Sie die Speisen mit ein wenig Zitronensaft ab, er neutralisiert Gerüche und unangenehme Aromen. Mit Zitronenabrieb oder einer Spalte Zitrone können Sie jedes Gericht nach eigenem Geschmack nachwürzen.
→ Essen Sie Kompott (oder Obst aus Babygläschen) auch zu herzhaften Gerichten. Das überdeckt den für Sie unangenehmen Geruch und Geschmack. Sie kennen das vielleicht von Wildgerichten, die mit Apfelkompott und Preiselbeeren serviert werden, oder aus der chinesischen und indischen Küche, in der viele Gerichte mit Obst zubereitet werden. Aber auch traditionelle deutsche Gerichte lassen sich mit gedünstetem Obst köstlich und sehr bekömmlich kombinieren. Apfelkompott, eine gedünstete Birne, geschmorte Ananas oder Banane eignen sich als wohlschmeckende, neutralisierende Beilagen.
→ Tomaten, mitgedünstet, dämpfen Geruch und Geschmack.
→ Saure oder süße Sahne, Crème fraîche oder Naturjoghurt (3,5 oder 10 Prozent Fett), Mascarpone oder Avocados „neutralisie-

ren" ebenfalls Geschmacksrichtungen, die Sie als zu stark empfinden.
→ Dünsten eignet sich besser als braten, weil dabei weniger Aromastoffe entstehen.
→ Servieren Sie Speisen nicht zu heiß: Lauwarme und kalte Gerichte riechen weniger aromatisch.
→ Würzen Sie vorsichtig und verwenden Sie wenig Salz, sonst empfinden Sie das Essen leicht als versalzen. Verwenden Sie zum Würzen nur wenig gewürzte Instantbrühen (Reformhaus).
→ Probieren Sie leicht duftende Kräuter wie Dill oder Petersilie.
→ Wenn Ihnen Fisch und Fleisch nicht schmecken, essen Sie, um Ihren Eiweißbedarf zu decken, Milchprodukte wie Quark, Sahne, Joghurt, Käse. Milde Käsesorten mit wenig Eigengeschmack sind Frischkäse (am besten ungewürzt), Mascarpone, Quark oder Mozzarella.
→ Eier, gekocht oder als Rührei, sind eine weitere gute Alternative.
→ Rühren Sie geschmacksneutrales Eiweißpulver in die Speisen.
→ Verzichten Sie auf Ihre Lieblingsgerichte! Vielleicht schmecken sie Ihnen derzeit gar nicht; in jedem Fall werden Sie sich später, wann immer Sie diese Gerichte essen werden, an die Zeit der Chemotherapie erinnern – und die Gerichte ablehnen. Das trifft auch bei Appetitlosigkeit zu (→ Seite 89 ff.).
→ Wenn Ihnen Ihr Essen unangenehm bitter oder metallisch schmeckt, verwenden Sie keine Kochtöpfe aus Metall oder Edelstahl, sondern aus Glas, und essen Sie mit Besteck aus Kunststoff statt aus Metall.

Wenn Sie nichts mehr riechen und schmecken

Wir sind umgeben von Aromen und Düften, aber auch unangenehmen Gerüchen bis hin zu Gestank. Viele dieser Düfte nehmen wir aber gar nicht mehr wahr, sie beeinflussen instinktive Handlungen und sogar die Partnerwahl durch Pheromone (Sexuallockstoffe).

Riechzellen in unserer Nase fangen die Duftmoleküle ein, erkennen sie und leiten die Information ins Gehirn, und zwar in Regionen, die für Erinnerungen und Emotionen verantwortlich sind. Diese Geruchserinnerungen werden im Langzeitgedächtnis gespeichert, sodass wir eine Art Gedächtnis oder Erinnerungsvermögen an frühere Geschmacks- und Geruchserlebnisse haben. Gerüche wecken viel intensivere Erinnerungen und Emotionen als Sehen oder Hören!

So nutzen Sie Ihr Geruchsgedächtnis

Umgekehrt können Sie sich genau diese Geruchserinnerungen zunutze machen, indem Sie schöne Erinnerungen mit Riechen kombinieren: Erinnern Sie sich einmal daran, wann Sie als Kind so richtig glücklich waren – vielleicht zu Weihnachten, wenn das ganze Haus nach Plätzchen und Gewürzen duftete? Oder wenn Sie in der Küche saßen und zusahen, wie Ihre Mutter Ihnen einen Apfelpfannkuchen mit Zimt gebacken hat? Vielleicht verbinden Sie auch den Geruch von gebratenem Speck mit einer schönen Zeit? Denken Sie sich in diese für Sie schönen Momente hinein und riechen Sie gleichzeitig konzentriert an Weihnachtsgewürzen, dem Pfannkuchen mit Zimt oder gebratenem Speck und essen Sie währenddessen davon. Kauen Sie gründlich und lassen Sie sich durch nichts aus Ihrer Erinnerung vertreiben – Sie werden mehr und mehr von dem köstlichen Duft erleben und riechen!

Wiederholen Sie solche Rückblicke mit anderen angenehmen Aromen, Gewürzen und Kräutern, solange sie Ihnen Freude und Entspannung verschaffen, aber überfordern Sie Ihre Sinne nicht. Und: Lassen Sie Erinnerungen, die mit schlechten Erfahrungen verbunden sind, aus. An Gerichte, die Sie als Kind gehasst haben und die Sie trotzdem essen mussten, brauchen Sie heute nicht mehr zu denken.

So können Sie Ihren Geruchssinn trainieren

→ Ferienerinnerungen und Gerüche gehören zusammen. Vielleicht verbinden Sie eine Reise nach Italien mit dem Duft von getrocknetem Thymian und Rosmarin. Lehnen Sie sich zurück oder schauen Sie sich Fotos der Reise an, lassen Sie die schönen Erinnerungen zusammen mit Ihrer Reisebegleitung zurückkommen und schnuppern Sie währenddessen an Rosmarin, Oregano oder Thymian.

→ Wenn Sie mögen, riechen Sie an einer Orangenschale, die Sie ein klein wenig aufgebrochen haben: Die ätherischen Öle sind sehr aromatisch.

→ Riechen und schnuppern Sie wie ein Hund bewusst an einer Blume, die Sie besonders mögen. Atmen Sie ruhig und mehrfach tief ein, probieren Sie es öfter am Tag und wedeln Sie sich den Duft in die Nase.

→ Gehen Sie viel an die frische Luft, am besten in einen Wald, und atmen Sie tief durch die Nase ein. Kälte oder Feuchtigkeit schaden nicht, sondern helfen, die Schleimhäute zu durchbluten.

Mit der Zeit werden Sie die Rose, den Lavendel, das Veilchen und auch Paprika, Pfeffer, Curry und vieles mehr wieder riechen können. Dann wird es Ihnen auch wieder besser schmecken!

Da sich die Geschmackszellen innerhalb von sieben bis zehn Tagen erneuern, haben Sie nach Ende der Chemo- oder Strahlentherapie eine gute Chance, bald wieder alle guten (auch die schlechten) Gerüche wahrzunehmen.

ⓘ INFORMATION

Umami – „köstlich im Geschmack"

Neben den bekannten Geschmacksrichtungen süß, sauer, bitter und salzig hat man eine weitere mit Namen Umami (japanisch: köstlich im Geschmack) entdeckt, die durch die Aminosäure Glutaminsäure (insbesondere das Monoaminoglutamat) gefördert wird. Ganz genau weiß man noch nicht, ob die Glutaminsäure selbst einen Eigengeschmack besitzt. Als sicher gilt jedoch, dass sie den Geschmack der Speisen erheblich verstärkt. Vielleicht hilft Ihnen Glutamin (zum Beispiel als Glutamat oder Sojasoße), das Geschmacksempfinden zu verbessern. Glutamat wurde lange für das „Chinarestaurant-Syndrom" verantwortlich gemacht: Kopfschmerzen nach dem Genuss von Sojasoße. Inzwischen steht ein anderer Stoff im Verdacht, die migräneartigen Kopfschmerzen auszulösen. Man weiß heute auch, dass Glutamat natürlicherweise in Lebensmitteln vorkommt, etwa in Weizen oder Milch, aber auch in reifen Tomaten und würzigem Käse. Je älter (und aromatischer) der Käse ist, desto mehr Glutamat enthält er.
Nach neueren Untersuchungen kann Glutamat unbedenklich auch für eine „gesunde Ernährung" empfohlen werden – vielleicht eine Möglichkeit für Sie, ein besseres Geschmackserlebnis zu haben.

❗ WICHTIG

Wenn Sie den Geruchssinn verloren haben

Wenn Sie durch die Strahlen- oder Chemotherapie Ihren Geruchssinn verloren haben, achten Sie bitte besonders auf:
- das Verfallsdatum von Lebensmitteln (Sie können nicht riechen, ob diese vielleicht verdorben sind),
- die Installation und Wartung Ihres Feuer- und Rauchmelders (Sie können es nicht riechen, falls ein Feuer ausbrechen sollte),
- die Anbringung eines Gasmelders, wenn Sie mit Gas kochen oder eine Gastherme in Ihrer Wohnung haben.

Wenn Ihr Geruchs- und Geschmacksempfinden dauerhaft gestört ist, finden Sie in der Universitätsklinik Dresden Unterstützung. Dort gibt es ein „Interdisziplinäres Zentrum für Riechen und Schmecken", wo Sie Hilfe bekommen können (→ Anhang, Seite 217).

Wenn Sie unter Übelkeit leiden

Viele Therapien, besonders Chemotherapie und Bestrahlung, verursachen Übelkeit oder Erbrechen. Das kann während der Behandlung oder kurz danach auftreten und auch eine Zeit lang anhalten. Bei bestimmten Zytostatika bekommen Sie zusammen mit der „Chemo" Substanzen, die die Übelkeit reduzieren (Antiemetika). Sprechen Sie am besten mit Ihrem Arzt, welche medikamentösen Möglichkeiten es gibt, um die Beschwerden zu lindern. Informieren Sie ihn auch, wenn Sie unter „antizipatorischem Erbrechen" leiden, das heißt wenn Ihnen bereits vor der Behandlung übel ist und Sie sich „in Erwartung" der Chemotherapie erbrechen müssen. Auch dagegen gibt es wirksame Medikamente.

Das hilft Ihnen bei Übelkeit:

→ Kauen Sie langsam und immer mal wieder zwischendurch einen Zwieback, Knäckebrot, getoastetes Brot, Butterkeks oder Salzgebäck (zum Beispiel auch während Sie eine Chemoinjektion bekommen).

→ Viele kleine Mahlzeiten, über den Tag (und über die Nacht) verteilt, können helfen, Magenschmerzen und Übelkeit einzudämmen.

→ Trinken Sie ganz langsam und nur in kleinen Schlucken.

→ Ingwer – als Tee oder Gewürz in Speisen – hilft gegen Übelkeit. Trinken Sie, so oft Sie wollen und so scharf es Ihr Geschmack (und die Schleimhaut) mag.

→ Auch andere „warme" Gewürze sind sehr wirksam: Kardamom, Koriander, Kreuzkümmel, Zimt, Vanille, Anis, Kümmel oder Fenchel.

→ Essen Sie eher Gerichte mit möglichst wenigen Zutaten. Sie können dann leicht erkennen, wogegen Sie eine Aversion entwickeln und dieses Lebensmittel in Zukunft besser meiden.

→ Bevorzugen Sie leicht verdauliche Gemüse wie gedünstete Möhren, Fenchel oder Gurken. Ganz besonders bekömmlich ist gedünsteter grüner Salat.

→ Sie verbessern die Bekömmlichkeit von Gemüse, besonders von Kohlsorten, wenn Sie sie kurz blanchieren.

→ Bittere Gemüsearten helfen nicht nur bei Appetitlosigkeit, sondern auch gegen Übelkeit: Chicorée, Endivie, Rauke/Rucola, Radicchio oder Löwenzahn, die auch leicht gedünstet gut bekömmlich sind.

→ Kochen Sie Gemüse weich und zerkleinern Sie es:
  - passierte Kartoffel-, Brokkoli-, Spargel-, Tomaten- und andere Gemüsesuppen, mit Sahne (süß oder sauer) verfeinert.
  - Kartoffelpüree, kurze Nudeln oder Risotto neben weich gekochtem Gemüse auf dem Teller anrichten.

→ Bereiten Sie Fleisch, zum Beispiel Geflügel, gedünstet oder gekocht als Ragout oder Geschnetzeltes zu.
→ Haferflocken sind sehr wirksam gegen Übelkeit, Unwohlsein, bei Magen-Darm-Problemen und Erbrechen:
- Sie können die Flocken (am besten sind in diesem Fall die zarten Schmelzflocken) mit Wasser (oder Milch) aufkochen und anschließend etwas Sahne zugeben.
- Würzen Sie den Haferbrei nach Belieben mit etwas Salz und Kräutern, Zucker oder Honig und geben Sie, wenn Sie mögen, frisches, gedünstetes Obst oder Babygläschen dazu.
- Ganz einfach ist es, wenn Sie Haferflocken (Schmelzflocken) in eine heiße Brühe einrühren und darin etwas quellen lassen. Der Haferbrei sollte aber nicht zu flüssig sein.
- Sie können Leinsamen anstelle der Haferflocken oder in Kombination damit verwenden. Er enthält ebenfalls Schleimstoffe, die die Magen- und Darmschleimhaut schützen. Am besten eignet sich gebrochener oder geschroteter Leinsamen oder Leinsamenmehl.
- Sie können ihn wie Haferflocken in eine Brühe einrühren und langsam „schlürfen".

- Bei akuten Schmerzen im Magen- und im Darm-Bereich lassen Sie Leinsamen kurz in lauwarmem Wasser ausquellen und löffeln Sie diese Gallerte langsam aus. Auch der Schleim allein (den Sie durch Abkochen gewinnen können) schützt die Schleimhäute.
- Leinsamen schmeckt und bekommt außerdem gut in Joghurt.
→ Brühen wirken auch beruhigend während einer längeren Chemotherapieinfusion. Sie können Schluck für Schluck davon trinken und Ihren Magen beruhigen.
→ Wenn Ihnen besonders morgens übel ist: Lassen Sie sich schwarzen oder grünen Tee mit Honig und etwas Toast oder Butterkeks ans Bett bringen und trinken Sie vor dem Aufstehen. Das stützt den Kreislauf und nimmt die Morgenübelkeit.

Sie sollten besser verzichten auf:
→ Stark blähende Speisen (Hülsenfrüchte, Kohl).
→ Üppige, stark würzige Speisen.
→ Sehr fette Fleisch- und Wurstsorten.
→ Scharf Gebratenes, Paniertes oder Frittiertes.

Das lindert zusätzlich Ihre Beschwerden:
→ Leibwickel oder Wärmflaschen beruhigen den Magen.

- → Lagern Sie den Kopf beim Liegen etwas hoch.
- → Tragen Sie keine engen Kleidungsstücke oder Gürtel.
- → Lenken Sie sich mit Lesen oder Fernsehen ab.

Wenn Sie unter Magenbeschwerden leiden

Reizungen der Magenschleimhaut äußern sich häufig durch ein Völlegefühl, ganz besonders aber durch saures Aufstoßen, das bis in die Mundhöhle hinein ein ätzendes, saures Gefühl erzeugt. Sehr häufig tritt dieser Reflux im Liegen auf.

Wenn Sie unter Sodbrennen oder saurem Aufstoßen leiden (Reflux), legen Sie sich nicht gleich nach dem Essen hin. Wenn Sie ruhen möchten, lagern Sie den Oberkörper hoch – dann kann die Magensäure nicht in die Speiseröhre aufsteigen und diese zusätzlich angreifen.

So können Sie Ihre Beschwerden lindern:
- → Viele kleine Mahlzeiten über den Tag verteilt vermindern die Beschwerden.
- → Essen Sie früh zu Abend (2 bis 3 Stunden vor dem Schlafengehen).
- → Eiweißreiche Mahlzeiten wie mageres Fleisch, magerer Käse, Quark oder Eiweißpulver vermindern die Symptome von saurem Aufstoßen (Refluxösophagitis), denn Eiweiß neutralisiert die Magensäure.
- → Ihr Magen sollte nie ganz leer sein: Knabbern Sie zwischendurch Zwieback, getoastetes Brot oder Knäckebrot – das trockene Brot „saugt" die überschüssige Magensäure auf.
- → Bereiten Sie Ihre Speisen schonend zu: dünsten, dämpfen oder köcheln (scharfes Braten erzeugt Röststoffe, die wiederum die Magensäure locken).
- → Verwenden Sie reines, unerhitztes Fett wie Butter oder kalt gepresstes Öl.
- → Süßen Sie mit Honig.
- → Wenn Sie Lust auf Schokolade haben, probieren Sie Schokolade mit einem hohen Kakaoanteil (mehr als 70 Prozent).
- → Würzen Sie vorsichtig, besonders mit Salz.
- → Trinken Sie nicht zum Essen und bevorzugen Sie nicht zu flüssige Speisen – Festes bleibt eher im Magen.
- → Leinsamen(schleim) schützt die empfindlichen Schleimhäute des Magens und der Speiseröhre, die durch das Sodbrennen schmerzhaft gereizt sein können.
- → Ingwertee und Teemischungen mit indischen Gewürzen (zum Beispiel Yogi-Tee) „streicheln" sanft den Magen.

Das sollten Sie besser meiden:
- → Zucker, süße Speisen und Kuchen, auch Trockenfrüchte und Obstkonserven mit viel Zucker, süße Limonaden, Speiseeis.
- → Fettreiche Mahlzeiten, besonders wenn sie gebraten, frittiert oder paniert sind.

- Gepökelte oder stark geräucherte Wurst- oder Fleischwaren.
- Scharf gewürzte und sehr saure Speisen, sehr sauer eingelegte Gemüse oder saures Obst.
- Sehr heiße oder eiskalte Speisen und Getränke.
- Kaffee, schwarzer Tee und Pfefferminztee und Cola-Getränke. Sie enthalten Stoffe, die die Bildung der Magensäure anregen.
- Kakao.
- Alkohol.

Weitere Tipps, um Ihre Beschwerden zu lindern:
- Gehen Sie nach den Mahlzeiten ein wenig spazieren.
- Legen Sie sich auf die linke Körperseite, das mindert das Sodbrennen, da der Magen sich in die linke Oberbauchhälfte ausdehnt. Der saure Speisebrei verbleibt auf diese Weise im Magensack.
- Achten Sie darauf, welche Lebensmittel oder Speisen das Sodbrennen fördern und meiden Sie diese.
- Wenn Sie beobachten, dass sich die Beschwerden durch Milch verschlimmern, bitten Sie Ihren Arzt um einen Test auf Laktoseintoleranz (→ Seite 92).
- Verwenden Sie gegebenenfalls Medikamente, die die Bildung der Magensäure reduzieren. Sprechen Sie bitte mit Ihrem Arzt darüber.

→ **TIPP**
Beachten Sie auch die Ratschläge, die Sie in den Kapiteln Appetitlosigkeit und Übelkeit (→ Seite 89 ff., 102 f.) finden, sie können auch in diesem Fall hilfreich sein.

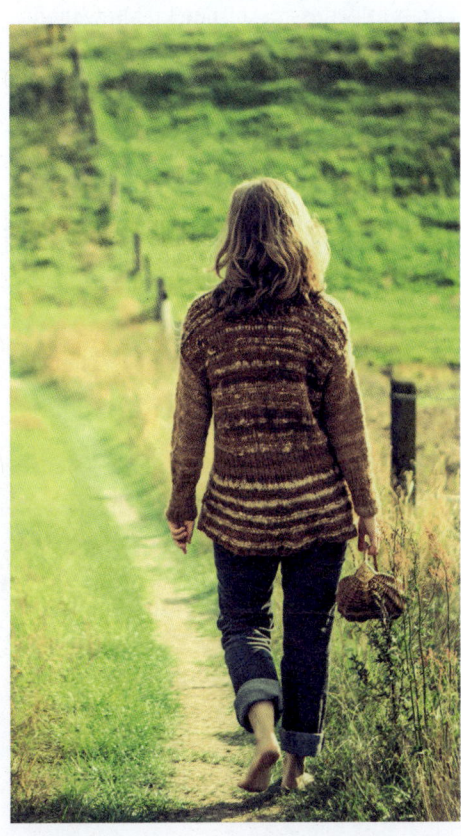

Wenn Sie Probleme mit Ihrem Darm haben

Durch eine Chemotherapie oder Bestrahlung im Bauchraum können ebenfalls die empfindlichen Schleimhautzellen, die den gesamten Darm auskleiden, geschädigt werden und als Folge können Schmerzen, Brennen, Durchfälle oder Verstopfung auftreten. Außerdem wird die natürliche Darmflora gestört und infolgedessen können krankmachende Bakterien den Darm besiedeln und die Durchfälle verschlimmern.

Wenn Sie unter Durchfall leiden

Durchfälle sind nicht nur lästig, weil man überall dort, wo man sich gerade befindet, nach einer passenden (und hygienischen) Örtlichkeit suchen muss, sie schwächen den Körper auch durch Verlust von Flüssigkeit und Mineralstoffen und sind nicht selten mit Schmerzen oder Krämpfen verbunden.

Während Sie die verletzte Schleimhaut in Mund oder Nase durch Öle benetzen können, wird das im Magen-Darm-Trakt schwierig. Direkt lassen sich die Entzündungen nicht behandeln, das funktioniert nur indirekt mithilfe bestimmter Lebensmittel.

Das hilft Ihnen gegen Durchfall:

→ Schleimsuppen können Ihren Magen und Darm von innen „eincremen". Bereiten Sie diese „Cremesuppen" aus Haferflocken, Reis, Gersten, Graupen oder Leinsamenschrot zu und würzen Sie sie pikant mit Salz, Brühe und Kräutern wie Petersilie, Dill oder anderen Gewürzen, die Ihnen schmecken. Diese Suppen können Sie zusammen mit Anis-, Fenchel- oder Kümmelsamen kochen, das wirkt gleichzeitig entkrampfend und hilft gegen Blähungen.

- Es gibt auch Trockenschleimpräparate, die das lästige Suppenkochen überflüssig machen, wie Johannisbrotkernmehl. Es hat eine enorme Quellfähigkeit und wirkt daher nicht nur „stopfend", sondern auch entgiftend. Lösen Sie 30 bis 40 Gramm in 1 Liter Wasser oder Tee und trinken Sie das über den Tag verteilt oder rühren Sie es in die Speisen. Arobon®-Pulver ist eine gebrauchsfertige Mischung aus Johannisbrotkernmehl, Kakao und Kartoffelstärke und wirkt ebenfalls gegen Durchfall und gleichzeitig entgiftend.

→ Sie können kräftiger salzen, als Sie es gewohnt sind. Mit dem wässrigen Durchfall geht viel Salz verloren, das Sie auf diese Weise ersetzen können.

→ Folgende Gemüse werden Ihnen gut bekommen:
- Möhren mit Kartoffeln „durcheinander gekocht"
- Petersilienwurzel, Pastinake, Topinambur
- Fenchel, Sellerie, junge Kohlrabi

- Artischocke, Zucchini, Aubergine, gehäutete Tomate
- bittere Gemüse
- Babykostzubereitungen: Gemüse- und Obstgläschen

→ Fleisch oder Fisch, gedünstet, als Ragout oder Frikassee.
→ Eier, weich gekocht oder als Rührei.
→ (Mit der Schale) geriebener Apfel, drei- bis fünfmal täglich, vielleicht mit Schmelzflocken vermischt. Das im Apfel enthaltene Pektin dickt den Stuhl ein und wirkt entgiftend.
→ Eine weiche, zerdrückte Banane (vielleicht zusammen mit einem Apfel); ein Löffel Joghurt oder saure Sahne dazu schmeckt sehr erfrischend.
→ Blaubeeren (auch tiefgefrorene) mit etwas Joghurt sind bekömmlich und wirken stopfend.
→ Trockenobst, zum Beispiel Aprikosen, ersetzt verloren gegangenes Kalium.
→ Toasten Sie Ihr Brot! Essen Sie kein Vollkornbrot mit dicken, sichtbaren Körnern, sondern probieren Sie Brot mit fein vermahlenem (Vollkorn-)Mehl oder bevorzugen Sie Weißbrot.
→ Schwarzer Tee: Lassen Sie ihn ca. 20 Minuten ziehen, damit die Gerbstoffe in den Sud übergehen. Süßen Sie mit etwas Zucker und salzen Sie das Getränk ein wenig.
→ Anstelle von schwarzem Tee eignen sich auch grüner Tee sowie Aufgüsse von getrockneten Brombeer-, Erdbeer- und Pfefferminzblättern, aus Kamillenblüten oder getrockneten Heidelbeeren (1 Esslöffel mit 500 Milliliter kochendem Wasser übergießen, 12 Stunden ziehen lassen).
→ Heidelbeermuttersaft aus dem Reformhaus, mit Wasser verdünnt, wirkt ebenfalls stopfend.
→ Schokolade mit einem Kakaogehalt von mehr als 70 Prozent wirkt fast wie ein Medikament. Sie werden sich sehr schnell an den etwas bitteren Geschmack gewöhnen, probieren Sie sie einfach einmal aus.
→ Wasserkakao: Dazu mischen Sie reines Kakaopulver nach Geschmack mit kochendem Wasser und süßen mit etwas Zucker.

 INFORMATION

So süßen Sie richtig

Zucker und Salz binden Wasser und dicken so den Stuhl etwas ein. Verwenden Sie keinen Süßstoff, einige Süßungsmittel können den Durchfall verstärken, auch Honig wirkt eher abführend.

Das sollten Sie besser meiden:
→ Alles, von dem Sie wissen, dass es Ihnen Unbehagen bereitet oder Durchfälle fördert (am besten fertigen Sie sich eine Liste an).

→ Rohes Gemüse.
→ Rohes Obst, bis auf die oben genannten Sorten, und Obstsäfte.
→ Spinat, auch gekocht, wirkt stark abführend.
→ Fette, gebratene, frittierte oder panierte Speisen.
→ Milch kann, besonders nach Operationen im Magen-Darm-Trakt, Durchfall und Blähungen bewirken. Versuchen Sie auf laktosefreie Milch, Joghurt oder Quark auszuweichen und lassen Sie beim Arzt einen Test auf Laktoseintoleranz machen.
→ Kohlensäurehaltige Getränke.
→ Magnesium-Brausetabletten.
→ Sogenannte Zuckeraustauschstoffe, zum Beispiel Sorbit, Isomalt.

> **! WICHTIG**
>
> **Rücksprache mit Ihrem Arzt**
>
> Informieren Sie in jedem Fall Ihren Arzt, wenn der Durchfall länger als drei Tage anhält. Er kann Ihnen Medikamente, zum Beispiel mit dem Wirkstoff Loperamid, verschreiben, die die Darmbewegung hemmen oder, wenn es nötig ist, vorübergehend opiumhaltige Tropfen.

Weitere Tipps, um Ihre Beschwerden zu lindern:
→ Starke Durchfälle gehen nicht nur mit großem Flüssigkeitsverlust einher, auch Vitamine und Mineralstoffe werden nicht optimal ausgenutzt, sodass Sie eventuell Vitamin- und Mineralstoffpräparate einnehmen sollten (→ Seite 58), fragen Sie Ihren Arzt.
→ Wenn Ihre Bauchspeicheldrüse oder der Dünndarm betroffen sind und daher die Enzymproduktion für eine komplette Aufspaltung der Nahrungsbestandteile nicht ausreicht, leiden Sie vielleicht unter Fettstühlen. Dann können Enzym-Präparate (Verdauungsenzyme) helfen. Sprechen Sie Ihren Arzt darauf an (weitere Informationen → Seite 156 f.).
→ Heilerde (Apotheke), nach Vorschrift angewandt: Verrühren Sie 1 bis 2 Teelöffel Heilerde in einem halben Glas Wasser oder Tee und trinken Sie die Mischung in kleinen Schlucken. Für unterwegs gibt es auch Heilerde-Kapseln.
→ Smektit, ein Tonmineral (Colina®, Apotheke), schützt die Magen- und Darmschleimhaut.
→ Kaolin (weißer Ton) ist ein altes Hausmittel gegen Durchfall. Es ist ebenfalls in der Apotheke erhältlich.
→ Apfelpektinflocken sind noch wirksamer als der geriebene Apfel. Sie bekommen sie im Reformhaus – achten Sie bitte darauf,

Therapien gegen Krebserkrankungen **109**

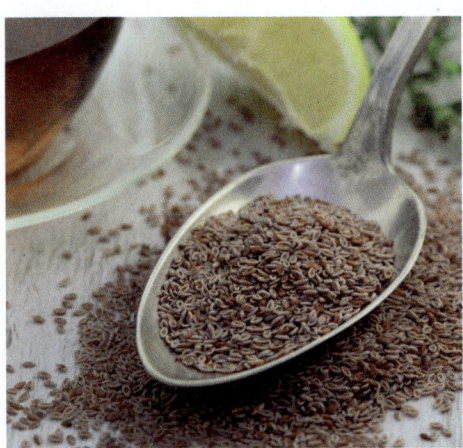

dass Sie „Flocken" kaufen, andernfalls erhalten Sie „Pektin", das man zum Gelieren verwendet. Lassen Sie sich nicht irritieren, dass auf der Dose „wirkt leicht abführend" steht. Apfelpektinflocken wirken normalisierend auf die Stuhlbeschaffenheit, es kann sowohl den Durchfall verbessern als auch die Verstopfung.

→ Flohsamenschalen. Wie Apfelpektinflocken sind auch Flohsamenhüllen gleichzeitig geeignet, wenn der Stuhl hart ist und Sie zu Verstopfung neigen. Lassen Sie sich davon bitte nicht irritieren.

→ Uzarawurzel (Apotheke, als Tropfen oder Tabletten) reguliert die Bewegung der Darmmuskulatur und löst Darmkrämpfe, lindert Übelkeit und Erbrechen.

→ Gerbsäurehaltige Medikamente, die einen Schutzfilm auf der Darmschleimhaut bilden und den Stuhl eindicken.

→ Glukose-Elektrolyt-Lösungen (Zucker-Mineralstoff-Lösungen, Apotheke).

→ Trinken Sie viel, um den Flüssigkeitsverlust auszugleichen (besser nicht zum Essen, sondern danach). Empfehlenswert sind isotone Getränke wie
  - Gemüse- und Obstschorle
  - Kräutertee
  - alkoholfreies Bier (quirlen Sie die Kohlensäure heraus!)
  - Sportgetränke.

→ Es ist ratsam, die gestörte Darmflora wieder aufzubauen (das fördert auch das Immunsystem, → Seite 182 f.). Dabei helfen milchsaure Lebensmittel wie Joghurt, aber auch milchsauer vergorener Möhrensaft, oder, wenn Sie es mögen, milchsauer eingelegter Ingwer, den Sie in asiatischen Geschäften kaufen können.

→ Es gibt außerdem Medikamente, die den Aufbau der Darmflora unterstützen (zum Beispiel Colibiogen, Omniflora oder Mutaflor) und den Stuhl regulieren helfen. Bitte fragen Sie Ihren Arzt danach.

 ACHTUNG

Präparate mit der Hefe Saccharomyces boulardii dürfen Sie nicht während der Chemotherapie einnehmen. Die Gefahr, dass sich Pilze ansiedeln können, ist zu groß.

- → Entspannungsübungen – der Darm ist mit einem dichten Netz von ca. 100 Millionen Nervenzellen umgeben, dem Bauchhirn, das sehr sensibel gegenüber Stress ist und mit Durchfällen darauf reagiert.
- → Schwere Durchfälle haben oft schmerzhafte Reizungen am Darmausgang zur Folge, sodass jeder weitere Stuhlgang zur Qual wird und selbst das Sitzen Schmerzen bereitet.
  - Besorgen Sie sich ein Hämorrhoiden-Kissen oder einen Schwimmring, auf dem Sie schmerzfrei sitzen können.
  - Benutzen Sie besonders weiches Toilettenpapier oder mildes, feuchtes oder ölgetränktes Toilettenpapier (vielleicht sogar Reinigungstücher für Babys).
  - Sitzbäder mit Kamille oder Ringelblumenextrakt lindern Schmerzen – Toiletteneinsätze für Sitzbäder gibt es im Sanitätshaus.
  - Cremes und Salben, speziell für die Analregion, schaffen Linderung, in schlimmen Fällen auch solche mit etwas Cortison.
  - Tragen Sie bequeme Unterwäsche, die nicht scheuert oder reibt, gegebenenfalls Slipeinlagen, die es für Damen und Herren gibt.

Wenn Sie unter Verstopfung leiden

Während der Chemotherapie, aber auch in den behandlungsfreien Phasen, kann durch Schmerzmittel oder andere Medikamente Verstopfung (Obstipationen) auftreten, manchmal im Wechsel mit Durchfällen. Wie bei Diarrhöen kann die Verstopfung mit Schmerzen, Krämpfen oder Blähungen verbunden sein. Besonders der Stuhlgang oder der Reiz, aufs Klo zu müssen, können sehr schmerzhaft werden und die Analregion empfindlich reizen.

Lebensmittel und Maßnahmen, die Ihnen helfen:

- → Leinsamen, geschrotet, zum Beispiel in Joghurt gerührt oder über Obstsalat gestreut.
- → Müsli aus verschiedenen Getreideflocken und anderen Ballaststoffen mit Obst und Joghurt oder Sahne (Bircher Müsli).
- → Morgens auf nüchternen Magen (wenn es Ihnen gut bekommt) und zwischendurch ein Glas kaltes oder lauwarmes Wasser oder 1–2 Teelöffel Obstessig mit ca. 250 Milliliter Wasser und nach Belieben etwas Honig trinken. Achten Sie bitte immer auf die Verträglichkeit. Wenn Sie beispielsweise unter Appetitlosigkeit leiden, schauen Sie lieber dort nach Getränken, die gut für Sie sind.
- → Magnesium-Brausetabletten, wenn Ihr Arzt sie Ihnen verschrieben hat.

Therapien gegen Krebserkrankungen

 WICHTIG

Trinken Sie ausreichend

Ballaststoffe wie Leinsamen oder Müsli nützen nichts, wenn Sie nicht genügend dazu trinken. Im Gegenteil: Ohne Flüssigkeit können sie die Verstopfung noch verstärken!

Geeignete Getränke sind:
- Wasser, Schorle mit und ohne Kohlensäure.
- Obstsäfte (auch Obst- und Gemüsezubereitungen und Säfte für Babys).
- Kaffee, Tee.
- Auch saftige Obstsorten, zum Beispiel Melonen, helfen bei der Versorgung mit Flüssigkeit.

→ Lassen Sie sich Zeit auf der Toilette.
→ Acidophilus-Pulver (Milchsäurepräparate aus der Apotheke, auch verschiedene Joghurtprodukte mit Lactobazillen) oder Präparate mit E. coli (wie Symbioflor® aus der Apotheke) helfen dabei, die normale Darmflora wieder herzustellen. Lassen Sie sich gut beraten, damit Sie das für Sie geeignete Präparat bekommen!
→ Wenn nur der erste Teil des Stuhls hart ist und die Entleerung daher schmerzhaft wird: Helfen Sie sich mit Glycerin-Zäpfchen, die Sie griffbereit haben sollten. Auch Mini-Klistiere können Ihnen Erleichterung verschaffen.

→ Sauerkraut(saft).
→ Verwenden Sie Milchzucker (kann blähend wirken!) zum Süßen (außer Sie haben eine Laktoseintoleranz). Lactulose aus Milchzucker (Apotheke) ist ein milchiger Sirup, der leicht abführend wirkt, ohne dass die Gefahr einer Gewöhnung besteht.

Weitere Tipps, um Ihre Beschwerden zu lindern:

→ Vorsichtige Bauchmassage im Bett: Die Hand mit sanftem Druck auf der rechten Seite aufsteigend von der Leiste bis zum Nabel, von dort zur linken Leistenseite absteigend führen und neu beginnen.

 ACHTUNG

Auf keinen Fall sollten Sie sofort zu Abführmitteln greifen. Sie schaffen zwar für den Augenblick Erleichterung, aber verschlimmern die Verstopfung auf Dauer und können schmerzhafte Entzündungen hervorrufen. Auch frei verkäufliche, vermeintlich harmlose abführende Tees, die zum Beispiel Sennesblätter oder Faulbaumrinde enthalten, können zu schlimmen Durchfällen und bei Dauergebrauch zur Gewöhnung und Schmerzen führen.

Verschiedene Medikamente, wie Codein oder Morphin, können zu quälender Verstopfung führen, die allein durch die zuvor erwähnten „natürlichen" Hilfsmittel nicht behoben werden kann. In solchen Fällen fragen Sie bitte Ihren Arzt, es gibt spezielle Abführmittel (zum Beispiel mit dem Wirkstoff Macrogol 3350 oder Lactulose), die auch für den längeren Gebrauch zugelassen und geeignet sind.

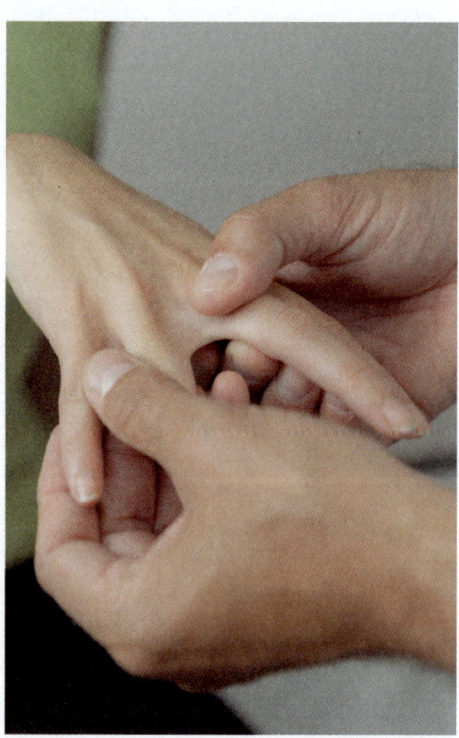

Wenn Sie unter Missempfindung und Schmerzen in den Gelenken (Polyneuropathie) leiden

Einige Chemotherapeutika und andere Substanzen können unangenehme Sensibilitätsstörungen hervorrufen: Kribbeln an Händen und Füßen, Taubheitsgefühl, Druckempfindlichkeit bis hin zu Schmerzen, Gleichgewichtsstörungen, unsicherem Gehen und Sturzrisiko. Das bedeutet eine erhebliche Einschränkung bei Aktivitäten des täglichen Lebens, bei der Berufsausübung und nicht zuletzt eine verminderte Lebensqualität.

Das kann Ihre Beschwerden vermindern:

→ Omega-3-Fettsäuren verringern Entzündungen und verbessern die Durchblutung (→ Seite 43).
→ Kalzium und Magnesium können ebenfalls die Symptome verbessern.
→ Vitamin B1 gilt als Nervenvitamin; es spielt eine große Rolle beim Energiestoffwechsel der Nervenzellen. Besser als das natürliche, wasserlösliche Vitamin, wie es in Vitaminpräparaten enthalten ist, wirkt die fettlösliche Variante Benfotiamin, die Sie nur als Medikament einnehmen können. Fragen Sie bitte Ihren Arzt.
→ Alpha-Liponsäure, ebenfalls als Medikament (nicht als Nahrungsergänzungsmittel!) eingenommen, kann die Störungen lindern, fragen Sie auch Ihren Arzt.

Weitere Tipps, um Ihre Beschwerden zu lindern:
→ Bewegungstherapie.
→ Gleichgewichtstraining.
→ (leichtes) Kraft- und Ausdauertraining.
→ Vibrationstraining.
→ Massagen, Physiotherapie, Akupunktur.
→ Kneipp'sche Güsse oder Wechselbäder an Füßen oder Armen verbessern die Reizleitung.
→ Ein Noppenball, den Sie zwischen den Händen oder mit der Fußsohle hin- und herbewegen.
→ Ein Softball, den Sie mit Händen und Füßen zusammendrücken.
→ Eine Kette mit Holzkugeln, die Sie durch die Finger gleiten lassen.

Beachten Sie bitte außerdem folgende Vorsichtsmaßnahmen:
→ Da Ihr Schmerzempfinden gestört sein kann, spüren Sie möglicherweise gar nicht, wenn Sie sich verletzen – was zu gefährlichen Entzündungen führen kann.
  • Seien Sie vorsichtig bei der Nagelpflege, nehmen Sie professionelle Hilfe in Anspruch!
  • Tragen Sie bei der Garten- und Hausarbeit Handschuhe.
  • Kontrollieren Sie die Wassertemperatur vor dem Baden, Duschen und auch vor dem Geschirrspülen genau, damit Sie sich nicht verbrennen.

 INFORMATION

Wie Hormone unsere Körperfunktionen steuern

Hormone verlangsamen oder beschleunigen Stoffwechselvorgänge, regen die Zellteilung an oder bremsen sie, bestimmen das Hunger- und Sättigungsgefühl. Adrenalin und Noradrenalin versetzen bei Stress Nerven und Gehirn in Alarmbereitschaft, die Geschlechtshormone regeln die Fruchtbarkeit und den Monatszyklus der Frau. Die Oberaufsicht über die Hormonspiegel hat der Hypothalamus, ein Teil des Zwischenhirns. Hier laufen alle Informationen und Reize der Umgebung und des Stoffwechsels zusammen wie Gefühle, Kälte und Wärme oder Versorgungsmängel. Diese Botschaften wertet der Hypothalamus aus und gibt der Hirnanhangsdrüse Signale, je nach Bedarf bestimmte Hormone zu bilden und zum Zielorgan zu schicken. Die Hormonspiegel im Blut müssen in möglichst gleichbleibender Konzentration gehalten werden, denn schon kleinste Schwankungen können zu Folgen für den Menschen führen. Daher gibt es eine Rückkopplung: Übersteigt die Hormonkonzentration eine bestimmte Schwelle, wird die Produktion eingestellt. Die Hormone Insulin und Glucagon werden nicht durch den Hypothalamus kontrolliert, sondern von der Höhe des Blutzuckerspiegels beeinflusst.

→ Wenn Sie besonders unter Störungen im Bereich der Beine leiden, sollten Sie in der Wohnung alles forträumen, worüber Sie stolpern könnten, zum Beispiel Kinderspielzeug, Teppichkanten und Ähnliches. Legen Sie eine rutschsichere Unterlage in die Dusche oder Badewanne.

Wenn ein Mangel an weißen Blutkörperchen (Neutropenie) besteht

Wenn Ihr Arzt festgestellt hat, dass Ihre Leukozytenzahl unter einen bestimmten Wert gesunken ist (Neutropenie), bedeutet das für Sie, dass eine ausreichende Immunabwehr nicht gewährleistet und Ihr Risiko für schwere Infektionen drastisch gestiegen ist.

Das sollten Sie dringend beachten:

→ Beobachten Sie sich während dieser Zeit ganz genau und bei den geringsten Anzeichen von Fieber, Schüttelfrost, Benommenheit, Unwohlsein etc. benachrichtigen Sie sofort Ihren Arzt, damit schnellstens Gegenmaßnahmen ergriffen werden können.
→ Vermeiden Sie Infektionsherde wie Menschenansammlungen, Nähe zu Haustieren etc.
→ Machen Sie keine Gartenarbeit oder arbeiten mit Blumenerde. Es besteht die Gefahr einer schweren Pilzinfektion durch Sporen, auch bei Schnittblumen sollten Sie sehr vorsichtig sein.
→ Betreiben Sie eine weit über das normale Maß hinausgehende Körper- und Umgebungshygiene. Waschen Sie sich häufig die Hände.
→ Essen Sie keine Rohmilchprodukte und keine Speisen mit rohen Eiern.
→ Essen Sie in dieser Zeit keinen Schimmelkäse wie Camembert, Blau- oder Weißschimmelkäse.
→ Essen Sie nur gut durchgebratenes Fleisch (nicht rot oder rosa) und durchgegarte Eier (hart gekocht).
→ Verzichten Sie auf Rohwurstprodukte wie Mettwurst, Salami oder Teewurst, Rohschinken und auch Räucherlachs.
→ Verzichten Sie besser auf Salate und bevorzugen Sie gekochte Gemüse.
→ Wenn Sie aufgewärmte Speisen essen: Kochen Sie das Essen noch einmal richtig durch, nur erwärmen reicht nicht! Rühren Sie die Speisen während des Kochens, um zu gewährleisten, dass das Gericht vollständig erhitzt wird. Bevorzugen Sie besser frisch zubereitete Mahlzeiten oder frieren Sie Gerichte sofort nach der Zubereitung ein und kochen Sie sie vor dem Verzehr ausreichend.
→ Beachten Sie bei verpackten Lebensmitteln den Hinweis zur Haltbarkeit.
→ Bewahren Sie einmal geöffnete Milch- oder Lebensmittelverpackungen nicht lange auf, sondern verbrauchen Sie sie schnellstmöglich.

→ **TIPP**
Weitere Informationen erhalten Sie unter www.bayerische-krebsgesellschaft.de unter dem Stichwort „Neutropenie". Dort erhalten Sie eine Broschüre, die Sie herunterladen oder bestellen können.

Wenn Sie unter Beschwerden leiden, die durch antihormonelle Therapien hervorgerufen werden

Hormone sind chemische Botenstoffe, die zwischen Zellen, Geweben und Organen Informationen übermitteln, auch wenn sie im Körper weit voneinander entfernt liegen. Die Zielorgane besitzen „Schlüssellöcher" (Rezeptoren), in die die Hormone wie ein Schlüssel passen, sodass nur die entsprechenden Organe die für sie bestimmten Informationen empfangen können. Erst wenn der Schlüssel im Schloss steckt, kann das Hormon aktiv werden. Je mehr Rezeptoren ein Organ besitzt, desto mehr Hormone können andocken und desto intensiver ist seine Aktivität.

Wie alle anderen Organe besitzen auch die Geschlechtsorgane Rezeptoren für Hormone, bei Frauen sind das unter anderem die Brustdrüsen mit Rezeptoren für Östrogen und Progesteron. Manche Krebszellen – besonders bei Brustkrebs – besitzen diese Rezeptoren ebenfalls (Hormonrezeptor-positive Tumore), an die sich Hormone andocken können. Dieser Hormonrezeptor-Komplex bewirkt, dass sich die Tumorzellen schneller teilen, der Tumor also schneller wächst. Wenn ein Hormonrezeptor-positiver Tumor diagnostiziert ist, wird in der Regel eine antihormonelle Therapie eingeleitet, die das Zellwachstum bremsen soll. Auch bei Prostatakrebs kann mithilfe einer Antihormontherapie das Tumorwachstum gestoppt werden.

Da diese Therapien den Hormonspiegel senken, sind Beschwerden bei Mann und Frau möglich, wie sie typisch für die Wechseljahre der Frau sind: Hitzewallungen, Schweißausbrüche, Gelenkschwellungen, Gewichtszunahme, Trockenheit der Schleimhäute, Kopfschmerzen, Reizbarkeit bis hin zu Depressionen. Infolge des niedrigeren Hormonspiegels können auch Verlust der Libido oder Erektionsstörungen auftreten. Außerdem steigt die Gefahr für Osteoporose und Herz-Kreislauf-Erkrankungen, gegen die die Geschlechtshormone eine gewisse Schutzwirkung besitzen.

Es sind aber nicht nur die körperlichen Beschwerden, unter denen Frauen und Männer bei einer Antihormontherapie leiden können. Auch die Psyche kann tief verletzt sein durch das Gefühl, die eigene Weiblichkeit beziehungsweise Männlichkeit zu verlieren.

→ **TIPP**
Wenn Sie unter ähnlichen Problemen und Ängsten leiden, sprechen Sie mit Ihrem Partner darüber, um gemeinsam einen Weg zu finden. Aber scheuen Sie auch nicht, professionelle Unterstützung bei Ihrem Arzt, einem Psychologen oder Psychoonkologen in Anspruch zu nehmen.

Viele Menschen, vor allem Männer, nehmen schon bei dem Gedanken an eine Psychotherapie eine Abwehrstellung ein („Das kann ich alleine stemmen, ich brauche diesen Psychoquatsch nicht."), vergessen dabei aber, dass die Therapie einen Menschen nicht umkrempelt oder grundsätzlich verändert, sondern Wege aufzeigt, mit sich selbst und den Schwierigkeiten umzugehen – Möglichkeiten, an die Sie selbst vielleicht nie gedacht haben. Durch die Gespräche mit einem Psychologen finden Sie zu sich selbst, zu Freuden und Ideen, die längst verschüttet waren – oder zu neuen Zielen, die Sie erfüllen.

Das hilft gegen Schweißausbrüche durch Antihormontherapien:

- → Wechselduschen mit lauwarmem und warmem Wasser – nicht kalt oder heiß, das provoziert das Schwitzen. Auch das feuchtwarme Klima in der Sauna trainiert das Schwitzen – aber Vorsicht beim Lymphödem (→ Seite 137 ff.)!
- → Kneipp'sche Güsse, zum Beispiel kaltes Wasser, das Sie sich über die Handgelenke laufen lassen, oder Wassertreten.
- → Pflegen Sie Ihre Haut mit kühlendem Körpergel oder Franzbranntwein.
  - Vor dem Austrocknen schützen Cremes oder Lotionen mit Harnstoff (Urea).
  - Gegen hormonbedingten Haarausfall helfen koffeinhaltige Shampoos und Spülungen.
- → Tragen Sie leichte Kleidung im „Zwiebellook", also mehrere Schichten übereinander, die Sie nach Bedarf aus- und wieder anziehen können.
- → Wählen Sie Bekleidung, die Schweiß aufsaugt wie Sportunterwäsche und die leicht zu waschen ist.
- → Tragen Sie keine beengende, einschnürende Kleidung.
- → Versuchen Sie nicht, die Schweißausbrüche „auszutrocknen", sondern trinken Sie reichlich, um den Flüssigkeitsverlust auszugleichen.
- → Vermeiden Sie scharfe Speisen, die Ihnen die Hitze ins Gesicht treiben.
- → Seien Sie vorsichtig mit Kaffee und schwarzem Tee, auch die können zu einem „hot flush" führen.
- → Verzehren Sie regelmäßig geschroteten Leinsamen.
- → Bewegen Sie sich, gehen Sie spazieren und treiben Sie leichten Sport.

> **WICHTIG**
>
> **Phytoöstrogene nur nach Rücksprache einnehmen**
>
> Bitte nehmen Sie ohne Rücksprache mit Ihrem Arzt keine Tabletten mit Phytoöstrogenen (Isoflavonen) ein, die gegen Wechseljahresbeschwerden helfen sollen. Möglicherweise mindern diese die Wirkung der Antihormontherapie und verschlechtern damit die Therapieergebnisse!

Das hilft bei Schlafstörungen und nächtlichen Hitzeattacken:
Duschen Sie sich, trocknen Sie sich aber nicht ab, sondern wickeln Sie sich in ein Badehandtuch oder Laken und gehen Sie feucht wieder zu Bett. Das fühlt sich zunächst unangenehm an, bald werden Sie aber entspannt einschlafen.

Diese Fragen sollten Sie mit Ihrem Arzt klären:
→ Welche Einnahme von Kalziumtabletten und Vitamin D3 zur Vorsorge gegen Osteoporose ist sinnvoll?
→ Welche medikamentösen Hilfen wie mit Traubensilberkerze (Cimicifuga racemosa) sind gegen Hitzewallungen, Schweißausbrüche und andere Beschwerden möglich?
→ Sind Baldrianpräparate als Einschlafhilfe oder Johanniskraut-Tabletten gegen depressive Verstimmungen für mich geeignet?
→ Was kann ich gegen Libidoverlust, Scheidentrockenheit oder Erektionsstörungen tun?

Regelmäßig Sport und Entspannungsübungen
Gegen körperliche und seelische Beschwerden helfen – auch hier wieder – Sport und Entspannung (→ Seite 123, 126 f.). Körperliche Aktivität vermittelt ein positives Körpergefühl, baut Stressfaktoren ab, schützt vor Herz-Kreislauf-Erkrankungen und Osteoporose. Weiterer positiver Effekt: Wenn Sie beim Sport schwitzen, reduzieren Sie Hitzewallungen und Schweißausbrüche im täglichen Leben.

Entspannungsübungen wie autogenes Training, progressive Muskelentspannung, Yoga, Tai Chi, Qigong und viele weitere Methoden wie die Mind-Body-Medizin (→ Seite 124 f.) helfen, Stress abzubauen und Panikattacken vorzubeugen. Sie sollten aber auch dieses Training unter professioneller Anleitung beginnen.

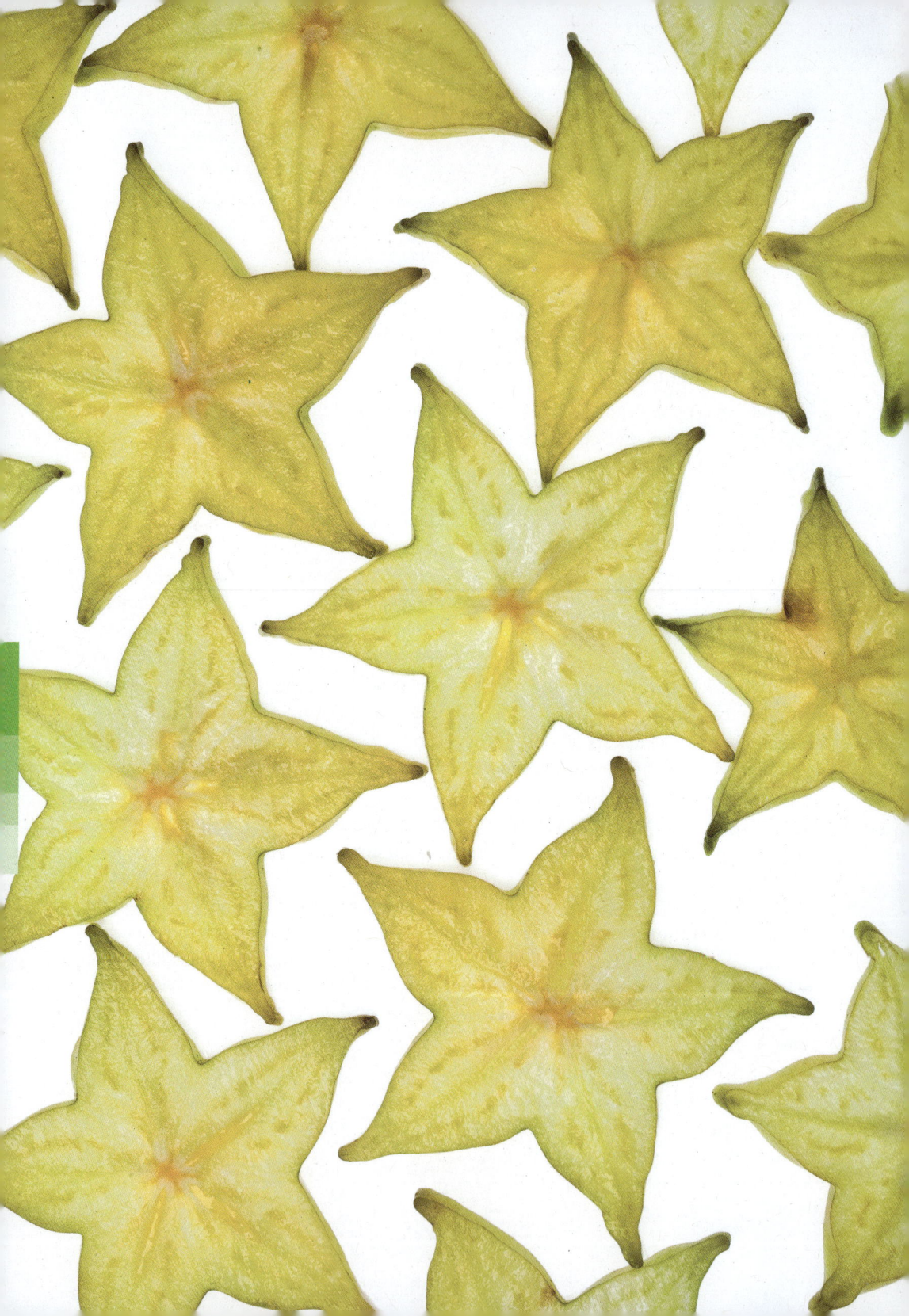

Einflüsse auf die Persönlichkeit bei Krebserkrankungen

Die Diagnose „Krebs", verbunden mit den belastenden Therapien, führt zu Ängsten und Unsicherheiten. Bange Fragen wie „Wie geht mein Leben weiter?" treten auf und werden zum alltäglichen Begleiter. All das kann einen Menschen in eine tiefe Lebenskrise führen. In diesem Kapitel finden Sie viele hilfreiche Tipps gegen Müdigkeit und Depressionen, die Ihnen den Alltag erleichtern.

Müdigkeit und Depressionen – ein besonderes Problem für viele Krebspatienten

Erst seit jüngster Zeit nimmt sich die Medizin eines Problems an, das viele Krebspatienten belastet: die körperliche und seelische Müdigkeit. Lange Zeit blieb dieses „Fatigue-Syndrom" (Fatigue = Müdigkeit) unerkannt, weil es als Symptom nicht „messbar", also objektivierbar schien – und viele Patienten sich nicht trauten, darüber zu sprechen. Diese quälende Erschöpfung ist jedoch für viele Patienten belastender als die Krankheit selbst und die damit verbundenen Schmerzen.

Hinzu kommt, dass sich gesunde Menschen diese lähmende Müdigkeit nicht vorstellen können und mit Unverständnis reagieren, was wiederum den Kranken dazu veranlasst, sich zu überfordern, um den vermeintlich „normalen" Ansprüchen zu genügen.

60 bis 90 Prozent aller Krebspatienten leiden unter Fatigue – eine enorme Zahl!

Mögliche Auslöser der Fatigue

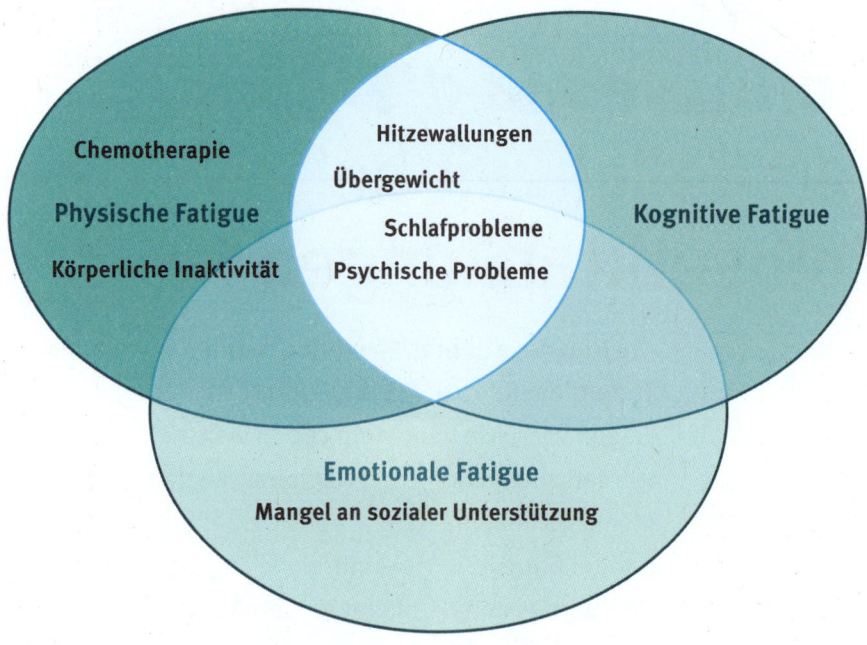

nach Pharmazeutische Zeitung 11/2018, S. Spitzer

→ **TIPP**

Die Krebshilfe hat eine Patientenbroschüre zum Thema Fatigue herausgegeben: „Fatigue. Chronische Müdigkeit bei Krebs". Sie kann bestellt oder heruntergeladen werden. Die Hamburger Krebsgesellschaft informiert ebenfalls in einem „Patientenratgeber Fatigue"; zu finden unter www.krebshamburg.de, Stichwort „Fatigue".

Mit den Begriffen „Müdigkeit" oder „chronische Erschöpfung" wird dem Zustand nicht genügend Rechnung getragen. Fatigue bedeutet nach David Cella vielmehr „eine außerordentliche Müdigkeit, mangelnde Energiereserven oder massiv erhöhtes Ruhebedürfnis, das absolut unverhältnismäßig zu vorangegangener Aktivität ist." und durch Schlaf oder Ruhepausen nicht überwunden werden kann. Dem Betroffenen ist es nahezu unmöglich, am sozialen Leben teilzunehmen, seinen Beruf oder gar fröhliche Freizeitbeschäftigungen auszuüben.

Für diese permanente bleierne Müdigkeit gibt es zahlreiche Gründe, die sowohl körperlich als auch seelisch bedingt sein können (→ Abbildung oben).

Der Tumor selbst und sein Einfluss auf den Stoffwechsel, Operationen und intensive Therapien fordern viel Energie und können Muskelschwäche und Mangelernährung nach sich ziehen. Auch Schmerzmittel und andere Medikamente machen müde. Eine tumor- oder strahlenbedingte Anämie verstärkt diese tiefe Erschöpfung noch. Hinzu können bei einigen Menschen schwere Angstzustände, Stress, Schlafstörungen oder Depressionen kommen.

> „Das ist der große Fehler bei der Behandlung von Krankheiten, dass es Ärzte für den Körper und Ärzte für die Seele gibt, obwohl beides doch nicht getrennt werden kann."
>
> Platon, ca. 427–347 v. Chr.

 INFORMATION

Signale für Fatigue

- Müdigkeit, Energiemangel oder unverhältnismäßig gesteigertes Ruhebedürfnis
- Gefühl der allgemeinen Schwäche oder Gliederschwere
- Konzentrationsstörungen
- Mangel an Motivation, den normalen Alltagsaktivitäten nachzugehen
- Schwierigkeiten bei der Bewältigung des Alltags
- Schlaflosigkeit oder übermäßiges Schlafbedürfnis
- Erleben des Schlafs als wenig erholsam
- Gefühl, sich zu jeder Aktivität zwingen zu müssen
- Ausgeprägte emotionale Reaktion auf die Erschöpfung, zum Beispiel Niedergeschlagenheit, Frustration, Reizbarkeit
- Störungen des Kurzzeitgedächtnisses
- Nach körperlicher Anstrengung mehrere Stunden andauerndes Unwohlsein

Wichtig: Wenn Sie unter sechs oder mehr der genannten Symptome täglich oder fast täglich leiden, informieren Sie Ihren Arzt. Diese Anzeichen gelten nach David Cella medizinisch als Kriterien für Fatigue und können daher als Grundlage für eine ärztliche Diagnose dienen.

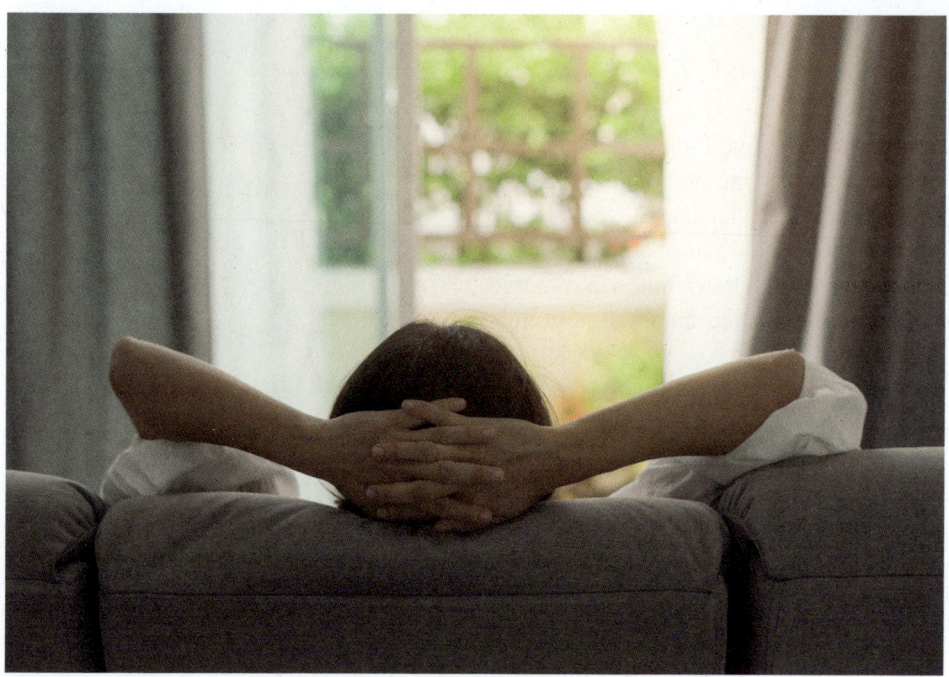

Sie sollten über Ihre Beschwerden dringend mit Ihrem Arzt sprechen, denn nicht jeder Arzt spricht von sich aus seine Patienten auf das „Fatigue-Syndrom" an. Da aber Fatigue und der damit verbundene Leidensdruck vollkommen unterschiedlich wahrgenommen werden, kann Ihnen die Liste auf → Seite 121 zur Selbsthilfe und Selbsterkenntnis dienen. Es ist für Sie, Ihre Familie und Freunde ganz wichtig, dass Sie Ihre Probleme aussprechen, Ihre Bedürfnisse und Gefühle erklären – auch wenn Sie selbst manchmal nicht wissen, was mit Ihnen los ist. Nur dann können Ihre Angehörigen verstehen, wie Sie sich fühlen, und Ihnen helfen. In einem vertrauensvollen Gespräch können Sie gemeinsam Lösungen finden, die für Sie und Ihre Familie das Leben leichter machen.

Es gibt medizinische Therapien, die Symptome der Fatigue zu beheben oder zumindest zu verbessern. Eine Anämie lässt sich zum Beispiel durch Eisen- oder Vitamin-B12-Präparate, Bluttransfusionen oder Injektionen von sogenannten Erythropoese-stimulierenden Wachstumsfaktoren, die die Bildung roter Blutkörperchen anregen, behandeln. Welche Therapie in Ihrem Fall die richtige ist, wird Ihr Arzt mit Ihnen besprechen. Sobald Ihr Körper wieder besser mit Sauerstoff versorgt ist oder andere Mängel behoben sind, werden Sie in Ihrem Alltag viel besser zurechtkommen.

Diese Tipps helfen Ihnen, Ihren Alltag zu meistern:
→ Stellen Sie nicht zu hohe Anforderungen an Ihre eigene Leistungsfähigkeit; geben Sie dem Körper Gelegenheit, notwendige „Reparaturarbeiten" in Ruhe durchzuführen.
→ Planen Sie Ihren Tagesablauf, vielleicht zusammen mit Ihrer Familie.
→ Geben Sie Aufgaben an andere ab:
  - Tätigkeiten im Haushalt wie Waschen und Putzen
  - Gartenarbeit, Reparaturen
  - Einkaufen
  - Kinderbetreuung
  - Kochen (lassen Sie Freunde für sich kochen, auch auf Vorrat)
  - Behördengänge
  - Berufliche und private Verpflichtungen
→ Tun Sie Dinge, die Sie schon immer gern machen wollten und die Ihnen Freude bereiten:
  - Lesen Sie ein schönes Buch.
  - Sortieren Sie alte Fotos.
  - Gehen Sie Ihrem Hobby nach.
  - Beginnen Sie neue entspannende Tätigkeiten, zum Beispiel Malen oder Handarbeiten.
→ Erledigen Sie Aufgaben im Sitzen; auch duschen können Sie im Sitzen.
→ Nehmen Sie professionelle Hilfe an: In psychoonkologischen Beratungsstellen hilft man Ihnen, mit Ihren Ängsten und Sorgen umzugehen (Adressen im Anhang).

Zusammengefasst heißt das für Sie:
→ Nehmen Sie alle Möglichkeiten wahr, Ihre Lebensqualität und Lebenszufriedenheit zu verbessern oder zu erhalten.
→ Fordern Sie dazu Hilfe von Ihrer Familie und Freunden ein.
→ Sagen Sie, wenn es Ihnen nicht gut geht. Sonst bemerkt es keiner und niemand kann darauf reagieren.
→ Verwöhnen Sie sich selbst und nehmen Sie sich wichtig!

 WICHTIG

Bewegung, Bewegung, Bewegung

Auch Bewegung ist wichtig: Untersuchungen haben gezeigt, dass körperliche Aktivität die Sauerstoffaufnahme verbessert, den Muskelabbau stoppt, die Stimmung hebt, die Symptome der Fatigue deutlich reduziert und Nebenwirkungen der Therapien mindert. Bewegung verbessert die Lebensqualität! Mehr Informationen erhalten Sie bei der Deutschen Fatigue-Gesellschaft unter www.deutsche-fatigue-gesellschaft.de/behandlung/koerperliches-training.

Krebs und Psyche – Angst und Zuversicht

Krebs ist keine Krankheit, bei der nur der Stoffwechsel einschneidend verändert wird. Auch die Psyche, das Denken und Fühlen werden durch diese Krankheit beherrscht. Der Befund „Krebs" ist ein Schock, den viele Betroffene als bedrohlich und ausweglos empfinden.

Vielleicht ist es Ihnen ähnlich ergangen und Sie fanden auf Ihre Fragen keine Antworten: Was passiert nun mit mir? Wie geht es weiter? Was kann ich tun? Bisher unbekannte Ängste treten auf und Gedanken über Leben und Tod verfolgen Sie. Es ist sehr schwer für Sie, alleine damit umzugehen, selbst wenn Sie großen Beistand von Ihren Angehörigen oder Freunden bekommen. Lassen Sie sich daher, vielleicht sogar zusammen mit Ihrer Familie, professionell von Psychoonkologen helfen und haben Sie keine Scheu, Ihre Ängste auszusprechen.

Viele Patienten sehen in der Krankheit, nachdem sie sie überwunden haben, aber auch ein Zeichen oder Signal, ihr Leben in Zukunft zu ändern oder die Schwerpunkte neu zu definieren. Ihnen wird bewusst, dass das Leben nicht nur aus Aufopferung für andere, Karriere im Beruf, Perfektionismus in Haushalt, Familienführung und Job oder Streben nach Gewinn besteht, sondern selbstbestimmt mit neuen Inhalten gestaltet werden kann. Dieses neue Zukunftsbild wird in den meisten Familien zunächst mit Verwunderung oder sogar Ablehnung registriert werden. In der Regel aber finden sich Ehepartner, Familien und Freunde neu und wachsen eng und innig zusammen. Trotz der schweren Krankheit – oder vielleicht sogar dadurch – haben sie zu guter Lebensqualität und erfüllter Gemeinsamkeit mit Verständnis füreinander gefunden.

Grundlagen der „Mind-Body-Medizin"

Eine Säule der integrativen Onkologie (→ Seite 185) ist die „Mind-Body-Medizin", die gezielt das Zusammenspiel zwischen Körper und Seele nutzt. Sie ist ein achtsamkeitsbasiertes Gruppenprogramm mit einer deutlich positiven Wirkung auf Lebensqualität, Fatigue, Schlafstörungen, Stress, Angst und Depressivität. Mind-Body-Medizin ist, vereinfacht ausgedrückt, Hilfe zur Selbsthilfe.

Die Therapien sind nicht-medikamentös und beinhalten zum Beispiel gesundheitsfördernde Lebensstiländerung durch Bewegung (inklusive Yoga, Qigong, Tai Chi), Ernährung und Entspannung (zum Beispiel Progressive Muskelentspannung, Imaginationsverfahren) bis hin zu Methoden der Stressreduzierung. Sie sind individuell auf die Persönlichkeit, die Lebensumstände, den Krankheitsverlauf etc. ausgerichtet, müssen aber über einen längeren Zeitraum erlernt und verinnerlicht wer-

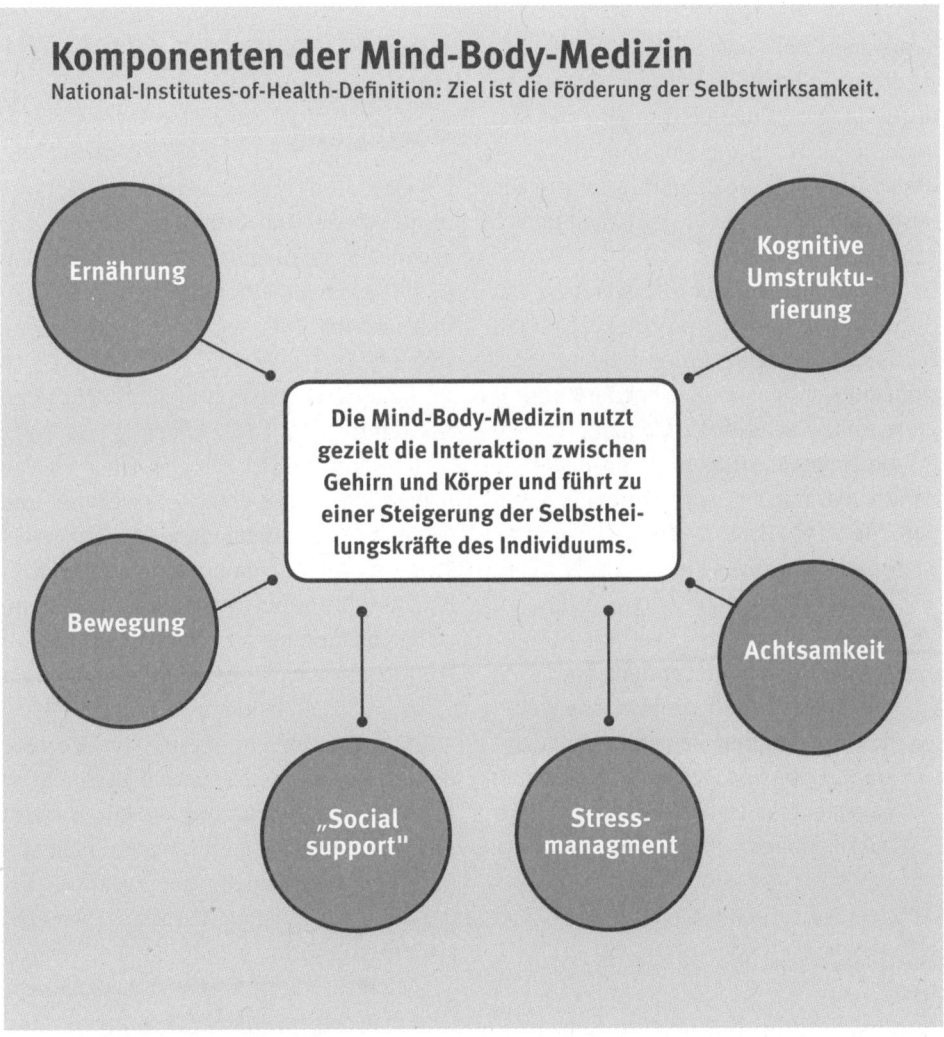

Quelle: ResearchGate, Markus Horneber, 2018

den. Anders als die eigentliche Krebstherapie ist die Mind-Body-Medizin nicht direkt auf die Heilung der Krankheit ausgerichtet, sondern vielmehr auf die Selbstheilungskräfte des Organismus, die dann ihrerseits wieder positiven Einfluss auf die Krankheit und die Lebensqualität haben.

Eine Beobachtung von Brustkrebspatientinnen zeigte, dass sogar noch nach elf Jahren die Lebensqualität höher und die Depressionsrate geringer war als bei der Kontrollgruppe ohne Mind-Body-Medizin.

Idealerweise sollte die Mind-Body-Therapie bereits mit der Diagnosestellung beginnen. Sie wird als sinnvolle Ergänzung bei Krebspatienten angesehen.

→ **TIPP**
Auf der Homepage der Deutschen Krebsgesellschaft, www.krebsgesellschaft.de, finden Sie unter dem Stichwort „Krebs und Psyche" › „Stressmanagement für Krebspatienten" weitere Informationen.

Unterstützung für Körper und Seele – Sport und Bewegung

Immer wieder sind Sie im Verlauf dieses Ratgebers auf die Bedeutung von körperlicher Aktivität zur Verbesserung Ihrer Lebensqualität und der Therapieerfolge hingewiesen worden.

Ruhe und Entspannung sind wichtig und notwendig, damit Sie wieder zu sich kommen und Ihr Körper Zeit genug hat, sich zu regenerieren. Aber auch Bewegung und leichte sportliche Betätigung tragen ganz wesentlich dazu bei, dass Sie sich besser fühlen, sogar während belastender Therapien.

Sie werden besser schlafen, Ihr Appetit kommt zurück, Sie werden wieder mehr Selbstvertrauen bekommen und ein positives Körpergefühl gewinnen. Durch gezielte Bewegungstherapie lässt sich die gefürchtete Kachexie (Unterernährung, → Seite 34) nicht nur aufhalten, sondern sogar umkehren; Muskeln werden wieder aufgebaut und die Gefahr einer Wiedererkrankung (Rezidiv) sinkt deutlich.

Leichte körperliche Aktivität kann darüber hinaus sogar Teil einer Therapie sein: Untersuchungen haben gezeigt, dass die Messwerte von Tumormarkern durch Sport sinken – Zeichen für eine erfolgreiche Therapie!

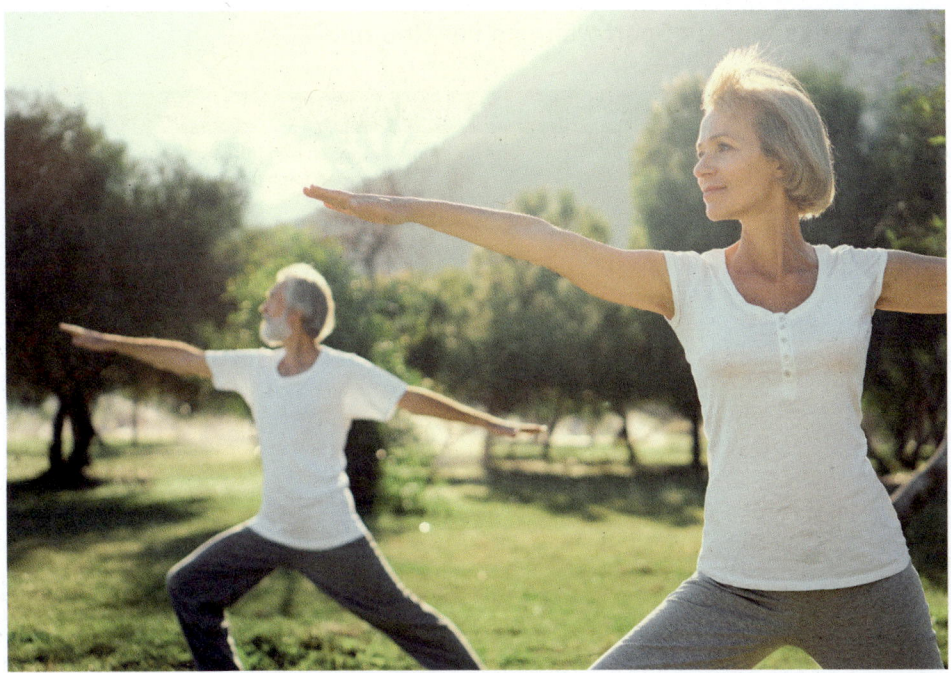

Neuere Studien konnten zeigen, dass schon durch leichte körperliche Tätigkeiten wie Spazierengehen, Gartenarbeit oder Schwimmen das Sterberisiko bei Prostatakrebs um 30 Prozent und bei Darmkrebs sogar um 50 Prozent gesenkt werden kann.

Brustkrebspatientinnen, die während einer klassischen Therapie gleichzeitig sportlich aktiv waren, hatten dadurch den gleichen Nutzen wie durch eine Antihormontherapie – aber mit bedeutend weniger Nebenwirkungen.

Aber auch die körperliche Belastung muss individuell angepasst sein und ist abhängig von Ihrem Allgemeinzustand, dem Krebsgeschehen und der Art der Therapie. Daher sollten Sie mit Ihrem Arzt besprechen, was und wie viel Sie sich zumuten können.

Schließen Sie sich einer Gruppe an, geleitet von einem mit Krebserkrankungen erfahrenen Sporttherapeuten, der Ihnen ein für Sie passendes Programm zusammenstellt und darauf achtet, dass Sie sich nicht überschätzen oder übernehmen. Bewegung und Sport sollen Ihnen Spaß machen und nicht zum Zwang werden.

→ **TIPP**
Finden Sie heraus, was Ihnen guttut: Ob walken mit Freunden, allein spazieren oder wandern mit der Familie – wichtig ist, dass Sie sich nicht zu viel zumuten, Entspannung haben und vielleicht auch mal ein wenig Abwechslung einplanen.

Einschränkungen für Sport während der Therapie

BEI ...	... SOLLTEN SIE BEACHTEN
Chemotherapie	Kein Training an den Infusionstagen und bis 24 Stunden nach der letzten Infusion.
Strahlentherapie	Stärkere sportliche Belastungen und insbesondere schweißtreibende Belastungen meiden (u.a. könnten sich die Markierungen des Bestrahlungsfeldes lösen). Kein Schwimmen in Chlor- oder Salzwasser.
Erniedrigten Leukozytenwerten (weiße Blutkörperchen)	Wegen erhöhter Infektionsgefahr Gruppentraining und Fitnessstudio meiden, kein Wassersport bei Werten unter 2.000/µl.
Erniedrigten Thrombozytenwerten (Blutplättchen)	Bei Werten unter 50.000/µl besser keinen Sport wegen des erhöhten Blutungsrisikos treiben, auch nicht Radfahren!
Erniedrigten Hämoglobinwerten (roter Blutfarbstoff)	Da die Sauerstoffversorgung eingeschränkt ist, sinkt die körperliche Leistungsfähigkeit.
Operationen	Obacht bei noch nicht verheilten Wunden. In den ersten Tagen nach der Operation nur Übungen nach Anweisung der Physiotherapeuten, erst nach ca. 2 Wochen wieder mit sanften Dehnungs- und Kräftigungsübungen sowie langsamem Ausdauertraining beginnen.
Knochenmetastasen	Vorsicht: Es besteht eine erhöhte Gefahr für Knochenbrüche bei Belastung!
Fieber, Infekten, Blutgerinnungsstörungen, Herzproblemen, Schmerzen, die beim Training zunehmen, ungünstigen Wetterbedingungen, Gleichgewichtsstörungen	Kein Sport!
Ganzkörperbestrahlung, gleichzeitiger Gabe von Chemo- und Strahlentherapie, Entzündungen der Schleimhäute und der Haut, Durchfällen mit hohem Flüssigkeitsverlust	Bewegung ja, aber keine sportliche Belastung.

Allgemeine Tipps für Bewegung und Entspannung:
→ Beginnen Sie mit regelmäßigen Spaziergängen – zunächst ist es besser, zwei- bis dreimal am Tag ein paar Minuten zu gehen als einmal eine längere Strecke.
→ Dehnen und strecken Sie sich nach dem Aufstehen.
→ Machen Sie Atemübungen.
→ Vielleicht mögen Sie einmal Yoga, Tai Chi oder Qigong ausprobieren – am besten in einer Gruppe unter Anleitung.
→ Erkundigen Sie sich bei Selbsthilfegruppen in Ihrer Nähe (→ Anhang, Seite 209 ff.) nach Angeboten.

Die Sporthochschule Köln zum Beispiel hat Programme für Sporttherapien bei Krebserkrankungen ausgearbeitet; auch bei Selbsthilfegruppen bekommen Sie Informationen und Kontakt zu lokalen Sportgruppen. Das Tumorzentrum München hat die Broschüre „Sport, Bewegung und Krebs" herausgegeben, die Sie bestellen oder herunterladen können, auf der Homepage **www.tumorzentrum-muenchen.de,** Stichwort „Bewegung". Im Anhang (→ Seite 206 ff.) finden Sie weitere Adressen und Hinweise.

Allerdings gibt es ein paar Einschränkungen für sportliche Aktivitäten während einer Therapie. Der Krebsinformationsdienst rät zu einer sportmedizinischen Untersuchung, bei der die Belastbarkeit festgestellt werden kann.

 INFORMATION

Positive Auswirkungen von Bewegung

Regelmäßige Bewegung (am besten unter Anleitung)
- verbessert die Verträglichkeit der Therapien,
- verbessert den Appetit,
- verringert Übelkeit,
- erhöht die Lebensqualität,
- stärkt das Immunsystem,
- regt die Blutbildung an,
- beugt Infekten vor,
- baut Muskelmasse auf,
- verbessert Herz-Kreislauf-Funktionen,
- beugt Fatigue und Stress vor.

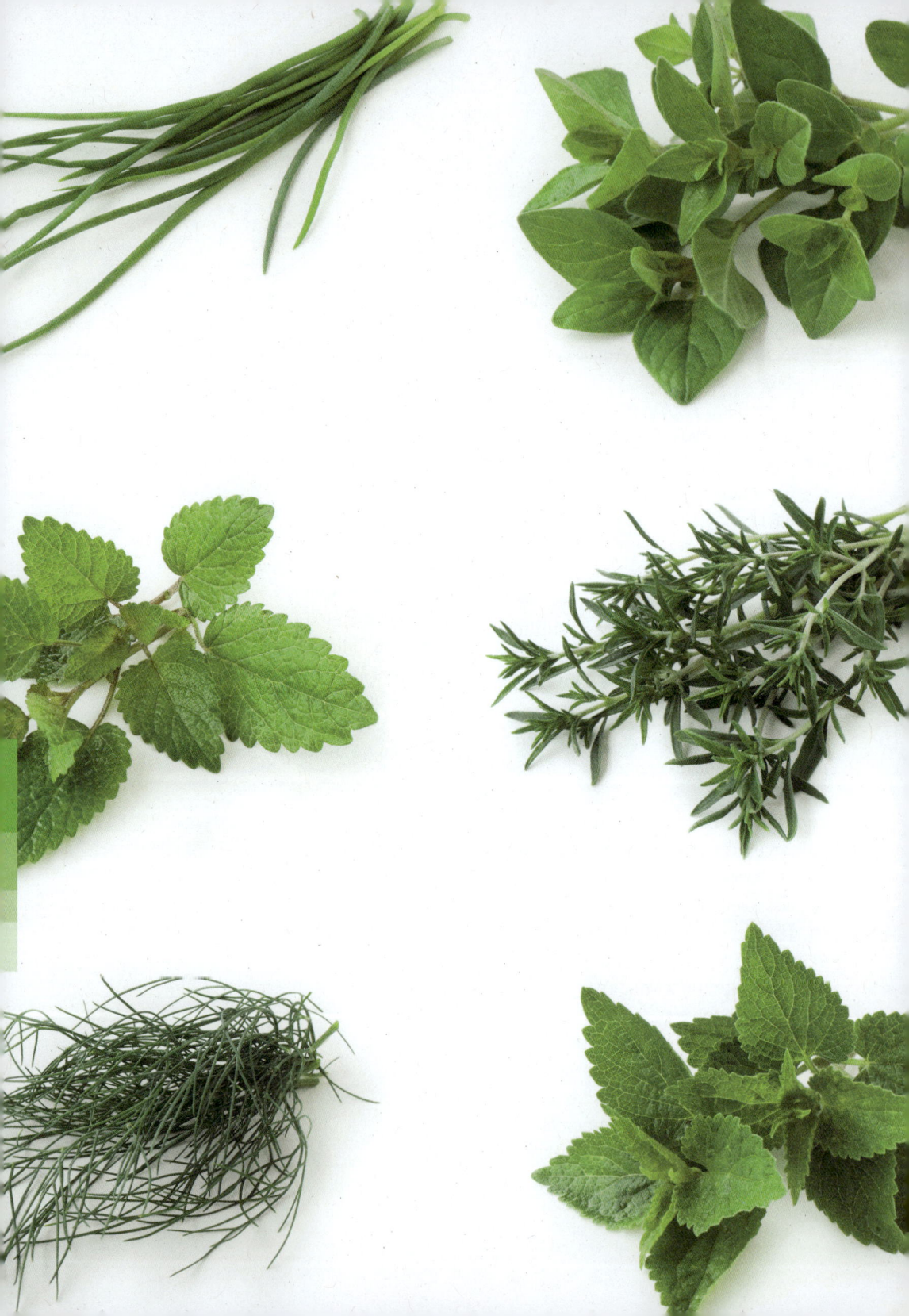

Chirurgische Eingriffe

Tumoroperationen haben, wie alle Therapien, das Ziel, den Krebs zu heilen und die Lebensqualität zu erhalten. Bei einer Operation werden der Tumor und die umgebenden Lymphknoten entfernt, das umgebende, gesunde Gewebe muss dabei so gut wie möglich geschont werden. Vor jeder Operation ist eine gründliche Diagnostik erforderlich (CT, MRT, Ultraschall, Histologie – um nur einige zu nennen).

Abhängig von der Diagnose werden die Behandlungsschritte festgelegt, ob Chemo- und/oder Strahlentherapie, Operation oder eine Kombination verschiedener Therapiemöglichkeiten. Eine Tumoroperation kann zum Beispiel vor oder nach einer Chemo- oder Strahlentherapie erfolgen.

Die meisten Patienten fürchten eine Operation und alles, was damit zu tun hat: Schmerzen, Anästhesie, wie kompliziert ist der Eingriff etc. – eine ganz natürliche Reaktion!

Im Folgenden werden Sie erfahren, wie Sie sich nach einer Operation helfen können, um schnell wieder zu Kräften zu kommen. Sie finden Empfehlungen und Ratschläge, wie Sie Beschwerden lindern, die nach Operationen auftreten können.

→ **TIPP**

Lassen Sie sich genau erklären, was und wie operiert wird – auch hier gilt wieder: Es gibt keine dummen Fragen! Auf der Internetseite www.gesundheitsinformation.de finden Sie unter dem Stichwort „Operation" Hilfestellung, was Sie gegen Ihre Ängste tun können.

Wenn es Ihnen wieder gut geht und die Operation schon eine Weile hinter Ihnen liegt, brauchen Sie in der Regel keine besonderen Verhaltens- oder Ernährungsweisen zu beachten, es sei denn, Verdauungsorgane sind direkt oder indirekt betroffen (→ Seite 150 ff.) oder Sie haben Schwierigkeiten beim Essen und Trinken nach Operationen im Kopf- und Halsbereich. Auch nach einer Schilddrüsenoperation kann es vorübergehend zu Schluckstörungen (→ Seite 150 f.) kommen.

Wenn Sie allerdings nach einer Operation weiterhin Gewicht verlieren oder verlorene Kilos nicht wieder zunehmen können – sei es durch Appetitlosigkeit, Unlust, Schwäche oder Schmerzen –, kann das zu einer dauerhaften Mangelernährung mit Muskelabbau, reduzierter Immunkraft oder erhöhter Entzündungsgefahr führen. Hier können die Informationen helfen, die Sie im Kapitel Appetitlosigkeit (→ Seite 89 ff.) finden. In jedem Fall aber informieren Sie Ihren Arzt, er kann Ihnen Zusatznahrung (→ Seite 88) verschreiben und andere unterstützende Maßnahmen ergreifen.

 WICHTIG

Spezialfall Transplantation

Im Rahmen dieses Ratgebers ist es nicht möglich, Ihnen hilfreiche und sinnvolle Ratschläge zur Ernährung nach einer Transplantation (zum Beispiel Knochenmark- oder Stammzelltransplantation) oder anderen Eingriffen, bei denen das Immunsystem „ausgeschaltet" wird, zu geben. Dies führt zu veränderten, speziellen Bedingungen in Körper und Stoffwechsel, die zumindest zunächst ganz besondere Maßnahmen bei der Ernährung und im Lebensumfeld erfordern. Von Ihren Ärzten und Therapeuten im Krankenhaus erfahren Sie, was Sie essen dürfen und wie Sie und Ihre Familie sich am besten verhalten.

Das Portal INKA (Informationsnetz für Krebspatienten und Angehörige, www.inkanet.de) verweist auf das Buch einer Betroffenen in Zusammenarbeit mit dem Uniklinikum Würzburg – „Keimarm kochen", eine Rezeptsammlung für Menschen mit Immunsuppression. Dort finden Sie Rezepte für die Zeit nach einer Transplantation oder wenn aus anderen Gründen keimarm und dabei vitaminreich und schmackhaft gegessen werden soll.

Was geschieht nach einer Operation im Körper?

Viele bösartige Tumore müssen durch eine Operation entfernt werden. Diese Eingriffe werden vor oder nach einer Chemotherapie oder Bestrahlung durchgeführt oder bleiben als einzige Therapie ohne weitere Maßnahmen. Mediziner sprechen von einer „Resektion", wenn zum Beispiel ein Tumor oder Gewebeteile entfernt wurden, und von „Ektomie", wenn ein ganzes Organ entnommen wurde. Jede Operation bedeutet für den Körper zunächst einen schwerwiegenden Eingriff und fordert ihm Höchstleistungen ab.

Phase 1: Alarm
Ganz gleich, welcher Art und wo der Eingriff war, ob an der Brust, im Kopfbereich, den Lungen oder im Bauchraum, der Organismus kann nicht unterscheiden, ob die dabei entstandene Wunde durch einen Unfall oder durch eine gezielte Operation entstanden ist. Für ihn bedeutet diese Situation „Alarm" und in höchstem Maße Stress. Er bringt blitzschnell Hormone und andere Botenstoffe auf den Weg, die den Stoffwechsel im Sinne von „sofort in Ordnung bringen" aktivieren. Der Blutzuckerspiegel steigt, um die notwendige Energie bereitzustellen. Proteine, die zur Reparatur des geschädigten Gewebes nötig sind, werden aus anderen Geweben – bevorzugt den Muskeln – abgezogen und zur Wunde transportiert. Die Folge ist ein erheblicher Verlust an Muskeleiweiß – deutlich zu spüren, wenn man das Bett zum ersten Mal nach einer Operation verlässt. Man fühlt sich schlapp, kraftlos und die Beine wollen einen gar nicht mehr tragen. Diese Phase nennen Mediziner „Aggressions- und Postaggressionsstoffwechsel".

Phase 2: Regeneration
Darauf folgt die Regenerationsphase, während derer der Körper immer noch Schwerstarbeit leisten muss, zum Beispiel bei der Wundheilung. Dafür benötigt er viel „Material" – für Sie bedeutet das, dass Sie Ihren Körper mit allem, was er dafür braucht, ausreichend versorgen müssen. Allen voran ist besonders viel Eiweiß für den Muskelaufbau wichtig, damit Sie wieder zu Kräften kommen, aber natürlich auch alle anderen lebenswichtigen Nährstoffe (→ Seite 19 ff.).

Das kann Ihnen helfen:
Essen Sie, was Ihnen schmeckt, aber achten Sie besonders darauf, dass Sie mit den notwendigen Nährstoffen ausreichend versorgt sind. Ganz besonders, wenn Sie keinen Appetit haben, muss der Bedarf an diesen Substanzen durch Zusätze zu Ihrer Nahrung ergänzt werden. Ob es sich dabei um „Substitutionen" in Tablettenform oder um Zusatznahrung handelt, muss Ihr Arzt entscheiden:

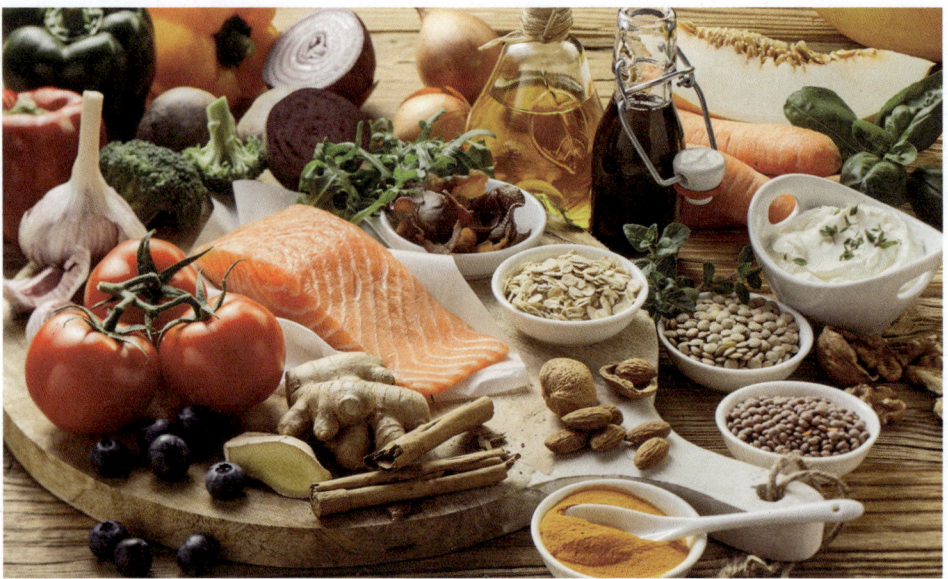

→ Mithilfe bestimmter „Scores" kann Ihr Arzt oder Ernährungstherapeut feststellen, ob eine Mangelernährung vorliegt. In jedem Fall sollten Sie darauf hinweisen, wenn Sie Gewicht verloren haben!

→ Durch Laboruntersuchungen stellt Ihr Arzt fest, ob eine Unterversorgung mit Proteinen, Vitaminen oder Elektrolyten besteht, die Sie vorübergehend gezielt mit Ergänzungsmitteln ausgleichen müssen. Während der Zeit der Regeneration können diese notwendigen Zusätze den Bedarf eines Gesunden um ein Vielfaches überschreiten. Untersuchungen haben gezeigt, dass eine optimale Versorgung mit bestimmten Substanzen die Wundheilung enorm beschleunigt – und damit Ihre Genesung.

→ Handeln Sie aber bitte nicht eigenmächtig und nehmen Sie nicht ohne Rücksprache zu reichlich „gesunde" Vitamine oder Mineralstoffe ein. Diese können, wenn man zu viel davon zu sich nimmt, sogar großen Schaden anrichten (→ Seite 58)!

→ Fragen Sie bitte Ihren Arzt und Ihren Ernährungstherapeuten, wie und in welcher Dosierung Sie die möglicherweise fehlenden Substanzen ersetzen können, auch wenn es sich um freiverkäufliche Präparate handelt.

Nährstoffe, die in der Regenerationsphase nach einer OP besonders wichtig sind

Eiweiß wird zum Muskelaufbau dringend benötigt: 1,2 bis 1,5 g Protein/kg Körpergewicht sollten Sie idealerweise täglich zu sich nehmen: Fisch, Fleisch, Eier und Milchprodukte enthalten reichlich davon (→ Seite 51). Mit Eiweißpulver, das Sie in Ihre Speisen einrühren, oder mit nährstoffdefinierten Diäten mit einem hohen Eiweißanteil können Sie Ihre Proteinaufnahme verbessern. Ein Serumalbuminspiegel (Laborwert) von unter 30 g/l weist auf einen Eiweißmangel hin, der medizinisch behandelt werden muss.

Omega-3-Fettsäuren (Fischöl, → Seite 43) helfen dabei, Entzündungen zu verringern oder zu vermeiden und Thrombosen zu verhindern. Neuere Studien haben sogar gezeigt, dass weniger Entzündungen auftraten, weniger Schmerzmittel gebraucht wurden und der Krankenhausaufenthalt verkürzt werden konnte, wenn die Patienten vor der Operation Omega-3-Fettsäuren eingenommen hatten. Wichtiger Hinweis: Allerdings sollten Sie unbedingt Ihren Arzt informieren, wenn Sie vor einer Operation Fischöl eingenommen haben!

Das Spurenelement **Zink** ist für die Aktivität von über siebzig Enzymen notwendig und maßgeblich an der Wundheilung beteiligt, außerdem spielt es eine bedeutende Rolle im Immunsystem. Es ist in Fleisch, Eiern, Innereien und Meeresfrüchten enthalten. Zwar findet es sich auch in Weizenkeimen oder Haferflocken; aber aus tierischen Lebensmitteln wird Zink besser resorbiert. Die Wundheilung kann erschwert oder gestört sein, wenn der Plasmaspiegel, den Ihr Arzt mit einer Blutuntersuchung bestimmt, unter 100 μg sinkt. Am besten kann Zink aufgenommen werden, wenn es an die Aminosäure Histidin als Zinkhistidin gebunden ist. Fragen Sie Ihren Arzt nach geeigneten Präparaten.

Selen ist ebenfalls an der Heilung von Wunden beteiligt, Ihre tägliche Dosis sollte aber 100 μg nicht übersteigen, da sonst die Gefahr einer Überdosierung besteht. Da Selen auch die Wirksamkeit bestimmter Chemotherapeutika verbessert und deren Nebenwirkungen mindert, empfehlen es insbesondere naturheilkundlich orientierte Mediziner auch während einer Chemotherapie. Die komplementärmedizinisch empfehlenswerte Selengabe begleitend zu einer Chemo-/Strahlentherapie beträgt 300 Mikrogramm Na-Selenit pro Tag. Na-Selenit ist für den Organismus direkt verfügbar und deshalb während einer Chemo-/Strahlentherapie organischen Selenpräparaten vorzuziehen.

Der Verbrauch an **Vitamin C** steigt während der Wundheilung um ein Vielfaches, sodass Ihr Körper einen großen Bedarf an Nachschub hat. Ideal sind 2 x 500 Milligramm Vitamin C täglich, nach Rücksprache mit Ihrem Arzt kann die tägliche Dosis auf bis zu 2 Gramm täglich erhöht werden.

Auch der Bedarf an **Tocopherolen,** die gewöhnlich unter dem Begriff **Vitamin E** zusammengefasst werden, ist erhöht. Wenn Sie den Empfehlungen der fettreichen Ernährung (→ Seite 35 ff.) folgen (können), sind Sie vermutlich bereits gut versorgt, denn pflanzliche Öle und Nüsse enthalten reichlich Vitamin E.

Bei der Versorgung mit **Vitamin A** (zum Beispiel in Leber, Eigelb) und **Betacarotin** (in rotgelben Gemüse- und Obstsorten) kann es schon eher zu Engpässen kommen, besonders dann, wenn Sie im Augenblick frisches Gemüse nicht gut vertragen können. Da aber gerade Vitamin A schnell überdosiert wird und üble Nebenwirkungen wie Schwindel, Übelkeit, Erbrechen und Verringerung der Knochendichte nach sich ziehen kann, sollte eine Substitution nur nach vorheriger Bestimmung des Plasmaspiegels und Rücksprache mit Ihrem Arzt erfolgen. Auch Betacarotin sollten Sie nicht ohne Absprache einnehmen.

Arginin ist eine Aminosäure, die eine wichtige Rolle bei der Wundheilung und im Immunsystem spielt. Fragen Sie Ihren Arzt nach der Möglichkeit, Ihre Versorgung mit Arginin durch spezielle Supplemente (6 bis 12 Gramm oder mehr) oder mithilfe Arginin-reicher Trinknahrung zu verbessern.

 ACHTUNG

Wie immer gilt auch hier: Nehmen Sie nicht eigenmächtig Nahrungsergänzungsmittel, „Stärkungsmittel" oder anderes.

Was sonst noch wichtig für Sie ist:

→ Rauchen Sie nicht! Rauchen verzögert die Wundheilung, verstärkt die Gefahr von Sepsis und Thrombose und belastet Immunsystem und Kreislauf zusätzlich. Durch Rauchen muten Sie sich und Ihrem Körper eine zusätzliche, schwere Entgiftungsarbeit zu. Neuere Forschungen haben außerdem gezeigt, dass Raucher häufiger und stärker unter Tumorschmerzen leiden als Nichtraucher und Ex-Raucher.

→ Trinken Sie viel! Eine reichliche Flüssigkeitszufuhr „verdünnt" das Blut und reduziert so die Thrombosegefahr. Außerdem unterstützen Sie damit Ihre Nieren bei ihrer schweren Reinigungsarbeit.

→ Achten Sie auf strenge Hygiene. Ihr Immunsystem ist durch den chirurgischen Eingriff geschwächt beziehungsweise muss zur Wundheilung Schwerstarbeit leisten. Verzichten Sie auf Rohmilchkäse und rohe Eierspeisen und erhitzen Sie Ihre Speisen gründlich. Reinigen Sie sich sorgfältig die Hände und wechseln Sie oft Zahnbürste, Waschlappen und Spültücher.

→ Bewegung hilft Ihrem Körper und Ihrer Seele! So schwer es Ihnen auch fallen und Sie viel Überwindung kosten mag: Viel (auch leichte) Bewegung tut not, damit das Eiweiß wieder in Ihre Muskeln eingebaut wird und Sie wieder zu Kraft und Vitalität kommen. Darüber hinaus ist Bewegung die beste Vorbeugung für eine Thrombose. Übernehmen Sie sich aber nicht:

- Schon frühzeitig nach der Operation – wenn Ihr Arzt es erlaubt – stehen Sie auf und gehen Sie ein paar Schritte hin und her. Lagern Sie die Beine hoch und machen Sie vorsichtig im Bett ein paar gymnastische Übungen, die Ihr Physiotherapeut Ihnen zeigt.
- Beginnen Sie, langsam spazieren zu gehen; jeden Tag ein bisschen mehr.
- Besprechen Sie mit Ihrem Arzt oder Physiotherapeuten, was und wie viel Sie trainieren können. Auch im Liegen oder Sitzen können Sie kleine Bewegungsübungen machen.
- Wenn Wunden oder Narben verheilt sind, ist Wassergymnastik ein sehr gutes und sanftes Training.
- Leichte sportliche Betätigung stärkt außerdem das Immunsystem und verbessert die Durchblutung und die Stimmung.

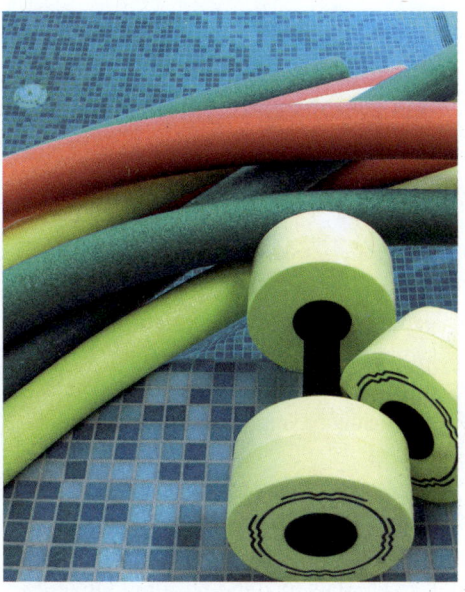

Was Sie bei einem Lymphödem für sich tun können

Wenn bei einer Operation Lymphknoten entfernt werden mussten wie bei Brustkrebs, Prostata-, Hoden-, Blasen-, Gebärmutter-, Eierstocktumoren oder Eingriffen an Darm etc. kann es zu einem Stau der Lymphe mit schmerzhaften Flüssigkeitseinlagerungen (Lymphödem) zum Beispiel in Armen oder Beinen kommen. Auch durch eine Strahlentherapie zum Beispiel im Bereich des Beckens oder der Leistengegend können Lymphknoten zerstört werden.

> **ℹ INFORMATION**
>
> **Das Lymphgefäßsystem**
>
> Das Lymphsystem ist für die Drainage, Entgiftung und Infektabwehr zuständig: Unser Körper ist nicht nur mit einem System von großen Arterien und Venen bis hin zu kleinen Kapillargefäßen durchzogen, sondern auch von einem Netz feiner Lymphbahnen, die die Lymphknoten miteinander verbinden und in denen Abfallstoffe sowie Lymphozyten transportiert werden.
>
> Der Mensch besitzt etwa 500 bis 600 Lymphknoten, die sich überall im Körper verteilen, besonders viele konzentrieren sich am Hals, in den Achselhöhlen und Leisten und entlang des Magen-Darm-Trakts. Hier wird der „Müll" in der Lymphflüssigkeit, der aus Eiweiß, Bakterien, Zelltrümmern, Schadstoffen etc. besteht, filtriert, gereinigt und konzentriert und fließt erst dann als sauberes Konzentrat zurück in die Blutbahn.

Bei einer Verletzung strömt besonders viel Lymphflüssigkeit zu der Wunde, um einerseits die Lymphozyten zur Immunabwehr dorthin zu bringen und andererseits die zerstörten Zellen abzutransportieren.

Wenn nun die Lymphe nicht mehr abfließen kann, verbleibt die Flüssigkeit im Gewebe. Das ist schmerzhaft und nicht ungefährlich. Da die Lymphe ja nicht nur aus Wasser besteht, sondern auch „Abfallstoffe" enthält, ist die Gefahr für eine gefährliche Entzündung bis hin zu einer Wundrose (Erysipel) in diesen Geweben groß.

→ **TIPP**

Weitere Informationen und Tipps können Sie im Internet unter www.dga-gefaessmedizin.de abrufen. Unter www.frauenselbsthilfe.de, Stichwort „Medien" › „Broschüren/Orientierungshilfen" finden Sie die Broschüre „Krebs und Lymphödem" zum Herunterladen.

Hinzu kommt, dass der Lymphstau zu einer Vermehrung und Verhärtung des Bindegewebes führen kann (Fibrose) und dadurch die Beweglichkeit von Arm oder Bein erheblich einschränkt. Je eher Sie dem entgegenwirken und mit einer Behandlung beginnen, desto besser sind die Heilungschancen.

Diese Maßnahmen können Ihnen helfen:
→ Lassen Sie von besonders ausgebildeten und erfahrenen Physiotherapeuten regelmäßig manuelle Lymphdrainagen durchführen – nicht zu verwechseln mit einer klassischen Massage, die eher schädlich sein kann. Ziel der Lymphdrainage ist es, den Lymphabfluss zu verstärken. Daran sollte sich eine Kompressionstherapie anschließen.

> **WICHTIG**
>
> **Haben Sie sich gut im Blick**
>
> Machen Sie Ihren Arzt sofort darauf aufmerksam, wenn Sie das Gefühl haben, dass sich Flüssigkeit in Ihren Armen und Beinen ansammelt oder wenn bei Druck Dellen entstehen, die sich erst langsam zurückbilden. Informieren Sie Ihren Arzt auch dann sofort, wenn Sie eine Rötung oder Entzündung feststellen oder unter unerklärlichem Fieber oder Schüttelfrost leiden.

→ Tragen Sie Kompressionsbandagen, zum Beispiel „Armstrümpfe" oder „Stützstrümpfe".
→ Pflegen Sie Ihre Haut besonders gründlich, aber schonend mit geeigneten Produkten; fachliche Beratung bekommen Sie in der Apotheke.
→ Lagern Sie besonders nachts Arm oder Bein hoch, am besten über Herzhöhe, zum Beispiel mithilfe von Kissen oder Keilen.
→ Üben Sie im Liegen Fahrradfahren (mit erhobenen Beinen, denn die Lymphe folgt der Schwerkraft, fließt also nach unten).
→ Bewegen Sie sich! Machen Sie leichten Sport wie Schwimmen, Gymnastik, Walken oder Radfahren, aber überlasten Sie sich nicht! Besprechen Sie am besten mit Ihrem Physiotherapeuten, welche Sportart oder Bewegung günstig für Sie ist.

Das sollten Sie unbedingt vermeiden:
→ Enge, einschneidende Wäsche oder Kleidung (BH, BH-Träger, Unterhose, Jeans, Strümpfe, Schuhe, Gürtel, Schmuck), also alles, was den Abfluss behindern könnte.
→ Einseitige Belastung durch langes Stehen oder Sitzen am Arbeitsplatz oder beim Sport. Besser ist abwechselndes Sitzen, Stehen und Gehen.
→ Lange Flugzeiten und Autofahrten.
→ Überlastung (schwere Taschen tragen, Möbel rücken).
→ Überanstrengung beim Sport: Glieder nicht überdehnen, reißen oder zerren.
→ Hitze (Sauna, heiße Bäder, Packungen/Thermopflaster, Fußbodenheizung etc.).
→ Kälte.
→ Verletzungen durch Nagelschneiden, Hausarbeiten, Barfußlaufen, Gartenarbeit. Sie können zu gefährlichen Infektionen führen.
→ Verletzungen durch Tiere (Katzen, Hunde).
→ Insektenstiche (Reisen!).
→ Entwässerungstabletten (nur nach Rücksprache mit dem Arzt!).
→ Blutentnahmen, Infusionen oder Akupunkturbehandlungen am betroffenen Arm oder Bein.

Leider gibt es keine Möglichkeit, mithilfe gezielter Ernährungsmaßnahmen oder spezieller Lebensmittel das Lymphödem direkt zu heilen. Die folgenden Ratschläge können eine physikalische Therapie (Lymphdrainage) jedoch unterstützen:

- → Essen Sie salzarm, verwenden Sie stattdessen Kräuter.
- → Trinken Sie täglich 2 bis 2,5 Liter kaliumreiches Mineralwasser. Keine Angst, wenn Sie viel trinken, wird nicht mehr Flüssigkeit eingelagert. Im Gegenteil, die in der Lymphe gelösten Stoffe werden verdünnt und können so besser abtransportiert und ausgeschieden werden.
- → Essen Sie reichlich kaliumreiches Gemüse (→ rechts).
- → Vermeiden Sie Entwässerungstabletten (Diuretika). Kalium hilft dabei, die Niere anzuregen und damit die Ausscheidung von Flüssigkeit zu fördern. Seine Wirkung ist sanfter und effizienter als die der Tabletten.
- → Da Kalium wasserlöslich ist, geht es leicht in die Kochflüssigkeit über. Trinken Sie das Kochwasser von (ungesalzenem!) Gemüse als Bouillon/Brühe oder verwenden Sie es zur Soßenzubereitung.
- → Bauen Sie MCT-Fette (→ Seite 44, Margarine, Öl) in Ihren Speiseplan ein, die den Lymphabfluss nicht blockieren.

 INFORMATION

Kaliumreiche Lebensmittel

- Kartoffeln, Hülsenfrüchte, Möhren, Kohl (Brokkoli, Rosenkohl, Rotkohl, Grünkohl etc.), Sauerkraut, Mangold, Artischocken, Spinat, Tomaten, Pastinaken, Kürbis, Pilze
- Aprikosen, Bananen, Himbeeren, Honigmelone, Johannisbeeren, Kiwi, Trockenobst
- Fisch (Lachs, Forelle, Makrele)
- Fleisch (Geflügel, Keule, Filet und Koteletts von Kalb, Lamm, Rind und Schwein)
- Mineralwasser mit einem hohen Kaliumgehalt (über 20 mg/l)
- Fruchtschorle aus den oben genannten Obstsorten, aber auch Apfelschorle etc. (Wasser : Saft = 4 : 1)

Operationen bei gynäkologischen Tumoren

Krebserkrankungen der weiblichen Geschlechtsorgane können die Brust (Mamma), die Gebärmutter (Gebärmutterhalskrebs „Zervixkarzinom", Gebärmutterkörperkrebs „Korpuskarzinom" oder „Endometriumkarzinom"), die Eierstöcke (Ovarien), die Scheide (Vagina) oder die Scham (Vulva) betreffen.

Häufigkeit, Entstehung, Verlauf und mögliche Beschwerden durch die Krebserkrankung unterscheiden sich je nach Organ und Zellart voneinander – dementsprechend unterschiedlich sind die Therapien. Bestrahlungen und/oder eine Chemotherapie sowie eine Antihormontherapie können ebenso zum Behandlungsschema gehören wie eine Operation. Dabei können besonders nach einem Eingriff im unteren Bauchraum Beschwerden auftreten, besonders dann, wenn auch benachbarte Organe wie Darm oder Blase mit einbezogen werden mussten. Bitte lesen Sie in den entsprechenden Kapiteln nach (→ Seite 145 ff., 150 ff.), wie Sie sich bei diesen Problemen helfen können.

Operationen der Brust
Eigentlich gibt es keine speziellen Empfehlungen oder gar Vorschriften, die Sie nach einer Operation der Brust befolgen sollten. Da aber Brustkrebs die häufigste bösartige Tumorerkrankung bei Frauen ist (auch Männer können daran erkranken) und eine Brustoperation Frauen nicht nur körperlich verändert, sondern auch für viele Patientinnen eine enorme psychische Belastung bedeutet, finden Sie an dieser Stelle ein paar allgemeine Tipps und Hinweise.

Glücklicherweise ist heutzutage bei den meisten Patientinnen – je nach Lage und Größe des Tumors – eine brusterhaltende Operation möglich. Schon während der Operation achten die Chirurgen darauf, die Brust so natürlich wie möglich zu belassen. Im Anschluss daran kann eine Strahlentherapie folgen, um eventuell vorhandene, nicht erkennbare Tumorzellen zu zerstören. Ist der Tumor zu groß, versucht man, durch eine präoperative (neoadjuvante) Chemotherapie den Tumor zu verkleinern, um danach brusterhaltend operieren zu können.

In Situationen, in denen die vollständige Entfernung des Tumorgewebes nicht sichergestellt werden kann, wird die gesamte Brust entfernt (Mastektomie), an die sich später weitere Operationen zum Brustaufbau anschließen können. Welche das sein werden und wie der Aufbau durchgeführt wird, ob mit körpereigenen Geweben oder mithilfe von Implantaten, wird jeweils von Fall zu Fall entschieden – falls Sie überhaupt eine solche Brustrekonstruktion wünschen.

Um sicherzugehen, dass Lymphknoten nicht von Krebszellen befallen sind, werden während der Operation aus der Achselhöhle ein oder mehrere „Wächterlymphknoten" entnommen und untersucht (Sentinel-Node-Dissection). Nur bei Befall oder wenn Lymphknoten bereits tastbar geschwollen sind, müssen weitere entfernt werden.

Da eine Brustkrebserkrankung keine Notoperation erfordert, lassen Sie sich genügend Zeit, um alle Informationen einzuholen, die Sie brauchen und die Sie für sich als wichtig erachten. Dabei kann Ihnen ein ärztlicher Ansprechpartner Ihres Vertrauens helfen – ob das Ihr Hausarzt oder Ihr Gynäkologe ist, bleibt Ihnen überlassen. Entscheidend ist, dass Sie sich gut aufgehoben und betreut fühlen. Ganz wichtig ist die Wahl des richtigen Krankenhauses mit operativen Möglichkeiten und erfahrenen Ärzten. Dazu gehören zum Beispiel zertifizierte Brustzentren, die bestimmte Qualitätsstandards erfüllen müssen. Eine Liste dazu erhalten Sie bei Ihrer Krankenkasse oder unter www.senologie.org (Senologie ist die Lehre von der weiblichen Brust).

Die Deutsche Krebsgesellschaft **www.krebsgesellschaft.de** hat Leitlinien für Brustkrebspatientinnen erstellt, die Ihnen auf viele Fragen, zum Beispiel zu Therapien und Folgebehandlungen, Antworten geben können.

Vielleicht möchten Sie an einem Disease-Management-Programm (DMP) teilnehmen, das für chronisch Kranke und speziell für Brustkrebspatientinnen eingerichtet wurde, um die ärztliche Versorgung und die Koordination der Therapien zu optimieren. Weitere Informationen dazu bekommen Sie bei Ihrer Krankenkasse und beim Bundesministerium für Gesundheit **www.bmg.bund.de**. Hilfe, Unterstützung und Antworten auf Ihre Fragen erhalten Sie ebenfalls von betroffenen Frauen, die sich zu Selbsthilfegruppen (➝ Anhang, Seite 209 ff.) zusammengeschlossen haben.

Das ist nach der OP hilfreich für Sie:
➝ Achten Sie, besonders wenn Lymphknoten entnommen werden mussten, auf Schwellungen und Ödeme auf der operierten Seite.
➝ Lassen Sie sich Büstenhalter anpassen, die Sie schon kurz nach der Operation tragen können. Sie stützen das operierte Gewebe und können durch Einlagen oder Prothesen die fehlende Brust kaschieren. Es gibt auch (sehr schicke) Badeanzüge, die für Einlagen geeignet sind.
➝ Lassen Sie sich Zeit bei der Entscheidung und ausführlich über das Für und Wider beraten, ob Sie einen Wiederaufbau der Brust wünschen oder nicht.

Seelisches Gleichgewicht
Die Diagnose „Krebs" ist für jeden Menschen schockierend und jeder verarbeitet die Krankheit und die Therapien anders. Glücklicherweise sind die schlimmen Nebenwirkungen nach einer Zeit überwunden und Normalität kann wieder das Leben bestimmen. Viele Frauen werden jedoch täglich an ihre Krankheit erinnert, wenn sie zum Beispiel im Spiegel die Narben sehen, die nach einer Brustoperation zurückgeblieben sind – ganz besonders nach einer Amputation der Brust, auch wenn der Aufbau noch so perfekt gelungen ist. Hinzu kommt, dass die neue Brust gefühlsunempfindlich ist, selbst wenn sie aus körpereigenem Gewebe rekonstruiert

wurde. Daher fühlen sich viele ihres wichtigen weiblichen Attributs beraubt, unattraktiv oder nicht mehr als vollständige Frau und trauen sich gleichzeitig nicht, darüber zu sprechen. Narben erinnern zudem jedes Mal wieder an die Krankheit, die, selbst wenn sie erfolgreich überwunden ist, sich immer noch wie eine Bedrohung anfühlt. Das kann zu großen Problemen in der Partnerschaft und zu sozialer Isolation führen.

Gehen Sie offen mit Ihren Empfindungen um und …
→ vertrauen Sie sich Ihrem Frauenarzt an, hier werden Sie auf jeden Fall „erste Hilfe" bekommen,
→ lassen Sie sich von einem erfahrenen Psychoonkologen helfen,
→ sprechen Sie mit Ihrem Partner über Ihre Ängste, vielleicht hilft ein gemeinsames Gespräch bei einem Therapeuten oder Psychoonkologen,
→ nehmen Sie an Gesprächsrunden in Selbsthilfegruppen teil; hier sind Sie mit Frauen zusammen, die die gleichen Probleme wie Sie haben und mitfühlen können, was Sie empfinden.

Frauen neigen häufig dazu, sich selbst zu überfordern oder, andersherum ausgedrückt, keine Rücksicht auf eigene Befindlichkeiten zu nehmen. Die folgenden Tipps können Ihnen helfen, das zu vermeiden:

→ Perfektionismus ist gut – Gelassenheit ist besser.
→ Nehmen Sie nicht nur Hilfe an, fordern Sie sie auch ein.
→ Organisieren Sie Ihren Tagesablauf so, dass Zeit für Sie persönlich bleibt: zum Ausruhen, Träumen, Lesen, für Ihr Hobby oder was Sie sonst gerne tun.
→ Wenn Sie an manchen Tagen niedergeschlagen und traurig sind, überspielen Sie Ihre momentane Schwäche nicht.
→ Nehmen Sie die Möglichkeit einer Rehabilitationsmaßnahme wahr – Ihr Arzt und Ihre Krankenkasse werden Ihnen helfen, die richtige Klinik auszuwählen; weitere hilfreiche Adressen finden Sie im Anhang.
→ Wenn Sie unter lähmender Müdigkeit leiden, die auch durch genügend Schlaf nicht weichen will, lesen Sie bitte die Empfehlungen ab → Seite 122.

Ernährung
Auch an dieser Stelle sei noch einmal betont, dass es keine Ernährungsform gibt, die direkt auf den Tumor oder das Tumorwachstum Einfluss hat. Auch hohe Vitamindosen oder Mineralstoffmixturen können Brustkrebs nicht beeinflussen. Allerdings haben wissenschaftliche Studien immer wieder bewiesen, dass übermäßiger Alkoholkonsum, Übergewicht und Bewegungsarmut nicht nur Risikofaktoren für eine Neuerkrankung sind, sondern auch die Gefahr eines Rezidivs (Wie-

derauftreten eines Tumors) erhöhen. Diese Wechselbeziehung ist sehr eng und als Ursache wird eine „Insulinresistenz" vermutet. Aufgrund einer Fehlsteuerung des Stoffwechsels durch den Tumor wird die Bildung von Insulin erhöht, das das Wachstum der Krebszellen stimuliert. Aufgrund dieser Erkenntnisse werden derzeit bei Brustkrebs Studien mit einem Medikament durchgeführt, das auch bei Diabetes den Insulinspiegel reguliert – erste positive Ergebnisse konnten bereits beobachtet werden.

Sie selbst können nach Ihrer Therapie erheblich dazu beitragen, die Insulinbildung und damit den Insulinspiegel im Blut zu normalisieren und letztendlich damit die Gefahr eines Rezidivs deutlich verringern:

→ Reduzieren Sie Ihr Gewicht, wenn nötig.
- Gehen Sie langsam vor, übertreiben Sie nicht mit Crashdiäten.
- Stellen Sie nicht zu hohe Anforderungen an sich. Eine Antihormontherapie könnte das Abnehmen erschweren.
- Essen Sie ausgewogen: die Lebensmittel mit sekundären Pflanzenstoffen (→ Seite 59 ff.) und die Tipps zur „metabolisch adaptierten Ernährung" (→ Seite 39 ff.) sind auch hier hilfreich.

→ Bewegen Sie sich, treiben Sie Sport.
- Starten Sie Ihr Bewegungsprogramm nach Rücksprache mit Ihrem Arzt.
- Schließen Sie sich einer Gruppe unter erfahrener Trainingsleitung an.
- Krankenkassen oder Selbsthilfegruppen können Ihnen passende Adressen vermitteln. Im Anhang finden Sie ab → Seite 209 weiterführende Hinweise.
- Einige Krankenhäuser oder Therapiezentren bieten Sportmaßnahmen bereits während einer Chemotherapie an.

Eine Untersuchung im Jahr 2017 mit 68.000 Brustkrebspatientinnen zeigte eine Verringerung der Rezidivrate von 25 bis 48 Prozent und eine reduzierte Mortalität von 28 bis 44 Prozent durch sportliche Aktivität. Eine weitere Studie wies nach, dass bereits ein moderates Sportprogramm (3 Stunden wöchentlich) zusammen mit einem erhöhten Anteil an Obst und Gemüse (5 mal täglich) das Risiko der 10-Jahres-Mortalität halbiert.

Operationen im Urogenitaltrakt

Operationen der weiblichen oder männlichen Geschlechtsorgane wie auch Bestrahlungen können sehr unangenehme Auswirkungen haben, weil auch benachbarte Organe betroffen sein können wie Darm oder Blase. Bitte entnehmen Sie Hinweise und Hilfestellung dazu den entsprechenden Kapiteln.

Wie Sie Ihre Nieren bei ihrer „Arbeit" unterstützen können
Wenn die Nierenfunktion durch eine Krebserkrankung oder nach Bestrahlung umliegender Gewebe gestört ist oder eine Niere operativ entfernt worden ist, muss die zweite, gesunde Niere die Aufgaben beider Organe übernehmen. Daher sollten Lebensweise und Ernährung so angepasst werden, dass diese nicht überlastet wird.

Noch vor ein paar Jahren bedeutete „Nierenschonkost" generell eine strikte Einschränkung von Salz und Eiweiß und sogar Flüssigkeit. Diese strengen Empfehlungen sind inzwischen aufgrund besserer Erkenntnisse überholt. Diätetische Maßnahmen richten sich heute vielmehr nach der verbliebenen Nierenfunktion und den individuellen Bedürfnissen. Regelmäßige Laborkontrollen sind erforderlich, um die Ernährung genau den Bedürfnissen und der Kapazität der Nierenleistung anzupassen, besonders in Bezug auf Kalium, Phosphat und Eiweiß.

In diesem Ratgeber erfahren Sie nur einige allgemeine Hinweise, die in jedem Fall gelten, wenn die Nieren nach einer Behandlung und/oder Operation wieder voll funktionsfähig sind. Diese Ernährung soll die Nieren bei ihren Aufgaben als Ausscheidungsorgan unterstützen und gleichzeitig vor Neuerkrankungen schützen.

Trinken Sie 2 bis 2,5 Liter über den Tag verteilt. Wenn der Urin hell wie Weißweinschorle ist, war es genug. (Mineral-)Wasser, Tees, Schorlen, Gemüse- und Obstsäfte (auch verdünnt) sind geeignete Getränke. Milch und Milchprodukte, Suppen und Brühen gehören nicht zu den Getränken, sondern sind Nahrungsmittel.

> **WICHTIG**
>
> **Lassen Sie sich individuell beraten**
>
> Die Diätetik bei Nierenerkrankungen und Niereninsuffizienz ist sehr komplex. Lassen Sie sich daher unbedingt individuell ernährungstherapeutisch beraten, falls bei Ihnen eine funktionelle Störung der Nieren festgestellt wurde, eine Niere entfernt werden musste oder Sie dialysepflichtig sind.

INFORMATION

Welche Aufgaben haben Nieren und Blase?

Regulation, Ausscheidung und Entgiftung
Wie der Darm sind auch die Nieren Ausscheidungs- und damit Entgiftungsorgane. Pro Minute werden sie von ca. 1.200 Milliliter Blut durchströmt, das sind immerhin 25 Prozent des Herzminutenvolumens! Alle 4 bis 5 Minuten hat das gesamte Blutvolumen des Körpers die Nieren durchflossen (mehr als 1.500 l/24 Stunden) und wird hier filtriert: Wasserlösliche Endprodukte des Stoffwechsels und Fremdstoffe, wie Medikamente und deren Abbauprodukte, Ab- und Umbauprodukte von Umweltchemikalien oder Konservierungsmittel werden zur Ausscheidung „freigegeben", während wiederverwertbare Bestandteile in den Körper rückgeführt werden. Gleichzeitig sind die Nieren dafür verantwortlich, dass trotz wechselnder Lebensbedingungen und Lebensweisen (Ruhe, körperliche Anstrengung mit Schwitzen oder Krankheit) und unterschiedlicher Nahrungsmittel die chemische Zusammensetzung und der pH-Wert des Bluts nahezu konstant bleiben – eine Voraussetzung für das Funktionieren des Stoffwechsels. Dazu bedienen sich die Nieren eines einfachen Tricks: Sie scheiden je nach Notwendigkeit mehr oder weniger Elektrolyte wie Natrium, Kalium, Kalzium, Magnesium oder Phosphat über den Harn aus.

Zu den harnpflichtigen Substanzen, also solchen, die über die Nieren mit dem Harn ausgeschieden werden, gehören auch die Abbauprodukte aus dem Eiweißstoffwechsel, die die Leber zum „Entsorgen" in die Niere schickt:

- Harnstoff, Hauptabbauprodukt der Proteine. Aus den Aminosäuren entsteht zunächst das giftige Ammoniak (NH_3), das aber sofort zusammen mit Kohlendioxid (CO_2) zu Harnstoff umgewandelt wird, der über die Nieren entsorgt wird.

- Harnsäure (Purine), Stoffwechsel-Endprodukt aus dem Abbau von Körperzellen (vereinfacht gesagt). Ist der Anfall an Harnsäure zu groß und die Nieren können die Menge nicht mehr bewältigen, steigt der Harnsäurespiegel im Blut. Dies kann sich in schmerzhaften Gichtattacken äußern. Wenn Sie viel Gewicht verloren haben (also viele Zellen abgebaut worden sind), kann der Harnsäurespiegel vorübergehend ansteigen.

Der von der Niere „freigegebene" Urin wird in der Blase gesammelt und über die Harnröhre ausgeschieden – ein hochkomplexer Vorgang, teilweise hormonell, vorrangig aber durch die Trinkmenge gesteuert. Je mehr Wasser zum Lösen der unerwünschten Substanzen zur Verfügung steht, umso besser können Abfallstoffe über die Nieren entsorgt werden.

Bildung von Hormonen
Damit nicht genug: Die Nieren sind nicht nur für die Ausscheidung und Entgiftung zuständig, sondern sie haben ebenfalls wichtige „endokrine" Aufgaben, das heißt sie bilden Stoffe, die für das gesamte Stoffwechselgeschehen im Körper von Bedeutung sind. Das sind zum Beispiel:
- Erythropoetin, das den Reifungsprozess der Erythrozyten, der roten Blutkörperchen, im Knochenmark beschleunigt,
- Renin, das Einfluss auf Wasserhaushalt und Blutdruck hat,
- die Umwandlung von Vitamin D in seine „aktive" Form.
- Die Nebennieren, die mit der Nierenfunktion direkt nichts zu tun haben, bilden die Hormone Adrenalin, Noradrenalin und Cortison.

Anatomie der Harnwege

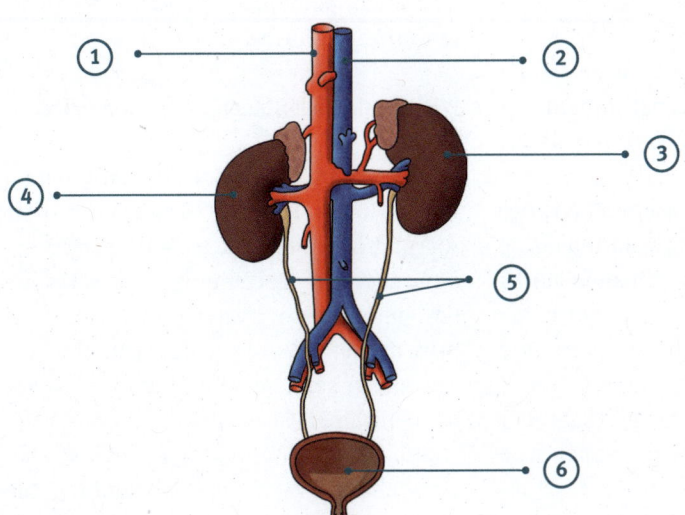

1. untere Hohlvene
2. Bauchaorta
3. linke Niere
4. rechte Niere
5. linker und rechter Harnleiter
6. Harnblase

Eine hohe Eiweißzufuhr kann sowohl gesunde als auch kranke Nieren belasten. Das bedeutet, dass die Eiweißmenge der Nahrung an Ihren individuellen Bedarf und Ihre Nierenfunktion (Laborkontrollen!) angepasst werden muss. Auf der anderen Seite sollten Sie keine eiweißreduzierte Diät einhalten, wenn Ihr Arzt Eiweißverluste durch den Urin oder einen Eiweißmangel festgestellt hat. Noch einmal der Hinweis: Eine individuelle Ernährungstherapie ist notwendig!

Wenn Sie unter Ödemen (zum Beispiel Wasseransammlung in Gelenken) leiden, sollten Sie salzarm essen. Am einfachsten geht das, wenn Sie auf salzreiche Fertigprodukte wie Dosengemüse, Trockensuppen, Schinken oder Wurstwaren verzichten und nicht bei Tisch nachsalzen. Drei weitere Salzspartipps:

→ Anstelle von Salz können Sie bei der Zubereitung zum Beispiel natriumarme Instant-Brühen aus dem Reformhaus verwenden.
→ Glutamat hilft, Salz zu sparen, ebenso wie Hefeflocken, die Sie im Reformhaus bekommen. Hefeflocken enthalten viel Vitamin B1, aber auch Purine, daher sollten Sie diese nicht bei erhöhtem Harnsäurespiegel (→ rechts) verwenden.
→ Kräuter und Gewürze machen Salz überflüssig und vermitteln ein ganz neues Geschmackserlebnis.

Wenn Ihr Harnsäurespiegel erhöht ist, sollten Sie ...
→ viel trinken,
→ Lebensmittel mit einem hohen Puringehalt, also Fleisch, besonders Innereien, eingelegten Fisch (wie Anchovis), Hefe und -extrakte oder Hülsenfrüchte meiden oder selten essen. Unter www.medizinfo.de/rheuma/purine/gesamttabelle_purine.pdf finden Sie eine Liste mit purinreichen Lebensmitteln.

Generell kann man sagen, dass pflanzliche Lebensmittel weniger Purine enthalten als tierische. Als Faustregel gilt: Je mehr Wasser das Gemüse oder Obst enthält (Gurke, Melonen, Kürbis), desto weniger Purine sind darin. Milch, Milchprodukte und Öle enthalten gar keine Purine.

Wie Sie sich bei Blasenproblemen helfen können
Durch Bestrahlungen oder Operationen an Darm, Hoden, Prostata, Gebärmutter (Uterus) und/oder Eierstöcken (Ovarien) mit oder ohne operativer Entfernung (Hysterektomie beziehungsweise Ovarektomie) kann die Blase mit betroffen und in ihrer Funktion eingeschränkt sein. Bei einer Strahlencystitis, das heißt einer Blasenentzündung durch Bestrahlung im Beckenraum, handelt es sich um eine nicht-bakterielle Entzündung. Die Symptome, die auftreten können, sind zum

Beispiel erhöhter Harndrang, Blasenentleerungsstörungen, nächtliche Blasenschwäche und Beckenschmerzen.

Die Beschwerden könnten sich weiter verschlimmern, wenn Bakterien eindringen und es zusätzlich zu einer bakteriellen Infektion kommt. Informieren Sie Ihren Arzt über Ihre Probleme; es gibt sehr wirksame Medikamente, die die Schmerzen lindern.

Diese Tipps helfen Ihnen, bakteriellen Infektionen vorzubeugen:

→ Trinken Sie 1,5 bis 2 Liter täglich, um die Blase „durchzuspülen".
- Wasser, verdünnte Säfte
- „Blasentees" (fragen Sie Ihren Arzt danach)
- Preiselbeer- oder Cranberrysaft

→ Achten Sie auf eine gründliche, sorgfältige Analreinigung (das gilt besonders für Frauen).

→ Gehen Sie auf die Toilette, sobald Sie „müssen" (kein Harnverhalt).

→ Halten Sie Blase und Nieren warm.

Ein Tipp für Männer:

→ Bestrahlungen der Prostata sollten Sie mit gefüllter Blase durchführen lassen.

Durch Operationen oder Bestrahlung von Prostata oder Hoden, der Gebärmutter oder der Eierstöcke kann es auch zu vorübergehenden Problemen mit dem Darm kommen (zum Beispiel Strahlenenteritis). Bitte lesen Sie die Hinweise und Tipps zum Darm (→ Seite 153 ff.), um Ihre Beschwerden zu lindern.

Wenn im Fall von Blasenkrebs die Blase ganz entfernt werden musste (Zystektomie), gibt es verschiedene Wege, den anfallenden Urin abzuleiten – Ihr Arzt wird Ihnen die unterschiedlichen Möglichkeiten erklären. Weitere Informationen und Hilfestellung finden Sie bei der Deutschen ILCO, **www.ilco.de,** einer Selbsthilfeorganisation für Stomaträger und Menschen mit Darmkrebs.

Ein weiteres, sehr schwieriges Problem dabei, das für Sie und Ihren Partner sehr belastend sein kann, ist Ihre Sexualität. Scheuen Sie sich nicht, mit Ihrem Arzt darüber zu sprechen und ihn um Rat zu fragen. Es gibt Hilfen, die Sie in Anspruch nehmen können. Wichtig ist auch das Gespräch mit Ihrem Partner. Gegenseitiges Verständnis und Miteinanderreden sind eine gute Voraussetzung für eine erfüllte Partnerschaft. Auch eine Therapie beim Psychologen – allein oder gemeinsam – kann Ihnen helfen, leichter damit umzugehen und Schwierigkeiten zu bewältigen und zu überwinden.

Operationen am Verdauungstrakt

Bevor wir uns der Ernährung und den speziellen Anforderungen nach einer Operation im Magen-Darm-Trakt zuwenden, werfen wir noch einmal einen Blick auf die Verdauungsorgane und den Verdauungsprozess, damit Sie selbst entscheiden können, was für Sie richtig ist.

Wenn Sie sich unsicher fühlen beziehungsweise erfahren wollen, was genau bei Ihrer Operation passiert ist, auch um mögliche Beschwerden besser zu verstehen, können Sie mithilfe der folgenden Liste Ihren Arzt um Informationen bitten. Gleichzeitig finden Sie Seitenverweise, wo Sie in diesem Buch die für Sie wichtigen und passenden Hilfestellungen bekommen.

→ Ist der Magen teilweise oder vollständig entfernt worden? (→ Seite 160 ff.)
- Wurde der Zwölffingerdarm zum Aufbau eines Magens verwendet?
- Wurde die Gallenblase (mit) entfernt?

→ Ist das Pankreas (Bauchspeicheldrüse) teilweise oder vollständig entfernt worden? (→ Seite 165 f.)
- Wurde die Gallenblase (mit) entfernt?
- Wurde die Milz entfernt?

→ Welche Teile des Dünndarms wurden entfernt? (→ Seite 169 ff.)
- Duodenum (Zwölffingerdarm)
- Jejunum (Leerdarm)
- Ileum (Krummdarm)

→ Welche Teile des Dickdarms wurden entfernt? (→ Seite 174 ff.)
- Colon ascendens (aufsteigender Dickdarm)
- Colon transversum (quer verlaufender Darm)
- Colon descendens (absteigender Darm)
- Colon sigmoideum (s-förmig verlaufender Darm)
- Rektum (Mastdarm)

→ Wurde der Übergang vom Dünn- in den Dickdarm entfernt (die Ileozökalklappe, auch Bauhin'sche Klappe genannt)? (→ Seite 154, 172)

Mund- und Rachenraum

Gerade nach Operationen im Mund-, Nasen- und Rachenraum fällt das Kauen und Schlucken der Nahrung schwer, ist unangenehm und schmerzhaft. Daher ist es besonders wichtig, Speisen zu finden, die Ihnen schmecken und die Sie leicht schlucken können. Das wird zumindest zu Beginn sicherlich „Astronautenkost" sein, also Flüssignahrung (bilanzierte Diät), die Sie nach Geschmack und Zusammensetzung individuell aussuchen können (→ Seite 88 f.).

Viele dieser Trinknahrungen haben eine milchige Konsistenz. Wenn es Ihnen schwerfällt, diese zu trinken, weil sie zu sehr schleimen und dadurch das Schlucken erschweren, wählen Sie solche, die klar wie eine Brühe und daher besser geeignet sind.

Das gilt genauso für Milch, in geringerem Maß für Joghurt oder Buttermilch. Manchen Patienten hilft es, zu jedem Bissen einen kleinen Schluck Milch zu nehmen, um besser schlucken zu können. Bei anderen wiederum schleimt Milch zu sehr oder sie verschlucken sich.

→ **TIPP**
Probieren Sie aus, ob Sie besser klare oder gebundene Flüssigkeiten herunterschlucken können.

Wenn Sie den Speisebrei zwar schlucken können, dann aber das Gefühl haben, dass er nicht durch die Speiseröhre weiterrutscht, sondern „irgendwo im Hals" stecken bleibt, können Sie sich so ein wenig helfen:
→ Öffnen Sie den Gürtel und Rock- oder Hosenbund.
→ Tragen Sie keine beengende Kleidung.
→ Sitzen Sie aufrecht: Ein Kissen im Rücken und unter den Schenkeln unterstützt die aufrechte Haltung.
→ Versuchen Sie auch einmal, im Stehen zu essen; ein Stehpult oder Stehtisch können Ihnen Halt geben.
→ Essen Sie nur kleine Mahlzeiten, dafür aber häufig.

→ **TIPP**
Sollten Sie unter Schluckstörungen (Dysphagie) leiden, sollten Sie möglichst bald ein Schlucktraining durchführen. Es gibt speziell dafür ausgebildete Therapeuten (zum Beispiel Logopäden mit Zusatzqualifikation).

Das hilft Ihnen beim Essen und Schlucken:
→ Halbfeste, pürierte Nahrung, die Sie mit Öl, Sahne, Crème fraîche, Butter und/oder Brühe gleitfähiger machen können.
→ Milde, gebundene Fleisch- oder Gemüsebrühe, Cremesuppen.
→ Haferflocken- und andere Schleim- oder Cremesuppen, die Sie nach Geschmack mit milden Kräutern wie Dill oder Petersilie würzen können.
→ Nudelgerichte (Sie sollten die Nudeln eher weich kochen).
→ Rührei oder Omelette.
→ Zartes, entgrätetes, gedünstetes Fischfilet.
→ Pudding, Creme- und Quarkspeisen und Joghurt.
→ Milde Säfte (am besten Babysäfte), Möhrensaft mit Honig.
→ Mildes, reifes Obst (süße Äpfel, Birnen), gedünstet und/oder püriert (oder Babygläschen).
→ Speise- oder Fruchteis (versuchen Sie mal, Eiswürfel, die Sie mit Saft oder Fruchtpüree hergestellt haben, zu lutschen).

→ Sahnetorte.
→ „Stippen" Sie Ihr Gebäck, Kuchen oder Brot in Ihren Kaffee oder Getränk.

Darauf sollten Sie besser zunächst verzichten:
→ Sehr saure Gemüse- und Obstsorten (Zitronen, Orangen, Johannisbeeren, Tomaten etc.).
→ Scharf gewürzte Speisen.
→ Heiße Speisen.
→ Kohlensäurehaltige Getränke.
→ „Scharfkantige" Lebensmittel wie Knäckebrot, rohe Möhren, Nüsse etc.
→ Alkohol (besonders hochprozentige Schnäpse).

Wenn Sie für Ihre Familie kochen, bereiten Sie die Speisen wie gewohnt zu und pürieren Sie Ihren Teil portionsweise mit einem Stabmixer oder einer Küchenmaschine – Fleisch oder Gemüse jeweils getrennt – und richten Sie alles zusammen mit Kartoffeln und Soße auf Ihrem Teller an.

Ebenso können Sie sogar mit Müsli verfahren, wenn Sie Appetit darauf verspüren: Lassen Sie Hafer- oder andere Getreideflocken kurz in Joghurt, Sahne oder Milch quellen und pürieren Sie alles zusammen mit frischem Obst oder fügen Sie später Smoothies hinzu – das ist püriertes Obst in verschiedenen Geschmacksrichtungen. Sie können sie in fast jedem Supermarkt kaufen.

 INFORMATION

Mundtrockenheit

Wenn Sie unter Mundtrockenheit leiden, weil die Speicheldrüsen gar keinen oder zu wenig Speichel produzieren, finden Sie Hilfe und Anregungen auf → Seite 94 ff.

Ebenfalls helfen können:
- „Künstlicher Speichel" (Apotheke) – das klingt vielleicht etwas unappetitlich, ist aber sehr hilfreich – gibt es „neutral" und in verschiedenen Geschmacksrichtungen.
- Sanfte Bonbons mit Salbei, Irisch-Moos-Pastillen und Ähnliches.
- Honig.
- Kräutertees, meistens besser als schwarzer Tee, der die Schleimhäute eher zusammenzieht.
- Viel Flüssigkeit (probieren Sie aus, welche Getränke für Sie angenehm sind; klares Wasser empfinden manche als „hart").
- Wenn Sie nichts oder nur wenig schmecken, lesen Sie die beiden Kapitel dazu (→ Seite 96).

Wichtig ist: Richten Sie den Teller so ansprechend wie möglich an, damit auch Püriertes zum Essen verführt. Salatblätter, Kräuterstängel oder essbare Blüten, liebevoll auf dem Teller arrangiert, steigern das Essvergnügen.

Magen-Darm-Trakt

Bei einer Operation im unteren Verdauungstrakt können Magen, Bauchspeicheldrüse, Leber, Galle sowie Dünn- oder Dickdarm betroffen sein – direkt, weil sie selbst durch einen Tumor geschädigt worden sind, aber auch indirekt, wenn an einem benachbarten Organ ein Eingriff gemacht werden musste wie an den weiblichen und männlichen Geschlechtsorganen, Nieren, Blase etc.

Operationen und Wundheilung bedeuten für den Organismus bereits großen Stress. Nach Eingriffen im Bauchraum, ganz besonders im Verdauungstrakt, kommen aber noch andere schwerwiegende Probleme hinzu. Eine „normale" Verdauungstätigkeit ist zumindest erst einmal nicht möglich. Bis die Operationswunde so weit verheilt ist, dass der Magen-Darm-Trakt wieder selbstständig arbeiten kann, wird er mithilfe einer parenteralen Ernährung zu seiner Schonung ausgeschaltet: Durch Infusionen direkt in die Blutbahn wird der Körper mit allen nötigen Nährstoffen versorgt.

Bald aber wird der Verdauungstrakt mit vorsichtiger Schonkost wieder daran gewöhnt, selbstständig zu arbeiten. Dadurch wird, allem voran, der Darm trainiert und stimuliert, sich schnellstens an die neue Situation anzupassen. Nach einer Zeit der Umgewöhnung können die gesunden Darmabschnitte die Aufgaben der fehlenden übernehmen, sodass die Beschwerden abklingen werden.

→ **TIPP**

Die Aminosäure Glutamin kann diesen Heilungsprozess unterstützen (fragen Sie Ihren Arzt danach): Trinken Sie glutaminreiche Zusatznahrung und reichern Sie Ihr Essen mit L-Glutaminpulver an. Die übliche Tagesdosierung liegt zwischen 10 und 40 Gramm pro Tag. Verteilen Sie die Dosis auf mehrere kleine Portionen und nehmen Sie sie über den Tag verteilt ein, am besten mindestens eine halbe Stunde vor einer Mahlzeit. Da Glutamin hitzeempfindlich ist, rühren Sie es nicht in heiße Speisen oder Getränke.

Durchfälle nach OP im Magen-Darm-Trakt

Operationen im unteren Verdauungstrakt haben – zumindest kurz nach dem Eingriff – eines gemeinsam: Sie können schwere Durchfälle nach sich ziehen. Auch kann – je nach Schwere und Ausmaß des Eingriffs – die Verwertung der Nahrung gestört (Maldigestion) oder die Aufnahme der Nahrungsbestandteile durch die Darmwand behindert sein (Malabsorption), sodass die Gefahr einer Unterversorgung mit wichtigen Nährstoffen besteht.

Da all diese Beschwerden ähnliche Ursachen haben, bekommen Sie an dieser Stelle Tipps und Informationen, was Sie dagegen unterstützend tun können. Viele der Hinweise aus dem Abschnitt Darmprobleme durch Che-

INFORMATION

Was geht im Magen-Darm-Trakt vor sich?

Der Weg der Nahrung vom Mund bis zum Ende des Darms ist langwierig und kompliziert. Hier finden Sie die Informationen zur Verdauung auf einen Blick:

Der Magen
Nach dem Kauen und Herunterschlucken wird die Nahrung zunächst im Magen gespeichert. Die „Lagerzeit" hier ist überraschend lang: Ein weiches Ei liegt zum Beispiel 1 bis 2 Stunden im Magen; ein hartes Ei, Salzkartoffeln oder Kartoffelpüree verbleiben 2 bis 3 Stunden; Äpfel, Reis, Möhren, Spinat und Gurkensalat 3 bis 4 Stunden und Ente, Gans, Rindfleisch mit Nudeln oder Salzhering brauchen sogar 4 bis 5 Stunden, bis sie den Magen verlassen.

Der Dünndarm
Vom Magen wird der Speisebrei portionsweise, reguliert durch den Magenpförtner, in den ca. 3 bis 5 Meter langen Dünndarm entleert, der nach Lage und Aufgabe in drei Teile gegliedert wird:
- den Zwölffingerdarm (Duodenum), weil er ca. der Länge von 12 nebeneinandergelegten Fingern entspricht,
- den Leerdarm (Jejunum) und
- den Krummdarm (Ileum), der in den Dickdarm mündet.

Etwa 4 bis 6 Stunden lang verbleiben die Nahrungsreste im Dünndarm und werden während dieser Zeit in ihre Bestandteile gespalten. Fette werden vorher allerdings erst einmal durch Gallenflüssigkeit, die aus der Leber hinzufließt, in kleinste Fetttröpfchen emulgiert, damit sie besser „geknackt" werden können. Die dazu nötigen Enzyme werden von der Bauchspeicheldrüse und dem Dünndarm selbst produziert.

Aus dem Dünndarm heraus werden die Nahrungsbestandteile resorbiert. Sie werden in die Blutbahn aufgenommen und in die Leber transportiert. Jeder Darmabschnitt erfüllt dabei eine bestimmte Funktion, kann aber auch die Aufgaben eines fehlenden Teils mehr oder weniger übernehmen, wenn Stücke des Darms operativ entfernt wurden. Diese Anpassung kann 3 Monate bis 1 Jahr dauern und ist, wenn der Dickdarm intakt ist, selbst noch bei einer Restlänge des Dünndarmes von nur ca. 60 Zentimetern möglich.

Dickdarm
Der Dickdarm schließt sich im unteren rechten Bauchraum an den Dünndarm an, getrennt durch die Ileozökalklappe (Bauhin'sche Klappe). Diese Klappe verhindert zum einen, dass der Nahrungsbrei vom Dickdarm in den Dünndarm zurückfließt, und zum anderen, dass Bakterien aus dem Dick- in den Dünndarm wandern. Der Dickdarm ist insgesamt 1,5 bis 1,8 Meter Meter lang und wird nach seiner Lage benannt in
- Blinddarm (Caecum),
- aufsteigender Teil (Colon ascendens), in den der Krummdarm mündet (getrennt durch die Ileozökalklappe),
- quer verlaufender Teil (Colon transversum),

- absteigender Teil (Colon descendens),
- s-förmig verlaufender Teil (Colon sigmoideum, kurz Sigma),
- Mastdarm (Rektum), an den sich der
- Afterkanal (Canalis analis) anschließt.

Er ist dicht besiedelt mit einer Flut von Bakterien – der Darmflora –, die ihrerseits das Immunsystem beeinflussen, und hat die Aufgabe, den Stuhl „einzudicken", ihm also Wasser zu entziehen und gleichzeitig die wasserlöslichen Mineralstoffe zu resorbieren. Unverdauliche Nahrungsreste (Ballaststoffe) werden hier von den Darmbakterien zersetzt. Schließlich bereitet der Dickdarm den Stuhl zur Ausscheidung vor und bewahrt ihn bis dahin im Kotbehälter. Bis zur endgültigen Ausscheidung – dem Gang zum Klo – können seit der Nahrungsaufnahme 30 bis 120 Stunden vergangen sein. Das sind immerhin 1,5 bis 5 Tage. Wenn Sie weitere Informationen über den Verdauungstrakt wünschen, können Sie bei der Gastro-Liga Informationsbroschüren herunterladen www.gastro-liga.de/download/Funktion-Darm.pdf.

Kontakt zwischen Körper und Umwelt
Der gesamte Darm, Dünndarm und Dickdarm, hat eine Länge von 6 bis 8 Metern – das ist im Vergleich zur Größe eines Menschen schon bemerkenswert. Noch viel überraschender ist aber seine riesige Oberfläche, die etwa die Dimension eines Fußballfeldes hat. Die Schleimhaut im Inneren des Darmes ist nämlich vielfach gefaltet, geradezu plissiert, und mit Zotten und winzigen Hauthärchen übersät. Würde man die Darmoberfläche glattstreichen und ausbreiten, käme man immerhin auf 300 bis 400 Quadratmeter. Damit ist der Darm das größte Organ des Menschen und gleichzeitig die größte Kontaktfläche zwischen „Innen" (Körper) und „Außen" (Umwelt).

Das menschliche Verdauungssystem

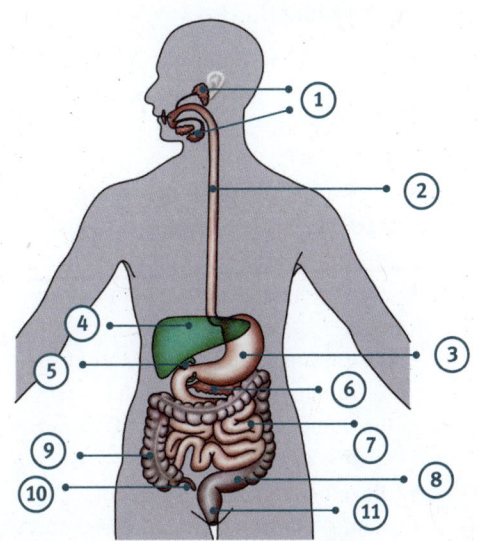

1. Speicheldrüsen
2. Speiseröhre
3. Magen
4. Leber
5. Gallenblase
6. Bauchspeicheldrüse
7. Dünndarm
8. Dickdarm
9. Blinddarm
10. Wurmfortsatz
11. Enddarm

motherapie oder Bestrahlung im Kapitel „Therapien gegen Krebserkrankungen" können Ihnen natürlich auch hier weiterhelfen.

Beschwerden oder Besonderheiten, die die einzelnen Organe direkt betreffen, sind ab → Seite 145 gesondert aufgeführt.

 INFORMATION

Ursachen schwerer Durchfälle nach Operationen

- Es wird zu viel Flüssigkeit in den Darm abgegeben, sodass der Speisebrei zu flüssig wird.
- Der Darm ist verkürzt.
- Die Transitzeit durch den Verdauungstrakt ist zu schnell, der Nahrungsbrei rutscht also zu flott durch den Darm.
- Die Magensäure wird nicht neutralisiert.
- Die Enzyme können die Nahrungsbestandteile nicht aufspalten.
- Die Speicherkapazität des Dickdarms reicht nicht aus.
- Die Ileozökalklappe sowie anschließende Teile von Dünn- und Dickdarm fehlen.
- Es werden zu wenig oder gar keine Enzyme gebildet, weil
  - der Pankreaskopf und/oder
  - der Zwölffingerdarm entfernt wurde.
- Es steht zu wenig Gallensäure zur Fettverdauung zur Verfügung.

Enzympräparate können helfen, Beschwerden zu lindern

Viele der Durchfälle entstehen, weil nicht genügend Enzyme zur Verfügung stehen oder der Kontakt zwischen Enzymen und Nahrung zu kurz ist. Durchfall, der durch Enzymmangel entsteht, ist häufig „fettig" (Fettstuhl). Sie erkennen dies daran, dass der Stuhl schaumig, flockig und klebrig ist, auf der Wasseroberfläche der Toilette schwimmt und sich nur sehr schwer wegspülen lässt.

Zur Erinnerung: Verdauungsenzyme werden im Zwölffingerdarm und in der Bauchspeicheldrüse gebildet. Für die Hauptnährstoffe gibt es jeweils bestimmte Enzyme:

→ Amylasen spalten Kohlenhydrate.
→ Proteasen spalten Proteine.
→ Lipasen spalten Fette.

Werden diese Enzyme nicht oder nicht ausreichend gebildet, müssen Sie sie durch Enzympräparate ersetzen, die alle für die Verdauung nötigen Enzyme enthalten. „Leitsubstanz" ist hier die Lipase (die die Fette spaltet), nach deren Konzentration die Enzympräparate benannt sind (zum Beispiel 10.000, 25.000 oder 40.000 Einheiten Lipase). Enzympräparate bekommen Sie als Kapseln, die Enzyme in Form von „Mikropellets", kleinen Kügelchen, enthalten. Im Magen lösen sich die Kapseln auf und die Mikropellets mischen sich mit dem Speisebrei. Dank ihrer säurefesten Hülle gelangen sie unbeschadet in den Darm, wo sie ihre Enzymaktivität entwickeln können. Bitte fragen Sie Ihren Arzt nach diesen Enzympräparaten.

Die Enzyme müssen Sie während jeder Mahlzeit einnehmen, auch zu den Zwischenmahlzeiten. Unter keinen Umständen dürfen Sie das Granulat oder den Kapselinhalt ins Essen mischen!

Die Dosierung der Enzympräparate richtet sich nach dem Fettgehalt der Nahrung. Je fettreicher die Nahrung, desto höher muss die Enzymdosis sein. Als Faustregel gilt: 2.000 Einheiten Lipase pro 1 Gramm Fett in der Nahrung.

Fettgehalte in verschiedenen fetthaltigen Lebensmitteln
(Beispiele)

MENGE/PORTION	LEBENSMITTEL (FETT PRO 100 G)	FETTGEHALT PRO PORTION
1 Stück/200 g	Avocado (23,5 g)	47 g
150 g	Bratwurst (28,5 g)	43 g
1 Becher/150 g	Sahnejoghurt (10 g)	15 g
125 g	Brathähnchen (9,5 g)	12 g
1 EL/12 g	Öl (100 g)	12 g
30 g	Teewurst (37 g)	11 g
30 g	Butterkäse 50 % Fett i. Tr. (60 g)	9 g
1 EL/10 g	Butter (80 g)	8 g
1 Glas/0,2 l	Milch, 3,5 % Fett (3,5 g)	7 g
1 Stück/60 g	Ei	7 g
1 EL/15 g	Schlagsahne 30 % Fett (30 g)	5 g
30 g	Sahnequark 40 % Fett (10 g)	3 g

> **WICHTIG**
>
> **Richtige Einnahme bei Gastrektomie**
>
> Wenn Ihnen der Magen oder ein Teil davon entfernt wurde, öffnen Sie die Kapseln und schlucken Sie die Kügelchen. Sonst verlässt möglicherweise die Kapsel ungeöffnet den Magen und kann dann ihre volle Wirksamkeit nicht entfalten. Außerdem gibt es diese Enzympellets als „Granulat", also ohne die Kapselhülle, die Sie ganz nach Bedarf individuell einsetzen können.

Den Fettgehalt Ihrer Mahlzeiten sollten Sie recht genau abschätzen. Bei verpackten Lebensmitteln wie Wurst und Käse, Fertiggerichten oder Tiefkühlkost ist das relativ einfach, da die Fettmenge angegeben ist (in der Regel in g/100 g). Wenn Sie oder Ihre Familie selbst das Essen zubereiten, hilft Ihnen zu Beginn eine Nährwerttabelle. Am besten ist es, wenn Sie sich zunächst selbst eine Liste anlegen, in der Sie vermerken, was und wie viel Sie gegessen, welche Enzymdosis Sie eingenommen haben und wie es Ihnen bekommen ist (Konsistenz des Stuhlgangs, Fettstuhl, besonderer Geruch …).

Bei der Berechnung der Dosierung müssen Sie auch die versteckten Fette mit berücksichtigen. Da dies nicht immer genau gelingt,

ist es besser, eine etwas höhere Enzymdosis zu verwenden. Das gilt auch, wenn Sie eingeladen sind oder im Restaurant essen und die Fettmenge der Speisen nicht genau abschätzen können.

> **ACHTUNG**
>
> Ohne Rücksprache mit Ihrem Arzt sollten Sie nicht mehr als 10.000 Einheiten Lipase/kg Körpergewicht einnehmen.

Für Mahlzeiten oder Snacks, die kein Fett enthalten, brauchen Sie keine Lipase. Sie benötigen also keine Enzyme zusätzlich, wenn Sie pures Obst essen. Kombinieren Sie jedoch dieses Obst mit Joghurt oder Sahne, müssen Sie Enzyme entsprechend der Fettmenge ergänzen.

Mit der Zeit werden Sie genügend Erfahrung sammeln, wie hoch Sie die Enzyme jeweils dosieren müssen. Dabei hilft Ihnen vielleicht eine Kombination von Kapsel und Granulat, die individuell richtige Dosis für jede Gelegenheit zu verwenden.

MCT-haltige Fette gegen Durchfall und Eiweißverlust

Bauen Sie MCT-haltige Öle (→ Seite 44) oder Brotaufstriche in Ihren Speiseplan ein. Diese brauchen Sie nicht bei der Berechnung der Fettmenge zu berücksichtigen, denn MCT werden unabhängig von Enzymen resorbiert. Während die üblichen Fette über die Lymphe zur Leber transportiert werden, wandern diese mittelkettigen Fettsäuren direkt über die Pfortader in die Leber – daher sind sie wirksam gegen Durchfall und helfen außerdem bei Ödemen und Lymphödem gegen Eiweißverlust.

> **INFORMATION**
>
> **MCT (medium-chain-triglycerides) – mittelkettige Fettsäuren**
> - Benötigen keine Lipase.
> - Vermindern die Gallensäurekonzentration im Dickdarm.
> - Verringern chologene (durch Gallensäure bedingte) Diarrhöen.
> - Verringern Gallensäurenverlust.
> - Werden schneller resorbiert.

Wenn Sie MCT verwenden, sollten Sie Folgendes beachten:
→ Der Körper muss sich erst an dieses spezielle Fett gewöhnen, daher gehen Sie am besten stufenweise vor: Beginnen Sie mit etwa 20 Gramm MCT am Tag und steigern Sie langsam um täglich 10 Gramm bis zu einer Menge von 100 bis 150 Gramm – über den Tag verteilt.
→ Die Fette können Sie nicht hoch erhitzen, also nicht zum Braten oder Backen verwenden.

- Geben Sie MCT in die fertig zubereiteten, warmen Speisen.
- Verwenden Sie MCT-Brotaufstriche (Margarine).

→ Lassen Sie Speisen, denen Sie MCT zugegeben haben, nicht lange stehen; sie bekommen einen bitteren Nachgeschmack.

MCT-Fette enthalten in der Regel keine essenziellen Fettsäuren (achten Sie auf die Zutatenliste). Daher sollten Sie die wichtigen Omega-3-Fettsäuren (→ Seite 43) gegebenenfalls zusätzlich einnehmen. Die Deutsche Gesellschaft für Ernährungsmedizin (DGEM) empfiehlt die tägliche Einnahme von 4 bis 6 Gramm Omega-3-Fettsäuren – idealerweise über den Tag verteilt, die Sie bei der Dosierung der Enzyme berücksichtigen müssen.

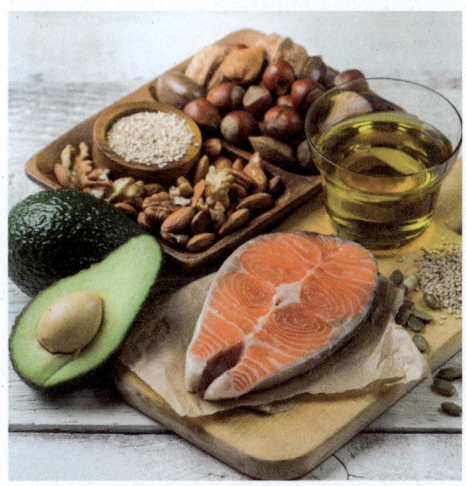

So können Sie Unterversorgung vermeiden
Durch Durchfälle und Veränderung der Resorptionsbedingungen werden, zumindest zunächst, Eiweiß, Fett, Mineralstoffe und Vitamine nicht ausreichend resorbiert. Die Folge ist Unterversorgung bis hin zu Mangelerscheinungen.

Besonders wenn die Verwertung von Fett gestört ist, werden die fettlöslichen Vitamine A, D, E und K ungenutzt mit dem Fettstuhl ausgeschieden. Auch die Aufnahme von Eisen, Folsäure, Kalzium, weiterer Elektrolyte wie Kalium oder Natrium und wasserlöslicher Vitamine durch die Darmwand kann erschwert sein. Das gilt ganz besonders für Vitamin B12 nach Operation des terminalen Ileums (→ Seite 127 f.).

In Labortests können die jeweiligen Blutspiegel bestimmt werden, sodass frühzeitig die fehlenden Mineralstoffe oder Vitamine erkannt und durch zusätzliche Gaben oder Infusionen ersetzt werden können. Es gibt Präparate, die die Verluste an fettlöslichen Vitaminen ausgleichen können und neben Alpha-Linolensäure auch MCT enthalten (fragen Sie Ihren Arzt danach).

Auch der Protein-„Status" kann mithilfe von Blutuntersuchungen festgestellt werden; „Leitsubstanz" ist Albumin: Als normal gelten 35–45 g/l Serum, eine schwere Unterversorgung besteht bei weniger als 30 g/l Serum.

Wie Sie sich bei speziellen Beschwerden einzelner Organe helfen können

Wenn ein „normales" Leben durch eine Funktionsveränderung oder Verlust eines Organs nicht möglich ist, bedeutet das eine enorme Veränderung des täglichen Lebens und eine Einschränkung der Lebensqualität.

Magen

Der Magen hat die Funktion, den Speisebrei zu speichern, mit Magensäure (Salzsäure) zu durchmischen und ihn danach in kleinen Portionen in den Dünndarm weiterzuleiten, kontrolliert vom Magenpförtner. Die gründliche Vermischung mit der Salzsäure hat mehrere Gründe. Das Eiweiß der Nahrung wird „vorverdaut", es gerinnt und ist daher für die Aufspaltung durch die Enzyme bestens vorbereitet. Außerdem tötet die Säure Bakterien ab, die wir unwissentlich mitgegessen haben, und schützt damit vor vielen Infektionen. Die Konzentration ist so stark, dass jedes andere Organ davon zerfressen würde. Der Magen wird jedoch durch die Magenschleimhaut vor dieser Zersetzung geschützt. Schließlich hat der Magen noch eine wichtige Bedeutung für die spätere Resorption von Vitamin B12 und Eisen.

Wird nun der Magen oder ein Teil davon operativ entfernt, kann er seine Aufgaben nur

noch bedingt oder gar nicht mehr wahrnehmen:
→ Der Speisebrei erreicht den Darm zu schnell und unkontrolliert, wenn zum Beispiel der Magenpförtner fehlt (Dumpingsyndrom, → unten).
→ Der Verschlussmechanismus zwischen Magen und Speiseröhre ist gestört, sodass Mageninhalt in die Speiseröhre zurückfließt (Refluxösophagitis, → Seite 163).
→ Schädliche Bakterien können ungehindert den Magen passieren und in den Darm gelangen.
→ Vitamin B12 und Eisen werden nur unzureichend oder gar nicht resorbiert.
→ Da Magensäure fehlt oder nur wenig produziert wird, kann Eiweiß nur eingeschränkt oder gar nicht vorverdaut werden.

Je nach Ausmaß der Operation kann es dadurch zu den nachfolgend aufgeführten Beschwerden kommen, die aber mit zunehmendem zeitlichen Abstand zur Operation immer geringer werden.

Dumpingsyndrom
Das Dumpingsyndrom tritt besonders nach totaler Magenentfernung (Gastrektomie) und Teilresektion des unteren Magens (Operationen nach Billroth I und II; Whipple) auf. Der Magen kann die Nahrung nicht lange genug speichern, weil er verkleinert wurde und/oder die Kontrolle durch den Pförtner entfällt. Dadurch „stürzt" (engl. dump) der Speisebrei ohne größere Verweildauer in den Dünndarm, der, hormonell gesteuert, sofort Sättigung signalisiert. Somit kann das „Dumping" auch Grund für Appetitlosigkeit (→ Seite 89 ff.) sein.

Das Frühdumping setzt unmittelbar nach der Nahrungsaufnahme ein und führt zu Schwäche, Schwindel, Blutdruckabfall, Schweißausbruch sowie Völle- und Druckgefühl im Oberbauch. Spätdumping beginnt erst 1 bis 2 Stunden nach dem Essen und hat ähnliche Symptome, zusätzlich fällt der Blutzucker stark ab (Hypoglykämie).

Wenn Sie unter diesen Symptomen leiden, wissen Sie vielleicht gar nicht, dass sie durch Essen und Trinken hervorgerufen werden. Im Gegenteil: Viele Betroffene führen die Beschwerden auf allgemeines Unwohlsein oder körperliche Schwäche zurück und geraten dadurch in panikartige Zustände, die die Symptome noch mehr verstärken.

Doch es gibt einfache Möglichkeiten, die Beschwerden zu lindern. Ziel dabei ist, die Konsistenz der Speisen so zu verändern, dass Speisebrei länger im Magen bleibt, also nicht schnell in den Darm „hinabstürzt". Feste Kost bekommt Ihnen dann besser als zum Beispiel Suppen.

Diese Tipps können Ihre Beschwerden lindern:
- Essen Sie so oft wie möglich kleine, trockene und feste Speisen, auch nachts:
  - Eine Scheibe Brot 30 Minuten vor dem Essen kann die Verweildauer der Speisen im Magen verlängern.
  - Toasten Sie oder essen Sie altbackenes Brot.
- Trinken Sie nicht zum Essen, sondern nehmen Sie die Gerichte lieber „trocken" ein.
- Trinken Sie frühestens 45 bis 60 Minuten nach dem Essen in kleinen Schlucken.
- Rühren Sie Guar-Granulat (Guarkernmehl) oder Pektin in Ihre Speisen (Reformhaus). Guar und Pektin gehören zu den wasserlöslichen Ballaststoffen und erhöhen die Viskosität des Mageninhaltes, er wird dickflüssiger. Damit wird die Entleerung des Mageninhalts verzögert.
- Ballaststoffreiche Getreideerzeugnisse (Vollkornbrot, Flockenmüsli, Knäckebrot und Zwieback mit Ballaststoffen etc.) verlangsamen die Entleerung des Magens.
- Bevorzugen Sie eiweißreiche Speisen: gedünstetes Fleisch, Rührei, gedünsteter Fisch. Reichern Sie die Speisen mit Eiweißpulver an.
- Fette Speisen, etwa mit Sahne oder Butter angereichert, verzögern die Magenentleerung, auch MCT (→ Seite 44 und 159) kann helfen.
- Versuchen Sie, im Liegen zu essen, oder legen Sie sich gleich nach dem Essen hin. (Vorsicht bei gleichzeitig auftretendem Reflux, dann sollte das Kopfteil besser etwas erhöht sein.)
- Versuchen Sie, beim und nach dem Essen eine feste Leibbinde zu tragen.

Das sollten Sie besser vermeiden:
- Sehr heiße oder sehr kalte Speisen.
- Dünnflüssige Brühen („klare Brühe").
- Große Portionen – essen Sie lieber im Abstand von 1 bis 2 Stunden kleinere Mengen, die der Magen besser behalten kann.
- Süßigkeiten und süße Speisen wie Pudding, Cremespeisen, Kuchen, Limonaden, Cola, Zucker, sogar Kompott verstärken das Dumping.
- Starkes Salzen – milde Kräuter werden Ihnen besser bekommen.
- Beim und zum Essen trinken.
- Kohlensäurereiches Mineralwasser.
- Milch – hier ist Vorsicht angesagt, denn durch die Operation wird das Enzym Laktase, das den Milchzucker (Laktose) spaltet, möglicherweise nicht mehr gebildet, sodass Milch die Symptome des Dumpings verstärkt und außerdem zu Durchfällen und Völlegefühl führen kann (mehr zu Laktoseintoleranz, → Seite 92).
- Körperliche Aktivitäten gleich nach dem Essen; dazu gehört auch Spazierengehen.

Wenn durch Dumping plötzlich größere Mengen des Speisebreis den Darm erreichen, bleibt keine Gelegenheit, den sauren Mageninhalt zu neutralisieren, und die Verdauungsenzyme schaffen es in der kurzen Zeit nicht, die Nahrung vollständig in ihre Inhaltsstoffe zu zerlegen. So wandert ein Teil der Nahrung ungenutzt in die unteren Darmabschnitte, wobei wichtige Nährstoffe verloren gehen (Malabsorption, → Seite 153) beziehungsweise nicht verdaute Stoffe zu erheblichem Durchfall, Völlegefühl und Blähungen führen können.

Das kann Ihnen helfen:
→ Säureblocker oder säurebindende Medikamente (wenn nur ein Teilstück des Magens entfernt wurde), sodass der Mageninhalt weniger sauer ist, wenn er den Darm erreicht
→ Verdauungsenzyme (→ Seite 157), die Sie zum Essen einnehmen und die dem Dünndarm die Arbeit erleichtern, besonders wenn der Magen vollständig entfernt und aus dem Zwölffingerdarm ein Ersatzmagen gebildet wurde. Bitte fragen Sie Ihren Arzt danach.

Sodbrennen (Reflux)
Nach einer Magenteilresektion kann auch häufiges Sodbrennen (Reflux) Probleme bereiten. Wenn durch die Operation der Verschlussmechanismus zwischen Magen und Speiseröhre entfernt worden ist, fließt der saure Mageninhalt zurück in die Speiseröhre, die dadurch unangenehm gereizt wird. Tipps, wie Sie diese Beschwerden lindern können, finden Sie auf → Seite 104 f.

Vitamin-B12-Mangel
Es gibt noch einen Punkt, den Sie beachten sollten, wenn Ihr Magen entfernt wurde: Vitamin B12 kann nur mithilfe eines bestimmten Eiweißstoffs („Intrinsic-Faktor") durch die Darmwand in den Körper aufgenommen werden. Diese Substanz, die wie eine Fähre funktioniert, wird normalerweise im Magenboden und -körper gebildet. Fehlen diese Magenteile, wird der Intrinsic-Faktor nicht gebildet und Vitamin B12 kann später nicht durch die Darmwand in den Körper gelangen.

Durch eine Blutuntersuchung wird Ihr Arzt feststellen, ob Ihnen Vitamin B12 fehlt und die nötigen Maßnahmen ergreifen. Bitte handeln Sie nicht eigenmächtig und nehmen Präparate, die Vitamin B12 enthalten, ein. Die nötige Dosierung muss genau auf Ihren individuellen Bedarf abgestimmt sein! Eine orale Substitution durch Tabletten wird Ihnen ohnehin nicht helfen, da Vitamin B12 ohne den oben genannten Faktor nicht für die Resorption „vorbereitet" ist.

Auch eine zusätzliche Gabe von Kalzium und Vitamin D kann nötig werden. Diese „Substitutionen" müssen in der Regel lebenslang erfolgen. Sprechen Sie bitte auch darüber mit Ihrem Arzt!

Darminfektionen
Wenn Ihr Magen vollständig entfernt wurde und Sie mithilfe des Dünndarms einen Magenersatz erhalten haben, fehlt Ihnen die antibakterielle Magensäure. Da die Bakterien, die Sie unwissentlich mit der Nahrung gegessen haben, nun nicht abgetötet werden, wandern sie ungehindert in den Darmtrakt und können sehr unangenehme Darminfektionen mit Durchfällen und Krämpfen verursachen.

Dagegen schützen Sie sich durch Hygienemaßnahmen, die für einen gesunden Menschen mit intaktem Magen übertrieben, für Sie aber unerlässlich sind:

→ Säubern Sie die Lebensmittel besonders gründlich.
→ Garen Sie besonders Fleisch, Geflügel und Fisch gut durch (nicht „rosa" oder „englisch" verzehren):
  • kein kurz gebratenes, halb gares Fleisch,
  • kein Tatar, Mett oder anderes rohes Fleisch und Rohwurstprodukte wie Salami oder roher Schinken.
→ Verwenden Sie nur frische Eier, die Sie ausreichend kochen oder garen, und essen Sie keine Speisen, die mit rohen Eiern zubereitet sind.
→ Wärmen Sie Speisen möglichst nicht auf. Sollte sich das nicht umgehen lassen, kühlen Sie die Speisen sofort nach der Zubereitung, bewahren Sie sie gut gekühlt und kochen Sie sie vor dem Verzehr gründlich auf; rühren Sie dabei immer wieder um, damit alles gut erhitzt wird.
→ Kochen Sie auch Tiefgekühltes richtig auf, Erwärmen allein reicht nicht. Ein Kochthermometer hilft Ihnen, die Kerntemperatur zu kontrollieren.
→ Verzichten Sie auf Softeis.
→ Essen Sie keine Rohmilchprodukte (auch keinen Rohmilchkäse).
→ Bewahren Sie Milch und Milchprodukte nur gut gekühlt und nicht zu lange auf.
→ Essen Sie nur selten geräucherte und gepökelte Fleisch-, Wurst- und Fischwaren wie zum Beispiel Speck, Schinken, Kasseler, Pökelfleisch, Salami, Räucherlachs, geräuchertes Forellenfilet etc. Es könnten sich bestimmte Bakterien angesiedelt haben, die das Nitrit aus dem Pökelsalz in Nitrosamine umwandeln; Nitrosamine gelten als stark krebserregend.
→ Achten Sie auf das Haltbarkeitsdatum – auch bei eingeschweißten Produkten – und verwenden Sie sie nach Ablauf nicht mehr.
→ Verzichten Sie auf abgepackte Salate (insbesondere vorgeschnittene), im feuchten

Klima der Plastiktüte bilden sich leicht Bakterien.
→ Falls Sie Wasserfilter verwenden, tauschen Sie sie regelmäßig aus.
→ Reinigen Sie Kochgeschirre, Schneidebrettchen und Bestecke besonders gründlich, kochen Sie sie von Zeit zu Zeit aus. (Spülmaschine bei 70 °C laufen lassen, keine Kurzprogramme.)
→ Verwenden Sie nicht dieselben Messer oder Brettchen, um rohes Fleisch und Salat zu schneiden.
→ Reinigen Sie das Spülbecken und den Ausguss gründlich (Allzweckreiniger, Essig).
→ Wechseln Sie täglich den Spüllappen, das Geschirr- und das Küchenhandtuch und kochen Sie sie aus.
→ Wechseln Sie die Zahnbürste mindestens wöchentlich.

Abgesehen von der Substitution von Vitamin B12, Eisen, den Enzymen und den strengen Hygienemaßnahmen wird sich Ihr Körper im Laufe der Zeit an den künstlichen Magen gewöhnen und Probleme wie das Dumping werden nahezu verschwinden. Es gibt viele Betroffene, die mit viel Freude leben und essen – und nach einer Weile selbst Matjes mit Zwiebeln genießen und vertragen können!

Mit einer Schwierigkeit haben alle Menschen nach einer Magenoperation zu kämpfen: das Gewicht zu halten oder sogar zuzunehmen. Finden Sie heraus, was Ihnen am besten bekommt, ob Sie mit Butter, Ölen (denken Sie daran, die Enzymdosis zu erhöhen!) oder MCT und auch mithilfe von Eiweißkonzentraten die Mahlzeiten gehaltvoller machen können, oder ob Sie zwischendurch mit „Astronautenkost" nachhelfen sollten.

Bauchspeicheldrüse (Pankreas)

Enzympräparate (→ Seite 157) ermöglichen Ihnen, bei der kompletten oder teilweisen Entfernung der Bauchspeicheldrüse nach einer Zeit der Anpassung wieder wie gewohnt zu essen. Allerdings sollten Sie die vielen kleinen Mahlzeiten beibehalten – und dabei nicht die Enzyme vergessen!

Bitte richten Sie sich nach den gleichen Empfehlungen wie bei Operationen an Magen oder Dünndarm (→ Seite 160, 169), zumal Operationen in diesem Bereich häufig darauf ausgedehnt werden müssen.

Nach Operationen, bei denen die gesamte Bauchspeicheldrüse entfernt wurde müssen sowohl die Verdauungsenzyme als auch Insulin ersetzt werden. Haben Sie aber keine Angst davor, vielleicht auch noch „zuckerkrank" zu sein. Der richtige Gebrauch von Insulin und die modernen Methoden und Erkenntnisse über die Diätetik werden Ihnen ein nahezu normales Leben ermöglichen. Die Einstellung und passende Ernährungsweise erklären Ihnen Ihr Arzt und Ernährungstherapeut und in Schulungen werden Sie genau lernen, wie Sie sich verhalten müssen.

INFORMATION

Die Funktion der Bauchspeicheldrüse

Die Bauchspeicheldrüse (Pankreas) ist nicht nur die wichtigste Verdauungsdrüse unseres Organismus, sie produziert auch lebenswichtige Hormone zur Blutzuckerregulierung. Sie liegt hinter dem Magen, umgeben von Leber, Zwölffingerdarm und Milz, und besteht aus drei Teilen: Kopf, Körper und Schwanz. Der exkretorische (nach außen, also in den Darm absondernde) Kopf der Bauchspeicheldrüse ist durch einen Gang mit dem oberen Teil des Dünndarmes (Duodenum) verbunden, durch den der Verdauungssaft bei Bedarf in den Darm fließt. Pro Tag produziert die Bauchspeicheldrüse 2 Liter Verdauungssaft, der folgende Aufgaben hat: Er ist stark alkalisch und neutralisiert beziehungsweise alkalisiert damit den sauren Mageninhalt, der in den Dünndarm gelangt. Erst danach können die Verdauungsenzyme überhaupt aktiv werden. Er enthält bestimmte Enzyme, die Fett, Kohlenhydrate und Eiweiße in jene Bausteine aufspalten, die durch die Darmwand in den Organismus aufgenommen werden. Körper und Schwanz (endokrine, also nach innen, in die Blutbahn absondernde Teile), produzieren Hormone, die für die Blutzuckerregulation wichtig sind: Insulin und Glucagon.

Entfernung der Milz

Eine Besonderheit sollten Sie aber beachten: Wenn Ihre Milz zusammen mit der Bauchspeicheldrüse entfernt wurde (Spleenektomie), ist Ihre Infektabwehr verringert, sodass Sie empfindlicher für bakterielle Infektionen sind. Bestimmte Impfungen gewähren Ihnen einen gewissen Schutz, aber schon bei den ersten Anzeichen einer Infektionskrankheit sollten Sie sofort Ihren Arzt aufsuchen und ihn über die entfernte Milz informieren!

Leber und Gallenwege

Tumore und Metastasen in der Leber können heute nicht nur chirurgisch entfernt, sondern auch durch Chemotherapie, Strahlentherapien und andere Methoden zerstört werden. Gleichwohl stellen sie einen schweren Eingriff dar, eine Schädigung oder Beeinträchtigung der Leberfunktion kann zu weitreichenden Veränderungen im Stoffwechsel führen. In der Regel kann die Leber aufgrund ihrer Größe jedoch selbst nach einer Teilresektion fast normal weiterarbeiten.

Wie Sie Ihre Leber entlasten können

Auch wenn die Funktion nicht eingeschränkt ist, sollten Sie die Leber unterstützen und entlasten. Zwar wird eine „Leberschonkost", wie noch vor wenigen Jahren üblich, heute nicht mehr als notwendig angesehen. Sie sollten aber alle Giftstoffe wie Alkohol oder Nikotin und schwere Speisen meiden.

INFORMATION

Die Aufgaben der Leber

Die Leber entgiftet und versorgt den Körper mit Nährstoffen. Sie ist das Zentralorgan im Stoffwechsel des Menschen. Alle Nährstoffe, die durch die Darmwand „gewandert" sind, also resorbiert wurden, gelangen über den Blutstrom durch die Pfortader in die Leber. Von hier aus werden Nahrungsbestandteile an jene Gewebe und Organe im Körper versandt, bei denen eine Versorgungslücke besteht oder die Bedarf signalisiert haben. Andere Stoffe werden um-, auf- oder abgebaut und ebenfalls nach Erfordernis verteilt. Umgekehrt werden „Abfallstoffe" aus dem Stoffwechsel, zum Beispiel Harnstoff aus dem Proteinabbau, oder auch Giftstoffe wie Alkohol zur Leber gebracht, hier zu unschädlichen Substanzen umgebaut und zur Ausscheidung durch den Darm und die Nieren vorbereitet.

Die Leber besitzt außerdem große Depots an fettlöslichen Vitaminen (A, D, E) und Vitamin B12. So kann ein ernährungsbedingter Mangel an diesen Vitaminen zunächst eine ganze Weile ausgeglichen werden. Schließlich bildet die Leber die Gallenflüssigkeit, die in der Gallenblase gesammelt und bei Bedarf in den Dünndarm geleitet wird. Gallenflüssigkeit besteht neben Wasser hauptsächlich aus Gallensäuren, Bilirubin (das die charakteristische gelbe Farbe bewirkt), Cholesterin und anderen Substanzen. Gallensalze bilden im Darm mit Fetten, die ja nicht wasserlöslich sind, eine Emulsion, die von den Enzymen der Bauchspeicheldrüse aufgespalten werden kann.

Durchfälle durch Gallensäure

Normalerweise werden 70 bis 80 Prozent der Gallensäuren aus dem Darm zurückresorbiert und wieder zur Leber transportiert, um erneut verwendet werden zu können. Diese Rückresorption geschieht am Ende des Dünndarms (terminales Ileum). Ist dieser Teil des Darmes operativ entfernt worden oder durch starke Entzündungen nicht funktionsfähig, gelangen die Gallensäuren in den Dickdarm und erzeugen schwere Durchfälle (→ Seite 173 ff.). Der Verlust an Gallensäuren ist dadurch so groß, dass für die Vorbereitung der Fettverdauung nicht genügend Gallensalze zur Verfügung stehen. Die Folge davon können ebenfalls heftige Durchfälle (Fettstühle) sein.

Leicht verdauliche Lebensmittel, wie sie auch nach Magen- und Dünndarmoperationen ratsam sind, werden Ihnen gut bekommen. Ballaststoffe machen „Abfallstoffe" unschädlich und entsorgen sie.
Folgende Lebensmittel schonen die Leber und helfen ihrer Entgiftungsarbeit:

→ Getreideflocken (je nach Bekömmlichkeit Haferschmelzflocken oder grobe Flocken unterschiedlicher Getreidesorten), Leinsamen, Müsli, (Apfel-)Pektin, Inulin.
→ Leicht verdauliches Eiweiß aus Quark, Joghurt oder Fisch.
→ Butter, MCT oder Öle bekommen gut, nicht aber hoch erhitzte Fette.

Wenn Sie unter schweren Funktionsstörungen der Leber mit Ödemen oder Aszites (Wasseransammlung in der Bauchhöhle) leiden, sollten Sie möglichst kochsalzarm essen und MCT-Fette (→ Seite 44) verwenden. Wie hoch Ihr Eiweißbedarf ist, muss von Fall zu Fall Ihr Arzt entscheiden. Auf keinen Fall sollten Sie weniger trinken, um damit etwa die Wassereinlagerungen zu verringern. Im Gegenteil, trinken Sie reichlich! Auch sollten Sie auf eigene Faust keine Entwässerungstabletten einnehmen oder entwässernde Tees trinken, sondern sich von Ihrem Arzt beraten lassen.

Entfernung der Gallenblase

Nach der Entfernung der Gallenblase (Cholezystektomie) müssen Sie keine besondere Diät einhalten, allerdings kann die Fettverwertung etwas gestört sein. Die Leber produziert zwar noch Gallenflüssigkeit, die aber nun nicht mehr in der Gallenblase gesammelt und nur bei Bedarf abgegeben wird. Stattdessen fließt die Gallenflüssigkeit in den Darm, auch wenn kein Fett emulgiert werden muss, und umgekehrt stehen möglicherweise keine Gallensalze zur Verfügung, wenn sie gerade gebraucht werden.

Diese Tipps helfen Ihnen:

→ Essen Sie mehrere kleine Mahlzeiten am Tag, damit verteilt sich die Fettmenge auf kleinere Einzelportionen.
→ Verdauungsenzyme (→ Seite 156 f.) können die Verwertung der Fette unterstützen.
→ Artischockenextrakt (als Dragees oder Saft) fördert den Gallensäurefluss. Achtung, Sie dürfen ihn aber nicht bei schweren Leberfunktionsstörungen oder einem Verschluss des Gallengangs anwenden!

INFORMATION

Der Dünndarm als Ort der Verdauung

Im Dünndarm findet die eigentliche Verdauung statt. Der (saure) Speisebrei wird in Portionen neutralisiert und alkalisiert, also basisch gemacht (das ist das Gegenteil von sauer), damit seine Bestandteile aufbereitet werden können. Dazu sind Enzyme, die Bauchspeicheldrüse und Dünndarmschleimhaut bilden, und Gallensäuren nötig. Die aufgespalteten Nährstoffe wandern durch die Darmwand ins Blut (Resorption) und werden mit dem Blutstrom weiter in die Leber transportiert, die sie je nach Bedarf speichert oder in andere Körperregionen verteilt.

Dünndarm

Wenn Teile des Verdauungstraktes fehlen („Kurzdarmsyndrom"), wird der Darm bereits kurz nach der Operation trainiert, Aufgaben der fehlenden Stücke zu übernehmen. Dieses Training beginnt zunächst ganz vorsichtig und wird nach und nach durch Erweiterung des Speiseplans gesteigert. Damit aber gewährleistet ist, dass der Körper alle notwendigen Nährstoffe bekommt, wird für eine Weile gleichzeitig die parenterale Ernährung durch die Vene oder einen Port fortgesetzt.

Um dem Darm die Arbeit zu erleichtern, essen Sie:

→ Viele kleine Mahlzeiten über den Tag verteilt, auch nachts.
→ Schleimsuppen aus Schmelzflocken, Nudeln, Grieß, Sago oder weich gekochtem Reis, sie „cremen" die Schleimhaut. Würzen Sie nach Geschmack mit milden Kräutern und Gewürzen.
→ Zwieback oder Weißbrottoast, mit Butter und Belag, den Sie mögen.
→ Gemüse- und Fleischsuppen, die Sie mit Stärke oder Mehl binden und mit Butter oder Sahne anreichern können. Verändern Sie den Geschmack mit Petersilie, Dill und anderen Kräutern.
→ Eier – gekocht, als Rührei, Omelette oder Pfannkuchen.
→ Zartes, fein gewiegtes Fleisch und mageren Fisch wie gedünstete Forelle.
→ Steigern Sie langsam und vorsichtig die Menge an Fett und verwenden Sie MCT-haltige Fette (→ Seite 44).
→ Kochen Sie Gemüse weich und essen Sie gedünstetes Obst oder Kompott.
  • Probieren Sie aus, was Ihnen bekommt, aber meiden Sie blähende Gemüse.
  • Babygläschen, die Sie nach Ihrem Geschmack würzen können, sind eine gute, vitaminreiche Ergänzung.
→ Trinken Sie isotone Flüssigkeiten, diese werden schneller resorbiert:

- verdünnte Gemüse- und Obstsäfte
- Kräuter- und Früchtetees, etwas gesüßt
- Sportgetränke mit erhöhtem Mineralstoffgehalt
- Alkoholfreies Bier (quirlen Sie zur besseren Bekömmlichkeit die Kohlensäure heraus)

→ Essen Sie, wenn Ihr Dickdarm gesund ist, Lebensmittel mit vielen Kohlenhydraten wie Brot, Gebäck oder Nudeln und wasserlösliche Ballaststoffe wie Apfelpektinflocken, Haferflocken oder Flohsamenhüllen (→ Seite 109).

Das sollten Sie besser vermeiden:

→ Trinken Sie nicht beim Essen, sondern erst nach gut 1 Stunde. Der Speisebrei wird sonst zu flüssig und „fließt" dann zu schnell durch den Darm.

→ Seien Sie vorsichtig mit Milch. Der Milchzucker (Laktose) kann bei möglicher Unverträglichkeit zu schlimmen Durchfällen führen. Probieren Sie stattdessen Joghurt oder Quark.

→ Auf rohes Gemüse und Obst sowie Salat sollten Sie besser (zunächst) verzichten.

Ihr Bedarf an Eiweiß kann zeitweilig durch veränderte Resorptionsbedingungen oder gesteigerten Verbrauch erhöht sein („enterales Eiweißverlustsyndrom"). Um eine bessere Versorgung zu gewährleisten,

 INFORMATION

So kann der Dickdarm helfen

Im Dickdarm können Kohlenhydrate und Ballaststoffe, die vom Dünndarm nicht genutzt werden konnten, durch Darmbakterien gespalten und zu kurzkettigen Fettsäuren umgebaut werden. Diese werden resorbiert und tragen damit zur Energieversorgung des Körpers bei. Sie versorgen die Darmzellen mit Nahrung und unterstützen so den Wiederaufbau der Darmschleimhaut und gleichzeitig die Darmfunktion. Außerdem dienen sie der Darmflora als energiereiche Nahrung.
Besonders die wasserlöslichen Ballaststoffe (→ Seite 21, 69 f.) haben ein hohes Wasserbindungsvermögen, das heißt sie dicken den Stuhl ein, sodass Sie nicht so häufig zur Toilette gehen müssen. Sie verlangsamen außerdem die Transitzeit und geben damit dem Darm mehr Zeit, die Nahrung aufzuspalten und zu resorbieren.

→ mischen Sie Eiweißpulver unter Ihre Mahlzeiten (→ Seite 50) und/oder

→ essen Sie, zum Beispiel als Zwischenmahlzeit, eiweißreiche „Astronautenkost", die Sie nach Belieben (nach)würzen können.

Viele der Ratschläge und Tipps entsprechen denen, die Sie im Kapitel „Durchfälle nach OP im Magen-Darm-Trakt" (→ Seite 153 ff.)

finden, allerdings gibt es eine Besonderheit, auf die Sie vor allem kurz nach der Operation achten müssen: Durch die Operation verengen unter Umständen Narbengewebe oder Verwachsungen den Darm. Außerdem kann der Darm anders als vor der Operation gelagert sein, sodass sich Darmschlingen gebildet haben. Es besteht daher die Gefahr, dass sich langfaserige Lebensmittel hier verknoten, Knäuel bilden und an den Verengungen oder in den Schlingen hängen bleiben und schlimmstenfalls zu einem Darmverschluss führen. Dazu gehören zum Beispiel:

→ Blattspinat, Feldsalat, Bohnen, (ungeschälte) Paprika und Tomaten, Lauch, Pilze, Sauerkraut, Stangensellerie, Spargelstangen (die Köpfe können Sie essen), Fenchel, Zwiebeln.
→ Ananas, Mango, Orangen, Pampelmusen, Trockenfrüchte, die Haut von Weintrauben und anderen Obstsorten.
→ Roher Schinken, Rauchfleisch, gekochtes Rindfleisch oder Geflügelbrust.

Schneiden Sie die Lebensmittel quer zur Faser, hacken Sie sie oder zerkleinern Sie sie mithilfe eines Blitzhackers oder einer Küchenmaschine.

Körnerbrot oder Müsli mit ganzen Körnern, die Kerne von Weintrauben oder Johannisbeeren, Nüsse oder Samen können ebenfalls „stecken bleiben" und den Darm verschließen.

Ohne Probleme können Sie essen (Auswahl):
→ „Mehlige" Wurzelgemüse wie Kartoffeln, Möhren, Topinambur, Petersilienwurzel, Pastinake, Sellerie, Rübchen sowie Kürbis, Auberginen, Zucchini, Gurken (geschält und entkernt), Avocado.
→ Äpfel, Birnen, Beerenfrüchte (keine Johannisbeeren), Banane, Papaya, Melone.
→ Fisch, klein geschnittenes Fleisch oder Hackfleisch.
→ Milchprodukte.
→ Flockenmüsli.

Zur Unterstützung der Verdauung wird Ihr Arzt Ihnen, zumindest zunächst, Antazida (binden Magensäure) oder „Säureblocker" (verhindern die Bildung von Magensäure) verschreiben. Der Grund: Die Säureproduktion des Magens ist so sehr verstärkt, dass die Kapazität des Dünndarms nicht ausreicht, den Speisebrei zu neutralisieren.

Besonders kurz nach der Operation werden Sie vermutlich wenig Appetit haben und außerdem Ihrem Darm nicht zu viel zumuten wollen, daher wird Ihr Bedarf an Energie und Nährstoffen nicht gedeckt. Sie sollten deshalb zusätzlich hochkalorische „Astronautenkost" (→ Seite 88) zu sich nehmen: Trinken Sie immer wieder ein paar Schlückchen, vielleicht angedickt mit ein paar Schmelzflocken und gewürzt nach Ihrem Geschmack.

Nach maximal einem Jahr hat sich der Darm an die neuen Verhältnisse gewöhnt und kann die Arbeiten der fehlenden Abschnitte übernehmen. Aber essen Sie weiterhin täglich fünf bis sieben Mahlzeiten oder mehr; der verkürzte Darm kann kleine Portionen besser verarbeiten.

Langfristig sollten Sie mehr Kalorien essen, als Sie es von früher gewohnt sind. Sie brauchen etwa anderthalb- bis zweimal so viel Energie wie zuvor. Idealerweise reichern Sie, wie schon mehrfach angesprochen, die Speisen mit Fett an. Achten Sie bitte aber ganz besonders auf die Bekömmlichkeit der Fette (Stuhlgang!) und unterstützen Sie die Verdauungsarbeit mit Enzymen.

Gut zu wissen:

→ Milchfett (Butter, Sahne) und hochwertige kalt gepresste Pflanzenöle bekommen Ihnen besser als „Schlachtfette" oder hoch erhitzte Fette.

→ Nehmen Sie nach Rücksprache mit Ihrem Arzt Supplemente mit Omega-3-Fettsäuren.

→ Bei Schwierigkeiten ersetzen Sie einen Teil des Speisefettes durch MCT.

Bei Durchfällen können Enzyme helfen
Ein Problem kann allerdings auch dann auftreten, wenn Sie Ihre Mahlzeiten vorsichtig auswählen: starke, übel riechende Durchfälle, schaumig oder fettig (die Stuhlflöckchen schwimmen oben), und die Toilette lässt sich mit der Bürste nur schwer reinigen. Das kommt entweder daher, dass die Fett spaltenden Enzyme fehlen – Ihr Darm „verdaut" die Fette und andere Nahrungsbestandteile nicht richtig (Maldigestion) –, oder der verbleibende Darm kann bestimmte Nährstoffe nicht resorbieren (Malabsorption). In solchen Fällen helfen und unterstützen Verdauungsenzyme. Informationen dazu finden Sie ab → Seite 156, allgemeine Tipps zu Durchfällen ab → Seite 106.

Durchfälle durch Verlust des terminalen Ileums
Schwere Durchfälle können ebenfalls auftreten, wenn bei Ihnen das Endstück des Dünndarms (terminales Ileum) am Übergang zum Dickdarm zusammen mit der Ileozökalklappe (Verbindungsklappe zwischen Dünn- und Dickdarm) entfernt wurde.

Im Ileum werden – unter gesunden Bedingungen – Gallensäuren, die im Dünndarm bei der Fettverdauung mitwirken, rückresorbiert und können wiederverwendet werden. Fehlt dieses Stück Darm, gelangen die Gallensäuren in den Dickdarm und erzeugen dort starke Durchfälle (chologene Diarrhöe).

Hinzu kommt, dass Gallensäuren durch diese Ausscheidung in großem Maße verloren gehen und folglich der Gallensäurepool des Körpers immer geringer wird (Gallensäureverlustsyndrom). Dadurch wird die Fettverdauung gestört, was wiederum Durchfälle mit Fettstuhl erzeugt.

Das ist hilfreich für Sie:
→ Kalzium, das sich mit der Gallensäure zu einem unlöslichen Komplex verbindet, und damit die chologene Diarrhöe vermindert. Vorsicht: Dadurch geht Kalzium dem Organismus verloren, Sie müssen auf eine gute Versorgung achten!
- Kalziumreiche Lebensmittel wie Quark oder Käse.
- Kalziumkautabletten, die Sie vor oder während der Mahlzeiten zu sich nehmen (keine Brausetabletten, die verstärken den Durchfall).

→ Enzyme mit einem hohen Lipaseanteil (→ Seite 156 f.)
→ MCT (→ Seite 44) brauchen zur Verdauung keine Gallensäure und stimulieren die Gallenblase daher nicht. So gelangt weniger Gallensäure in den Dickdarm.
→ Nehmen Sie die Mahlzeiten „trocken" ein, dicken Sie sie mit Guar und trinken Sie erst nach ca. 1 Stunde, idealerweise isotone Getränke (→ Seite 109).
→ Arzneimittel wie Colestyramin oder Colesevelam binden die Gallensäuren im Darm sehr effektiv und inaktivieren sie dadurch. Bitte fragen Sie Ihren Arzt danach.

Oxalsäuregehalt ausgewählter Lebensmittel

LEBENSMITTEL	OXALSÄURE PRO 100G
Bohnen	43,7 mg
Rote Bete	72 mg
Teeaufguss (schwarz)	55–75 mg
dunkle Schokolade	165 mg
Erdnuss	200 mg
Sauerampfer	270 mg
Mandeln	350 mg
Kakaopulver	470 mg
Rhabarber	537 mg
Walnuss	550 mg
Spinat	571 mg
Mangold	650 mg

Noch eine Besonderheit gibt es: Nach einer Operation am Ileum steigt die Ausscheidung von Oxalsäure durch die Nieren und erhöht die Gefahr für Nierensteine. Verzichten Sie daher auf Lebensmittel, die einen hohen Gehalt an Oxalsäure haben (→ Tabelle oben). Einen weiteren wichtigen Punkt müssen Sie beachten: Durch den Verlust des terminalen Ileums kann Vitamin B12 nicht mehr resorbiert werden und andere Regionen des Darms können diese Aufgabe nicht übernehmen.

Bitte erinnern Sie Ihren Arzt daran, den Vitamin-B12-Spiegel regelmäßig zu kontrollieren und bei Bedarf Vitamin B12 zu ergänzen. Das geht jedoch nur durch Injektionen, denn auch aus Tabletten oder Säften kann das Vitamin B12 ja nicht resorbiert werden.

Denken Sie auch daran, andere Vitamine (besonders die fettlöslichen) und Elektrolyte durch Labortests im Serum bestimmen zu lassen und sie nach Bedarf in Absprache mit Ihrem Arzt durch Supplemente zu ergänzen.

 INFORMATION

Der Dickdarm

Der Dickdarm schließt sich an den Dünndarm an. Sie sind voneinander durch die Ileozökalklappe (Bauhin'sche Klappe) getrennt. Der Dickdarm hat die Aufgabe, den Stuhl „einzudicken", ihm also Wasser zu entziehen und gleichzeitig die wasserlöslichen Mineralstoffe zu resorbieren. Die unverdaulichen Nahrungsreste (Ballaststoffe) werden hier von den Darmbakterien zersetzt. Schließlich bereitet der Dickdarm den Stuhl zur Ausscheidung vor und bewahrt ihn bis dahin im Kotbehälter.

Dickdarm

Nach einer Operation am Dickdarm wird, ebenso wie nach einer Dünndarmoperation, Ihr Darm möglichst schnell, aber vorsichtig daran gewöhnt, seine Aufgaben wieder zu erfüllen.

Grundsätzlich gelten die gleichen Ratschläge, wie sie nach Operationen im Magen und Dünndarm beschrieben sind:

→ Verzehren Sie kleine Mahlzeiten, öfter über den Tag verteilt.
→ Pürieren Sie (zunächst) die Speisen.
→ „Salben" Sie den Darm mithilfe von Schleimstoffen von innen mit Haferflocken-, Reis-, Gerste- und Leinsamenschleim, pikant abgeschmeckt mit Gemüse- oder Fleischbrühe oder süß, mit etwas Zucker und Obstbrei (Babygläschen).

Das sollten Sie besser meiden:

→ Blähende Speisen wie Kohl, Hülsenfrüchte, Zwiebeln oder Knoblauch.
→ Lebensmittel mit langen Fasern (→ Seite 171).
→ Saure Säfte.
→ Milch (Joghurt kann dagegen gut verträglich sein).

Der weitere Aufbau dessen, was Sie essen können, entspricht ebenfalls den Ratschlägen, wie sie nach Operationen am Dünndarm beschrieben werden (→ Seite 169 ff.).

Wenn Sie zu Durchfällen neigen, sollten Sie „treibende" Lebensmittel meiden:
→ Mineralwasser mit Kohlensäure.
→ Saure Obstsäfte.
→ Alkoholika jeder Art.
→ Spinat, Hülsenfrüchte, Kohlgemüse, Salate.
→ Grobes Brot mit Körnern.
→ Zuckeraustauschstoffe, wie Sorbit, Xylit, Mannit, Erythrit oder Sorbit. (Lebensmittel, die mehr als 10 Prozent dieser Süßungsmittel enthalten, tragen daher den Warnhinweis „kann bei übermäßigem Verzehr abführend wirken".)
→ Fruchtzucker, Milchzucker.
→ Kohlenhydratreiche Lebensmittel: Wenn Kohlenhydrate nicht abgebaut oder resorbiert werden können, führt das zu einer „osmotischen" Diarrhöe.

→ **TIPP**
Weitere Ratschläge zu Durchfällen finden Sie im Kapitel „Therapien gegen Krebserkrankungen" ab → Seite 107.

Nach einer Weile – die Zeitspanne können Sie selbst am besten bestimmen – essen Sie mehr und mehr normale Kost. Dabei sollten Sie individuelle Unverträglichkeiten und Abneigungen immer berücksichtigen. Führen Sie ein Tagebuch, damit Sie nachhalten können, was Ihnen gut bekommt und mit welchen Speisen Sie besser vorsichtig sein sollten.

Vielleicht werden Sie feststellen, dass Sie häufiger als früher zur Toilette gehen müssen, um den Darm zu entleeren. Die Erklärung ist einfach: Der Dickdarm, der den Stuhl vor der Ausscheidung „aufbewahrt", ist kürzer, daher ist seine Speicherkapazität geringer geworden.

„Künstlicher Darmausgang" (Anus praeternaturalis; Ileostoma; Kolostoma)
Die Tipps und Anregungen, wie sie nach Dünndarmresektionen gelten (→ Seite 169 ff.), können Sie auch hierbei befolgen. Wenn der ganze Dickdarm entfernt wurde, wird es nötig sein, dass Sie Ihren Bedarf mit Zusatznahrung decken. Bauen Sie „Astronautenkost" als Zwischenmahlzeit in Ihren Tagesplan ein. Da sie meistens flüssig ist, wird es Ihnen guttun, dazu etwas Zwieback, Knäcke- oder anderes, getoastetes Brot zu essen oder die Trinknahrung anzudicken. Vergessen Sie nicht: Diese Zusatznahrung gibt es in verschiedenen Geschmacksrichtungen und Sie können nach Geschmack und Belieben nachwürzen.

Da die Resorption von Wasser durch Traubenzucker/Glukose (Zucker) verbessert werden kann, trinken Sie leicht gesüßte (zum Beispiel Tee) oder isotone Getränke. Bitte keine Zuckeraustauschstoffe verwenden.

Richten Sie sich bei der Auswahl der Lebensmittel, insbesondere wenn die Operation schon etwas zurückliegt, nach Ihrer Erfahrung und der Bekömmlichkeit.

Das sollten Sie besser meiden:
- Stark blähende Lebensmittel wie Hülsenfrüchte, Zwiebeln, Lauch und Kohl.
- Kohlensäurereiche Getränke.
- Sehr saures Obst – es kann zu Reizungen an der Bauchhaut führen.
- Gebratenes oder paniertes Fleisch.
- Langfaserige Lebensmittel (sie könnten den „Ausgang" verstopfen) wie faseriges Fleisch und Gemüse, Pilze, Kokosflocken, Nüsse, Obstschalen oder Obsthäute, zum Beispiel von Trauben.
- Obst mit vielen Kernen wie Johannisbeeren oder Trauben.
- Sehr ballaststoffreiche Lebensmittel wie Müsli, Frischkornbrei, Brot mit vielen Körnern.

Lassen Sie sich ausführlich über Stomaversorgung, Reinigung und Hautpflege vom Fachpersonal oder dem Sanitätshandel beraten – auch darüber, was es für besondere Versorgungsmöglichkeiten etwa beim Baden oder Sport gibt. Auch im Internet finden Sie Rat und Hilfe, zum Beispiel bei einer Selbsthilfegruppe wie **www.ilco.de**.

→ **TIPP**
Mithilfe von Süßstofftabletten können Sie unangenehme Gerüche mindern: Geben Sie mindestens vier oder mehr Tabletten in den Stomabeutel.

WICHTIG

Ernährungsempfehlungen für die Zeit nach der OP

Nach Operationen im Magen-Darm-Trakt sollten Sie Folgendes beachten:

- Achten Sie darauf, was Ihnen bekommt – ein Tagebuch, das Sie über eine Woche führen sollten, wird Ihnen die richtigen Hinweise geben – auf die Erinnerung ist nicht immer Verlass.

- Essen Sie immer wieder kleine Mahlzeiten über den ganzen Tag verteilt. Wählen Sie die Speisen gezielt aus.

- Kochen Sie die Speisen weich.

- Hafer- und andere Schleimsuppen (individuell abgeschmeckt) helfen Ihnen bei akuten Beschwerden.

- Vorsicht bei langen Fasern (Gemüse, Obstschalen, Fleisch).

- Setzen Sie Fette gezielt ein: hochwertige Öle, Butter, MCT.

- Trinken Sie bei Durchfällen viel – aber besser nicht beim Essen.

- Verwenden Sie Zusatznahrung nach Indikation, Geschmack und Möglichkeit, besonders bei Gewichtsverlust.

- Verwenden Sie Enzyme zur besseren Nahrungsausnutzung – fragen Sie Ihren Arzt.

Besprechen Sie mit Ihrem Arzt die Notwendigkeit, bestimmte Mineralstoffe und Vitamine zu substituieren (zum Beispiel Eisen, Vitamin B12, fettlösliche Vitamine).

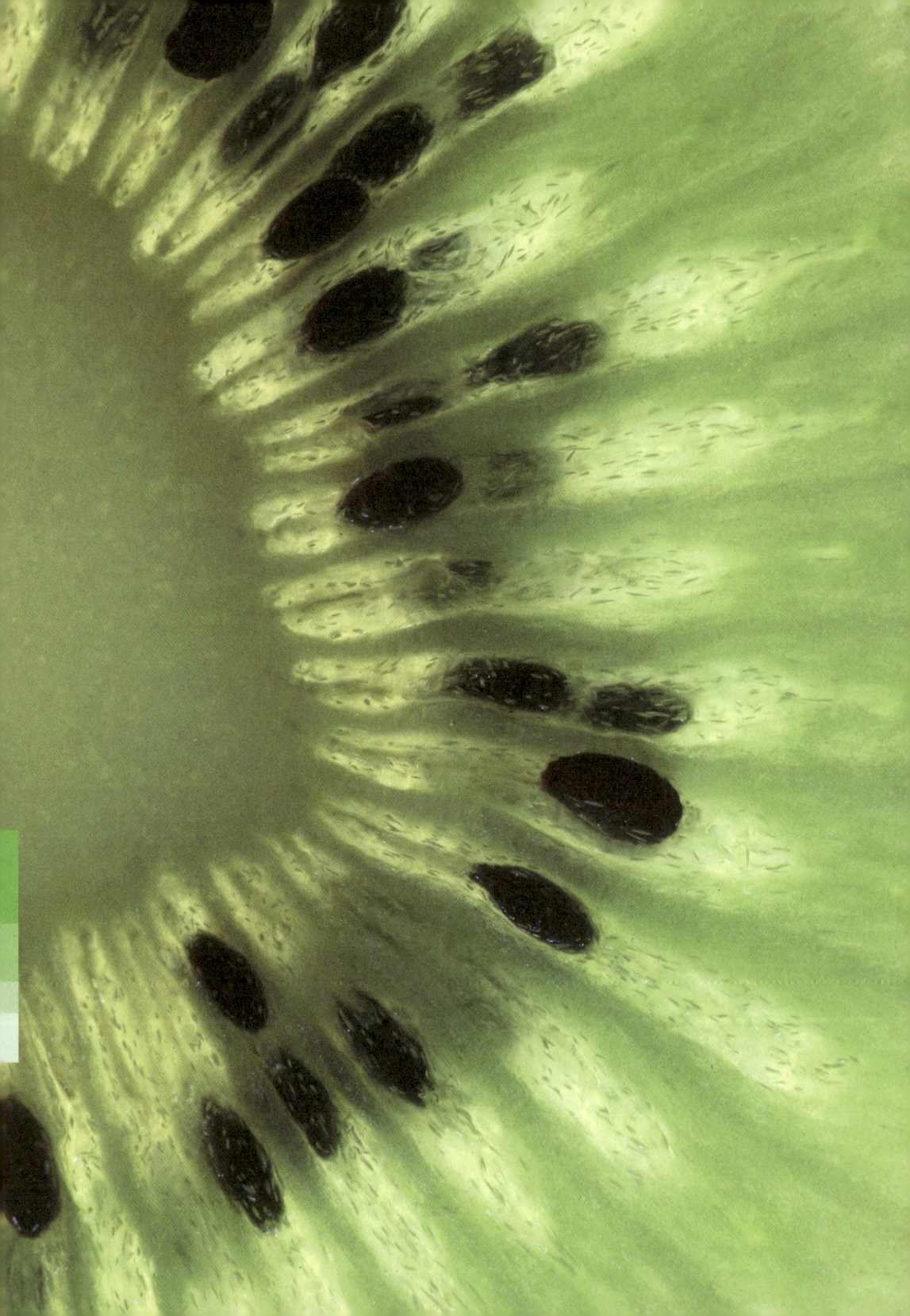

Was Sie sonst noch für sich tun können

In diesem Kapitel werden Sie weitere Tipps erhalten, was Sie neben den bisherigen Ratschlägen in diesem Buch für sich tun können. Zum Beispiel wie Sie Ihr Immunsystem wieder kräftigen, wie Sie seriöse, komplementäre Therapien von unlauteren Behandlungsmethoden unterscheiden und was von Wundermitteln und hoch dosierten Vitaminen bei und nach Krebs zu halten ist.

In den vorhergehenden Kapiteln haben Sie erfahren,
- wie Sie Ihre Ernährung optimieren und an den veränderten Stoffwechsel anpassen können,
- was Sie für sich tun können, wenn Sie sich nach bestimmten Therapien unwohl fühlen,
- wie Sie sich helfen können, wenn Sie unter massiven Beschwerden und Nebenwirkungen von Therapien leiden,
- was Sie nach Operationen, besonders im Magen-Darm-Trakt, berücksichtigen sollten.

Jetzt geht es darum, was Sie während oder nach einer Krebserkrankung zusätzlich Gutes für sich tun können.

Vorab drei wichtige Hinweise:

1. Nehmen Sie *alle* Möglichkeiten der Rehabilitation wahr. Ihre Krankenkasse informiert Sie über Kliniken, die für Sie die beste Nachsorge anbieten, und über Angebote von ambulanten Rehabilitationsmaßnahmen in Ihrer Nähe. Die Deutsche Krebsgesellschaft, **www.krebsgesellschaft.de,** informiert unter dem Stichwort Rehabilitation ausführlich zu verschiedenen Möglichkeiten, und auch beim Krebsinformationsdienst erhalten Sie ausführliche Informationen, die Sie entweder im Internet nachlesen oder als Broschüren bestellen oder herunterladen können. Die Deutsche Rentenversiche-

Gesundheitliche Verbesserungen, die nach einem Rauchstopp eintreten

ZEIT	VERBESSERUNG
a) Kurzfristige Effekte	
20 Minuten	• Blutdruck sinkt auf Wert vor der letzten Zigarette. • Temperatur von Haut und Händen steigt auf Normalwert.
8 Stunden	• Das giftige Kohlenmonoxid ist abgeatmet und erreicht die gleichen Werte wie bei einem Nichtraucher. • Rauchgeruch verschwindet aus dem Atem.
24 Stunden	Herzinfarktrisiko beginnt zu sinken.
2 Tage	Der Geruchs- und Geschmackssinn verfeinert sich wieder.
3 Tage	Die Atmung wird deutlich besser.
3 Monate	• Die Blutzirkulation hat sich verbessert. • Lungenkapazität (Aufnahmefähigkeit für Atemluft) ist um 30 % erhöht.
9 Monate	• Weniger Infektionen. • Raucherhusten und Kurzatmigkeit verschwinden. • Die Leistungsfähigkeit steigt an. • Die Lungenfunktion kann sich bis zu 10 % verbessern.
b) Langfristige Effekte	
1 Jahr	• Das Risiko für eine koronare Herzerkrankung ist nur noch halb so hoch wie bei einem Raucher. • Die Zahnfleischentzündungen sind weitgehend abgeheilt.
2 Jahre	Das Risiko für kardiovaskuläre Erkrankungen sinkt auf das Niveau von Nichtrauchern.
5 Jahre	• Das Schlaganfallrisiko beginnt auf das Niveau eines Nichtrauchers zu sinken. • Das Herzinfarktrisiko hat sich halbiert.
10 Jahre	• Das Risiko, an einem Lungenkrebs zu sterben, ist noch halb so groß wie bei einem Raucher. • Das Risiko für Mundhöhlenkrebs, Kehlkopfkrebs, Speiseröhrenkrebs, Blasenkrebs, Gebärmutterhalskrebs und Bauchspeicheldrüsenkrebs ist wesentlich gesenkt.
15 Jahre	Das Herzinfarkt- und das Schlaganfallrisiko sind auf das Niveau eines Nichtrauchers gesunken.
20 Jahre	Das Lungenkrebsrisiko ist vermutlich gleich groß wie bei Nichtrauchern.

rung, www.deutsche-rentenversicherung.de, hat eine Broschüre „Rehabilitation nach Tumorerkrankungen" erstellt.

2. Nehmen Sie *alle* Termine zu wichtigen Folgeuntersuchungen und zur Nachsorge wahr. Selbst wenn Sie die Arztbesuche leid sind und nicht immer wieder an Ihre Krankheit erinnert werden möchten, sind diese Kontrollen wichtig und notwendig. Wenn Sie ungewöhnliche Veränderungen an sich feststellen, sollten Sie auch außerhalb dieser Routinekontrollen Ihren Arzt aufsuchen.

3. Sollten Sie rauchen, ist jetzt die beste Gelegenheit, damit aufzuhören: Der Erfolg der Therapien und damit der Genesung kann durch Rauchen drastisch verringert werden. Durch das Rauchen wird der Organismus weniger mit Sauerstoff versorgt – genau der wird aber jetzt verstärkt benötigt, damit die Therapien optimal wirken können. Zusätzlich belasten die Giftstoffe aus der Zigarette den Körper. Die Verbesserungen, die ein Rauchstopp in Ihrem Körper bewirkt, listet die links abgebildete Tabelle auf.

Immunsystem stärken

Das Immunsystem ist sozusagen die körpereigene Polizei und gleichzeitig das Reinigungsunternehmen, das uns gegen Fremdstoffe, schädliche Organismen wie Bakterien, Viren, kranke Körperzellen oder Parasiten schützt: ein hoch spezialisierter Abwehrmechanismus, der artfremde, schädliche Organismen erkennt, Barrikaden baut und eine Armee von Zellen mit chemischen Waffen zu unserer Verteidigung blitzschnell organisiert und auf den Weg schickt. Bestimmte Immunzellen können andersartige Strukturen an der Oberfläche von fremden oder kranken Zellen erkennen; auch Tumorzellen bilden diese Veränderungen, die Mediziner als „tumorassoziierte Antigene" bezeichnen. Diese werden im Labor bestimmt und geben als „Tumormarker" Ihrem Arzt und Ihnen Informationen über den Erfolg der Therapien. Viele Forscher vermuten sogar, dass Tumorzellen anhand dieser spezifischen Antigene vom Immunsystem identifiziert und unschädlich gemacht werden können.

Man spricht zwar von dem Immunsystem als einem Organ, tatsächlich besteht dieser wichtige Abwehrmechanismus aus ganz unterschiedlichen Strukturen und ist über den ganzen Körper verstreut.

Lymphknoten sind überall im Körper verteilt, zum Beispiel in den Mandeln, den Achselhöhlen und den Leisten, und ganz besonders viele befinden sich als „Peyersche Plaques" in der Darmschleimhaut.

Sie sind sozusagen die Filterstationen des Immunsystems, die die Lymphflüssigkeit von Krankheitserregern und anderen „Abfallstoffen" reinigen. Hier in den Lymphknoten werden außerdem spezifische Antikörper aktiviert und die Lymphozyten warten auf ihren Einsatz.

> **INFORMATION**
>
> **Das Immunsystem im Überblick**
> - Haut, Schleimhäute, Tränen- oder Scheidenflüssigkeit etc. bilden mechanische Barrieren.
> - Spezifische Abwehrzellen wie Granulozyten, Leukozyten, Lymphozyten, Makrophagen (Fresszellen) oder natürliche Killerzellen erkennen und vernichten krankmachende Bakterien und andere körperfremde Zellen.
> - Gegen bestimmte Bakterien oder Viren sind spezielle Antikörper, sogenannte „Plasmaproteine", gerichtet.

Die Milz ist ebenfalls eine Art Kläranlage. Hier werden Makrophagen aus Monozyten gebildet und Thrombozyten und Lymphozyten lauern auf ihre Feinde.

Miteinander verbunden ist das ganze System durch die Lymphbahnen (→ Seite 138), die sich neben den Blutbahnen durch den Körper ziehen und von jedem Organ oder Körperabschnitt den „Abfall" sammeln und zu den Lymphknoten transportieren.

Alle Zellen und Strukturen des Immunsystems können durch aggressive und zehrende Therapien gelitten haben, während gleichzeitig die körpereigene Abwehr „mit Volldampf" arbeiten musste. Ganz besonders die Darmflora und -schleimhaut reagieren auf Chemotherapien, Bestrahlungen oder Antibiotika empfindlich – ein Zeichen dafür sind zum Beispiel schwere Durchfälle, unter denen Sie während der Therapie vielleicht leiden mussten. Auch eine länger andauernde, ausschließlich parenterale Ernährung kann die Darmflora und -wand schädigen. Um dies zu verhindern, bekommt man selbst nach schweren operativen Eingriffen im Magen-Darm-Trakt sehr schnell wieder „normales" Essen.

So können Sie Ihre Darmflora wieder aufbauen und Ihr Immunsystem stärken:

→ Essen Sie ballaststoffreich, aber beginnen Sie vorsichtig zum Beispiel mit Haferflocken, geschrotetem Leinsamen oder Erdmandelflocken.

→ Essen Sie abwechslungsreich – die „Nahrungsbestandteile mit besonderer Wirkung" (→ Seite 34 ff.) helfen auch dem Immunsystem.

> **INFORMATION**
>
> **Die Rolle des Darms – Darmflora und Immunsystem**
>
> Die größte Kontaktfläche zwischen „Außen" (der Umwelt) und „Innen" (dem Körper) besitzt der Magen-Darm-Trakt, der aufgrund seiner Größe die meisten Attacken abwehren muss. Folgerichtig konzentrieren sich hier ca. 70 Prozent des Immunsystems:
> Die Darmwand wirkt wie eine mechanische Barriere gegen Bakterien und Toxine, die dadurch nicht in unseren Körper eindringen können. Gleichzeitig geben die Zellen der Darmwand die Information, wie sie diese Eindringlinge bekämpft haben, an andere Zellen des Immunsystems im Innern des Körpers weiter, sodass diese bei einem erneuten Kontakt sofort richtig reagieren können.
> Der Dickdarm ist darüber hinaus Wohnstatt für die Darmflora; es sind über 10^{14} Bakterien (das ist ungefähr so viel wie unser Körper an Zellen besitzt!) mit 400 bis 500 unterschiedlichen Stämmen, die zusammen etwa 1,5 Kilogramm wiegen. Diese Darmbakterien verstoffwechseln die Nahrungsbestandteile, die unser Organismus nicht verdauen kann, zum Beispiel die Ballaststoffe. Dabei entstehen bestimmte Fettsäuren, die ihrerseits den Zellen der Darmwand als Nahrung dienen und der „gesunden Darmflora" ein ideales Lebensumfeld schaffen. Diese verdrängt krankmachende Bakterien wie Salmonellen und verhindert deren Eindringen in den Körper, indem sie Lücken und Spalten zwischen den Darmzellen besetzt („Barrierefunktion"). Auch Gifte, die von krankmachenden Keimen gebildet werden, zerstören unsere „Untermieter".

- Essen Sie Lebensmittel mit Milchsäurebakterien wie Lactobazillen oder Bifidobakterien (Probiotika, → Seite 68 f.).
- Aber Vorsicht: Wenn Ihr Immunsystem sehr geschwächt ist, sollten Sie die Einnahme von probiotischen Arzneimitteln immer mit Ihrem Arzt besprechen, auch wenn die Präparate frei verkäuflich sind.

→ Treiben Sie Sport – bewegen Sie sich.
→ Entspannen Sie sich.

Was Darm und Darmflora gar nicht mögen:
→ Sehr hoch erhitzte Fette (Frittiertes).
→ Scharf gebratene Speisen, besonders stark durchgebratenes rotes Fleisch.
→ Alkohol.
→ Bewegungsarmut.

Alternative oder komplementäre (adjuvante) Methoden

Gerade Tumorpatienten und ihre Angehörigen suchen nach Alternativen zu den schulmedizinischen Therapien, die oft mit unangenehmen und schweren Nebenwirkungen verbunden sind. Es sind Verzweiflung und Angst, die viele Patienten und ihre Angehörigen nach „anderer Medizin" bis hin zu Esoterik fahnden lassen, und nicht zuletzt der verzweifelte Wunsch, selbst die Therapie beeinflussen zu können.

Auf der einen Seite möchten die Patienten eine Unterstützung der Therapie, eine Verbesserung der Prognose und der Lebensqualität, auf der anderen Seite aber auch Zuspruch und Geborgenheit. Die moderne Medizin ist aber inzwischen so komplex geworden, dass die komplizierten Zusammenhänge zwischen Krankheit und Therapie dem Laien, also dem Patienten, nur schwer verständlich sind. Hinzu kommt die knappe Zeit der behandelnden Ärzte, die keine Moglichkeit für ein ausführliches Gespräch lässt – und so fühlen sich die Betroffenen alleingelassen und suchen selbst nach Möglichkeiten, ihre Krankheit zu verstehen – und möglichst zu heilen. Die Medizin, so große Fortschritte sie auch macht, leidet „unter ihrer eigenen Sprachlosigkeit. Die Kommunikation mit dem Erkrankten ist mehr schmückendes Beiwerk, denn integraler Bestandteil der Therapie", beschreibt der Radiologe Dr. Mücke die Situation. Auch Ärzte und Pflegepersonal fordern, die „zunehmende Entmenschlichung der modernen Medizin zu verhindern".

Im Rahmen einer Befragung von 1.013 Krebspatienten gaben immerhin 59 Prozent (Brustkrebspatientinnen 91 Prozent) an, dass sie sich mindestens einer komplementären Behandlung in den vergangenen vier Wochen unterzogen haben.

Die deutsche Krebsgesellschaft geht von 40 bis 50 Prozent aller Krebspatienten in Deutschland aus, die komplementäre oder alternative Therapiemöglichkeiten nutzen. Die „Dunkelziffer", also die Zahl all jener Patienten, die nicht zugeben wollen, dass Sie alternative Methoden anwenden, ist jedoch viel höher.

„Alternative" Krebstherapien

Die meisten „alternativen" Therapien nutzen die Ängste und die Suche nach dem richtigen Weg schamlos aus und versprechen den Patienten spektakuläre Heilungserfolge. Sie berufen sich auf „Erfahrungsberichte" dankbarer Patienten mit angeblich sensationeller Gesundung ohne „Chemie, Stahl oder Strahl" und lehnen konventionelle, also schulmedizinische Methoden als „nicht natürlich" ab.

INFORMATION

Ein kleiner Wegweiser durch die Begriffsbezeichnungen

Alternative Medizin
Wenn der Begriff auch streng genommen für Entweder-oder steht, gibt es in der Medizin keine genaue Definition. Im allgemeinen Sprachgebrauch, besonders in der Onkologie, beinhaltet „alternative Therapie" sowohl Naturheilkunde, Erfahrungsheilkunde, Homöopathie, chinesische oder ayurvedische Verfahren, anthroposophische oder esoterische Heilkunde als auch gefährliche Außenseitermethoden. Für viele dieser Therapien fehlt ein wissenschaftlicher Wirkungsnachweis, noch gibt es in der Regel Hinweise auf Nebenwirkungen, Unverträglichkeiten oder Kontraindikationen. Weitere Informationen unter **www.krebsinformationsdienst.de** unter dem Stichwort „Alternative Methoden" und im Anhang.

Komplementäre (adjuvante) Therapien
Dies sind ergänzende, unterstützende Maßnahmen zur Standardtherapie, die zunehmend mehr in kontrollierten klinischen Studien erforscht werden. Zu den etablierten adjuvanten Methoden gehören zum Beispiel Psychoonkologie, Bewegungs- und Ernährungstherapie, aber auch andere begleitende Maßnahmen wie Enzym- oder Misteltherapie. Sie alle haben das Ziel, Nebenwirkungen der Standardtherapie zu reduzieren oder zu verhindern und die Lebensqualität zu verbessern.
Das Centrum für Integrierte Onkologie, **www.cio-koeln-bonn.de,** fasst zusammen: Komplementärmedizin ist …
- eine Ergänzung der Standardtherapie,
- eine Hilfe, die Lebensqualität der Krebspatienten zu stabilisieren,
- eine Möglichkeit, Nebenwirkungen der Krebstherapie zu mindern.

Integrative Medizin
Das Zusammenwirken von komplementären und schulmedizinischen Methoden bezeichnet man als „integrative Medizin".

Bei einer Befragung gaben Patienten an, diese Informationen aus dem Internet und anderen Medien (43 Prozent), von Freunden (15 Prozent) und Personen in Heilberufen (14 Prozent) erhalten zu haben. Zwar bekamen diese Patienten keine Hinweise über Wechselwirkungen oder Nebenwirkungen, waren sich dessen auch bewusst (60 Prozent), hatten aber keine Bedenken, diese anzuwenden. Die Risiken durch Wechselwirkungen zwischen konventionellen und nicht-konventionellen Mitteln können jedoch hoch sein, bis hin zu erhöhter Toxizität und Verlust der Wirksamkeit konventioneller Therapien. Darüber hinaus lehnt ein Großteil jener, die sich für alternative Therapien entscheiden, weit häufiger als andere Patienten eine weitere, konventionelle Behandlung ab.

Die verschiedenen „alternativen" Therapien könnten unterschiedlicher nicht sein – von Amygdalin über Galavit bis Haifischknorpel etc. Trotzdem behauptet jede für sich, die einzig richtige zu sein – ohne dass Studien dies jemals nachgewiesen haben oder die Behauptungen belegt sind!

Ein abschreckendes Beispiel von vielen ist die unsinnige Therapie mit Galavit, einem Mittel aus der russischen Raumfahrt. Es soll hier exemplarisch beschrieben werden, um zu verdeutlichen, wie unmoralisch und unethisch Patienten getäuscht werden können: Galavit, so die Aussage, sollte das Wachstum des Tumors und die Neubildung von Metastasen verhindern. Für Tausende von Euros wurde diese Therapie auch in Deutschland angeboten – und von vielen Patienten vertrauensvoll angenommen. Zwanzig Ampullen kosteten in Russland rund 400 Euro, den Patienten wurden in Deutschland für die gleiche Anzahl 16.800 Euro in Rechnung gestellt – hinzu kam der Krankenhausaufenthalt in einer bestimmten Klinik, der dringend empfohlen wurde. Diese angeblich so erfolgreiche Krebstherapie war nichts als üble Abzocke, aber in ihrer Verzweiflung haben nicht wenige Patienten den Aussagen vertraut und dieses viele Geld investiert – für nichts! In Deutschland und Europa ist diese Behandlung inzwischen verboten und die Therapeuten mussten sich vor Gericht verantworten.

In einem Interview mit dem „Stern" sagt Dr. Ulrich Paschen (Hamburg) dazu: „Regelrecht unethisch und im Übrigen illegal sind Aussagen, dass wirkungslose Mittelchen Schutz vor Krebs oder gar Heilungschancen bieten", und fordert, „vor solchen Versprechen müssen Verbraucher und Patienten geschützt werden." Professor Beuth (Köln), warnt ausdrücklich vor diesen „Außenseitermethoden", da sie für Betroffene sogar lebensgefährlich sein können. Leider gibt es auch einige Mediziner, die die Ängste und Wünsche der Patienten ausnutzen, warnt Professor Hiddemann (München). Zahlreiche Internetseiten und private Kliniken oder Praxen geben sich ein seriöses Erscheinungsbild, werben mit Falschaussagen und locken mit unerfüllbaren Versprechungen, berichtet Dr. Susanne Weg-Remers, Leiterin des Krebsinformationsdienstes, und rät zu äußerster Vorsicht.

> **WICHTIG**
>
> **Seien Sie äußerst kritisch bei ...**
> - unlauteren Heilversprechungen wie „Nur diese Methode ist die richtige.",
> - Warnungen vor der Schulmedizin („Chemie, Stahl und Strahl"),
> - Behauptungen wie „Chemotherapie fördert den Krebs.",
> - Sätzen wie „Fragen Sie nicht Ihren Arzt oder Apotheker.",
> - Informationen aus Büchern, Broschüren oder Internet mit Berichten über Wunderheilungen und Erfahrungsberichten von „geheilten" Patienten,
> - Erfahrungsberichten über „Spontanheilung" durch bestimmte Substanzen, „natürliche" Präparate oder „Substanzen aus der Natur" wie Amygdalin, bittere Aprikosenkerne etc. aus unbekannten oder undurchschaubaren Quellen.

Komplementäre (adjuvante) Methoden

Aber es gibt natürlich nicht nur schwarze Schafe, sondern sehr hilfreiche und wirksame komplementäre, also ergänzende Methoden. Diese komplementäre Medizin betrachtet den Menschen als ein Ganzes aus Körper und Psyche, als Wesen, das gleichzeitig körperlichen Schmerz und Angst empfindet, dessen Seele in einem kranken Körper leben und das sein Lebensumfeld mit den Beschwerden in Einklang bringen muss. Für viele Patienten bedeutet sie eine Möglichkeit, selbst etwas für sich zu tun und nicht nur passiv verschiedene Therapien über sich ergehen zu lassen. Sie wollen selbst eingreifen und versuchen, alle Chancen zu nutzen.

Komplementäre Medizin versteht sich als Teil der wissenschaftlichen Medizin und kombiniert schulmedizinische Therapien mit ergänzenden Verfahren, um zum Beispiel Nebenwirkungen zu verringern, die Selbstheilungskräfte zu fördern und die Lebensqualität zu verbessern. Aufgrund ihrer Forschungsergebnisse erfährt die komplementäre Medizin inzwischen auch von der „Schulmedizin" mehr und mehr wissenschaftliche Anerkennung. Eine umfassende Begriffsbestimmung versteht Integrative Medizin als Zusammenspiel zwischen den drei Seiten der Onkologie (Operation, Strahlentherapie, medikamentöse Therapie) mit psychosozialer Begleitung, Ernährungsmedizin, körperlichen Aktivitäten, Palliativmedizin und KAM.

Allerdings gibt es bis heute noch keine einheitlichen Fortbildungen für Ärzte und Pflegepersonal und keine verlässlichen Informationen für Patienten und Laien. Aus diesem Grund wird eine Leitlinie zur „Komplementärmedizin in der Behandlung von onkologischen PatientInnen" erstellt, die Ende 2020 fertiggestellt sein wird.

Zu den komplementärmedizinischen Behandlungen gehören eine Reihe von nichtmedikamentösen Therapien, zum Beispiel Ernährungs- und Bewegungstherapie, Psychoonkologie, die alle inzwischen auch in der konventionellen Schulmedizin Akzeptanz und Anwendung finden, sowie die Mind-Body-Medizin (→ Seite 124 f.) und Entspannungsübungen wie Meditation, Yoga, Tai Chi oder autogenes Training.

Weiterhin werden auch Medikamente unterstützend eingesetzt, wie die Therapie mit Mistelextrakten. Wenn diese auch immer noch etwas kritisch bewertet wird, befürworten mehr und mehr auch nicht ausschließlich naturheilkundlich ausgerichtete Ärzte die Misteltherapie, zum Beispiel als Begleittherapie zur Linderung von Nebenwirkungen und Verbesserung des Therapieerfolgs und der Lebensqualität – niemals jedoch als eine Alternative zu einer Chemo- oder Strahlentherapie. Die Therapie mit standardisiertem Mistellektin, zu der es zahlreiche Studien gibt, wird bereits unter bestimmten Bedingungen von den Krankenkassen bezahlt.

Zu weiteren komplementärmedizinischen Therapien gehören Enzym- und Selentherapie sowie Vitamine und Mineralstoffe zur Behandlung bei erhöhtem Bedarf, unzureichender Nahrungsaufnahme oder nachgewiesenen Mangelerscheinungen.

→ **TIPP**
Ausführliche, sachliche und hilfreiche Informationen gibt es beim Krebsinformationsdienst www.krebsinformationsdienst.de unter dem Stichwort „Alternative und komplementäre Methoden in der Krebstherapie: Ein Überblick" sowie unter: www.ciokoeln-bonn.de/leben-mit-krebs/komplementaermedizin/.

Für die Wahl der ergänzenden Therapie sind ausschließlich die Beschwerden des Patienten und nicht die kategorische Bevorzugung einer Therapie oder einzelner Präparate entscheidend und sie sollte speziell und individuell auf die jeweilige schulmedizinische Krebsbehandlung abgestimmt werden. Genau hier liegt die Chance, schulmedizinische Therapien und adjuvante Medizin miteinander zu kombinieren, damit Sie als Patient besser oder leichter durch die für Sie schwere Zeit kommen.

„Die ergänzende Therapie muss auf die schulmedizinische Therapie abgestimmt sein. Vor allem Wechselwirkungen mit anderen Medikamenten und Nebenwirkungen müssen bedacht werden, sonst kann eine komplementäre Therapie dem Patienten schaden. Eine vorherige Absprache mit dem behandelnden Onkologen ist daher unbedingt notwendig", betont Jutta Hübner, Professorin für komplementäre Medizin und Naturheilkunde.

Die zunehmende Bedeutung der Komplementärmedizin zeigt sich auch an der wachsenden Zahl von Lehrstühlen für integrative oder Komplementärmedizin. In den USA ist eine Leitlinie zur „Integrativen Onkologie, Brustkrebs" erstellt worden, die von der amerikanischen Krebsgesellschaft (ASCO) übernommen wurde.

Die gewachsene Bedeutung lässt sich auch an der Tatsache ablesen, dass die Naturheilkunde seit Anfang der 1990er Jahre an deutschen Universitäten gelehrt wird und Eingang in das medizinische Staatsexamen gefunden hat. Immer mehr niedergelassene Ärzte erwerben seitdem eine Zusatzqualifikation für naturheilkundliche Verfahren.

Wenn Sie das Gefühl und den Wunsch haben, die Komplementärmedizin könne Ihnen bei der Bewältigung Ihrer Krankheit helfen, machen Sie sich am besten zunächst Ihre ganz eigenen Wünsche und Erwartungen an diese Therapien deutlich wie

→ Verbesserung Ihrer Lebensqualität
→ Linderung von Schmerzen
→ Verminderung von Nebenwirkungen
→ Verbesserung des Genesungs- und Heilungsprozesses
→ Intensivierung der Wirkung Ihrer Therapien
→ Kräftigung Ihres Organismus
→ Vorbeugung und Schutz vor einem Rückfall
→ Entspannung – Zuwendung – Verständnis

Um geeignete Therapeuten zu finden, bedarf es einer kompetenten Beratung. Informieren Sie sich bei erfahrenen Ärzten, die idealerweise sowohl die Schul- als auch die Komplementärmedizin kennen, oder finden Sie Hilfe zum Beispiel

→ beim Zentralverband der Ärzte für Naturheilverfahren (ZÄN, **www.zaen.org**),
→ bei der Gesellschaft für biologische Krebsabwehr **(www.biokrebs.de),**
→ bei dem Verband der naturheilkundlich und umweltmedizinisch orientierten Gynäkologen (NATUM, **www.natum.de**), der Ihnen auch Listen von Ärzten in Ihrer Gegend vermitteln kann,
→ beim Centrum für integrierte Onkologie an der Uniklinik Köln und dem Universitätsklinikum Bonn **(www.cio-koeln-bonn.de/leben-mit-krebs/komplementaermedizin),**
→ in dem Buch „Gemeinsam gegen Krebs. Naturheilkunde und Onkologie – Zwei Ärzte für eine menschliche Medizin". Die Autoren Gustav Dobos und Sherko Küm-

mel informieren über die Möglichkeiten, wie Schulmedizin und Komplementärmedizin gemeinsam eingesetzt werden können.
→ bei KOKON (Kompetenznetzwerk Komplementärmedizin in der Onkologie, www.kokoninfo.de), das für die Bereiche Onkologie und Komplementärmedizin gesicherte Standards für Information und Beratung erstellt.

Auch zahlreiche Kliniken kombinieren heute bereits komplementäre und schulmedizinische Verfahren miteinander – diese und weitere Adressen finden Sie im Anhang (→ Seite 206 ff.).

Es soll aber an dieser Stelle auch darauf hingewiesen werden, dass die Schulmedizin ebenfalls „Supportivmaßnahmen" einsetzt; das sind höchst wirksame, unterstützende oder begleitende medikamentöse Therapien, die unangenehme und belastende Nebenwirkungen wie Übelkeit oder Schmerzen verhindern und damit die Lebensqualität während einer Tumorbehandlung verbessern.

Nahrungsergänzungsmittel und „Wundermittel gegen Krebs" – halten sie, was sie versprechen?

In die Kategorie der unlauteren Versprechen gehören auch zahlreiche Nahrungsergänzungsmittel, die manches Mal geradezu aggressiv als Heilsbringer beworben werden.

> **! WICHTIG**
>
> Setzen Sie komplementäre Methoden nur nach Rücksprache mit Ihrem Arzt ein. Unter keinen Umständen sollten Sie auf eigene Faust zu komplementär-medizinischen Maßnahmen greifen, insbesondere wenn Sie die Informationen dazu aus dem Internet oder aus Erfahrungsberichten von Bekannten bekommen haben. Diese Maßnahmen/Medikamente können Neben- und Wechselwirkungen haben, die möglicherweise die Wirkungsweisen Ihrer Therapien reduzieren. Auf keinen Fall sollten Sie Ihre schulmedizinischen Therapien abbrechen, weil Sie sich von den komplementären Methoden allein Hilfe erhoffen.

Glaubt man dieser Werbung, könnten wir weder in gesunden noch in kranken Tagen ohne den Zusatz von Nahrungsergänzungsmitteln leben.

„Nahrungsergänzungsmittel" gehören zu den Lebensmitteln und sind daher keine Arzneimittel. Es sind laut Bundesinstitut für Risikobewertung „Produkte, die aus Nährstoffen oder sonstigen Stoffen mit ernährungsspezifischer oder physiologischer Wirkung in konzentrierter Form bestehen. Das können Vitamine, Mineralstoffe und Spurenelemente, Aminosäuren, aber auch Ballaststoffe, Pflanzen oder Kräuterextrakte sein."

Anders als bei Arzneimitteln müssen die Hersteller weder einen Nachweis über die Wirksamkeit noch über die Unbedenklichkeit und Sicherheit gegenüber einer Behörde führen und dürfen per Gesetz keine Aussagen zur Heilung oder Linderung von Krankheiten machen. Viele Hersteller entziehen sich diesen europäischen Gesetzen, indem sie über das Internet oder per Versandhandel aus dem Nicht-EU-Ausland agieren und trotz Verbot zum Beispiel mit einer gesundmachenden oder immunstimulierenden Wirkung ihrer Produkte werben. Leider ist diese unerlaubte Irreführung für Laien oder hilfesuchende Patienten oft nur schwer zu erkennen. Begriffe wie „natürliche Pflanzenextrakte" suggerieren darüber hinaus, dass diese Produkte unbedenklich genommen werden können. Dabei ist „natürlich" für viele Menschen gleichbedeutend mit „sicher". Tatsächlich gibt es für keine dieser Substanzen weder eine Risikobewertung noch Kenntnis über die Dosis-Wirkungs-Beziehung.

→ **TIPP**
Weitere Informationen und Hilfe dazu erhalten Sie unter www.klartext-nahrungsergaenzung.de.

Sogenannte Kräuter-„Medizin" gilt als sanft und frei von Nebenwirkungen; so kennen wir doch die entspannende Wirkung von Baldrian oder Kümmel als Mittel gegen Blähungen. Wo es aber eine Wirkung gibt, gibt es auch eine Nebenwirkung, ganz besonders dann, wenn Nahrungsergänzungsmittel Pflanzenkonzentrate in Pillen, Pflanzenextrakten, getrocknet oder sogar in Kombination mit anderen Kräutern enthalten. Wenn schon kleinste Mengen, zum Beispiel von Küchenkräutern, eine physiologische Wirkung haben, wie verstärkt sich dann erst der Effekt in hohen Konzentrationen – oder, schlimmer noch, kehrt sich ins Gegenteil!

Die Liste bestimmter Lebensmittel oder Extrakte daraus und der Beteuerungen, dass diese den Krebs zerstören können, ließe sich beliebig verlängern – ob es die „Wunderheilung" durch Papayablätter, Noni, Aprikosenkerne, grünen Hafertee und Miracle Mineral Supplement (MMS) ist oder eine Therapie mit „Vitamin B17" (Laetrile), Megamin, Ukrain, Galavit bis hin zur Verabreichung von Megadosen Vitaminen und Mineralstoffen.

▶ **BEISPIEL**
Ein genauer Blick auf die Empfehlung, Aprikosenkerne zu kauen, da sie das wichtige Vitamin B17 enthielten, entlarvt die Lüge. Aprikosenkerne enthalten Laetrile, ein Vitamin aus der B-Gruppe. Tatsächlich gehört Laetrile zu der Gruppe der Blausäuren und ist hochgiftig!

Viele Krebspatienten vertrauen in ihrer Angst diesen Aussagen und Versicherungen, weil die eigentlich unhaltbaren Versprechungen für sie Hoffnung und Ausweg aus ihrer erdrückenden Situation bedeuten.

> „Alle Dinge sind Gift und nichts ist ohne Gift; allein die Dosis macht, dass ein Ding kein Gift ist."
> Paracelsus (Theophrastus Bombastus von Hohenheim) 1493–1541

Es ist nicht auszuschließen, dass einige dieser angeblich „harmlosen" und gleichzeitig „hochwirksamen" Nahrungsergänzungs- oder Stärkungsmittel nicht nur unwirksam sind, sondern sogar ganz unerwünschte oder sogar schädliche Nebenwirkungen haben können oder zum Beispiel die Aufnahme von Medikamenten in den Körper oder die Wirkung der Chemo- oder Radiotherapie und anderer Arzneimittel verringern oder verstärken.

Selbst beispielsweise Johanniskraut, das eigentlich verlässliche und bewährte Mittel gegen leichte Depressionen, kann die Wirkungsweise von bestimmten Chemotherapeutika negativ beeinflussen. Als anderes Beispiel sei grüner Tee genannt: Bei Vorstufen eines Prostatakarzinoms kann grüner Tee die Entwicklung zu Krebs verhindern, beim fortgeschrittenen Prostatakarzinom dagegen treten durch den Tee schwere, unerwünschte Nebenwirkungen auf. Darüber hinaus hemmt grüner Tee die Wirkung von Sunitinib, einem Therapeutikum aus der Gruppe der Kinaseinhibitoren.

Das UCT (UCT = Universitäres Centrum für Tumorerkrankungen, www.uct-frankfurt.de) hat sich auch zum Ziel gesetzt, den Nutzen beziehungsweise Schaden pflanzlicher Wirkstoffe zu untersuchen und zu bestimmen. Dort erhalten Sie dazu weitere Informationen. Einen Überblick über problematische Ergänzungsmittel erhalten Sie auch unter www.bfr.bund.de/cd/945.

Seien Sie also wachsam: Nehmen Sie keine Nahrungsergänzungsmittel oder Pflanzenkonzentrate in Eigenmedikation, auch wenn sie als „natürlich", „immunstimulierend" oder sogar „Krebs hemmend" angeboten werden. Denken Sie daran, dass keine dieser Aussagen wissenschaftlich bewiesen werden muss und mögliche und unerwünschte

 ACHTUNG

Nahrungsergänzungsmittel, gleich welcher Art, können Ihnen Schaden zufügen oder die Wirkung notwendiger Medikamente reduzieren!

Neben- oder Wechselwirkungen überhaupt nicht erwähnt werden. Selbst sogenannte Erfahrungsberichte von zufriedenen Kunden oder geheilten Patienten sind nicht nachzuprüfen.

Seien Sie genauso kritisch wie bei den alternativen Therapien (→ Seite 184 ff.) Bestenfalls sind diese „Wundermittel gegen Krebs" wirkungslos; im schlimmsten Fall richten sie Schaden an, in jedem Fall belasten sie Ihr Portemonnaie.

Wenn die meisten Patienten auch nicht leichtgläubig sind und unlauteren Versprechungen angeblicher Wundermittel Glauben schenken, so sind doch viele bei der Einnahme von Vitaminen eher unkritisch und wollen ihrem Körper nach dem Motto „viel hilft viel" Gutes tun. Vitamine und Mineralstoffen sind schließlich „natürlich" und werden überall als die „kleinen Gesundmacher mit großer Wirkung" beworben – gegen Krebs, gegen Demenz, gegen das Älterwerden ... Dass aber der Körper nur kleinste Mengen benötigt und die Konzentrationen der einzelnen Vitamine genau aufeinander abgestimmt sein müssen, verschweigen Werbung und unverantwortliche „Heiler".

Die Überdosierung von Vitaminen kann sogar fatale Folgen haben, wie zahlreiche Studien gezeigt haben (Finnlandstudie, CARET-Studie, VITAL-Studie, Studien der Cochrane Collaboration). Einen Überblick über Vitamine und Ernährung bei Krebs hat

 ACHTUNG

Grundsätzlich gilt: Wo keine Unterversorgung besteht, brauchen keine Mikronährstoffe ergänzt zu werden. Überdosierung schadet unter Umständen mehr!

die schweizerische Krebsliga, www.krebsliga.ch, zusammengestellt; der Krebsinformationsdienst, www.krebsinformationsdienst.de, fasst unter dem Stichwort „Vorbeugung" > „Risiken kennen und vermeiden" > „Vitamine und Spurenelemente" verschiedene Studienergebnisse zum Thema zusammen.

Natürlich gibt es aber auch Situationen, bei denen Vitamin- und Mineralstoff-Supplemente unerlässlich sind, wenn zum Beispiel eine ausreichende Resorption nicht gewährleistet ist, Sie lange appetitlos waren, nichts essen mochten oder unter Erbrechen und Durchfällen gelitten haben sowie nach einer Chemo- oder Strahlentherapie. Dann kann eine Unterversorgung oder sogar ein Mangel an Vitaminen und Mineralstoffen bestehen und eine gezielte Ergänzung mit Vitaminen oder Mineralstoffen ist nötig und sinnvoll. Entscheidend ist:

→ Lassen Sie sich gründlich beraten. Fragen Sie Ihren Arzt oder Ihre Ernährungstherapeuten.

→ Wenn es überhaupt nötig ist, nehmen Sie nicht wahllos verschiedene Vitaminpräparate. Es gibt sehr gut zusammengestellte „Multi-Präparate", deren Konzentrationen im physiologischen Bereich liegen und in denen die Einzelsubstanzen ideal aufeinander abgestimmt sind. Sie mögen etwas teurer sein als Einzelpräparate, dafür brauchen Sie aber auch nur eines.

→ Nehmen Sie unter keinen Umständen Vitamine, besonders Antioxidantien, während der Chemotherapie oder Bestrahlung (außer Ihr Arzt hat es ausdrücklich empfohlen). Besonders die Antioxidantien können die Wirkung der Therapie, insbesondere der Strahlentherapie, reduzieren!

Wie immer gibt es eine Ausnahme: **Selen** kann die Wirksamkeit einiger Chemotherapien verbessern (zum Beispiel 5-FU und Oxaliplatin) und Nebenwirkungen verringern (100–300 µg/Tag, Serumspiegel 100–130 µg). Aber auch hier gilt: Verwenden Sie es nicht auf eigene Faust, fragen Sie vorher Ihren Arzt.

Die Klinik für Tumorbiologie, Freiburg, nennt als Orientierungshilfe für die Zeit nach einer Therapie folgende Nährstoffdosierungen für die Supplementierung (→ Tabelle unten). Auch hier gilt: Nur, wenn der Arzt nicht anders entscheidet.

Auch für **Vitamin D** gibt es Hinweise, dass ein hoher Blutspiegel (40–60 ng/100 ml) positiven Einfluss auf den Verlauf bei Brust- und Darmkrebs sowie aggressiven B-Zell-Lymphomen haben kann. Weitere Studien stehen aber noch aus. Fragen Sie Ihren Arzt, ob eine Messung des Blutspiegels sinnvoll ist.

Beispiele für Nährstoffdosierungen nach einer Therapie

VITAMIN	EMPFOHLENE DOSIS	TOLERIERBARE OBERGRENZE (NICHTRAUCHER)
Vitamin C	200 mg	1.000 mg
Vitamin E	36 mg	200–800 mg
Betacarotin	4–6 mg	10 mg
Selen (auf Hefebasis)	60–100 µg	200–400 µg

> **WICHTIG**
>
> **Während der Strahlentherapie**
>
> Vitamine und Mineralstoffe können Sie durch Ihre normale Ernährung nicht überdosieren.
> Während der Strahlentherapie sollten Sie allerdings Zitrusfrüchte und andere Obstsorten, die viel Vitamin C enthalten, nicht im Übermaß verzehren. Bitte verzichten Sie währenddessen auch auf Lebensmittel, die mit Vitaminen oder sekundären Pflanzenstoffen angereichert sind.

Alle Ihre Therapeuten, ganz besonders, wenn sie nicht einem Team angehören, sollten genau wissen, was für Therapien Sie bekommen und welche Medikamente und Nahrungsergänzungsmittel Sie einnehmen, damit alle Maßnahmen optimal aufeinander abgestimmt sind.

Deshalb stellen Sie am besten eine Liste zusammen, auf der Sie alle Medikamente und Nahrungsergänzungsmittel verzeichnen, die Sie einnehmen, und alle Therapien, denen Sie sich unterziehen müssen, zum Beispiel Chemotherapie mit Namen und Dosierung, aber auch Lymphdrainage etc. (→ Anhang, Therapiedokumentation und Medikamentenlisten, Seite 198 ff.).

Wenn Sie sich für komplementäre Zusatzbehandlungen entscheiden oder ärztlich empfohlene Ergänzungsmittel wie Selen oder Phytotherapeutika verwenden möchten, müssen Sie diese aus dem eigenen Portemonnaie bezahlen, nur in seltenen Ausnahmefällen erstattet Ihre Krankenkasse diese Kosten.

Einmal ganz abgesehen von gesundheitlichen Risiken sollten Sie schon allein deshalb genau abwägen, welche Therapie für Sie die richtige ist, und herausfinden, ob „Abzocke" dahintersteckt oder eine seriöse Behandlung.

→ **TIPP**

Eine kostenlose, sehr erfolgreiche Therapie, die Sie aber immer und überall anwenden können, wollen wir Ihnen zum hoffentlich guten Schluss empfehlen: Reden, lachen, essen, spielen, tanzen, singen, kegeln, wandern ... gemeinsam mit der Familie, mit Freunden, Nachbarn, den Mitgliedern Ihrer Selbsthilfegruppe oder Ihres Vereins.

Anhang

Abschließend haben wir viele hilfreiche Informationen für Sie zusammengestellt. Im Anhang finden Sie: Eine Übersicht, die die Häufigkeit von Lebensmittelintoleranzen zeigt, Muster zur Therapiedokumentation und Medikamentelisten, ein ausführliches Glossar mit den wichtigsten Begriffen, einen detaillierten Adressteil, der Ihnen zeigt, wo Sie weitere Infos und Hilfe finden, und das Stichwortverzeichnis.

Lebensmittelintoleranzen

Die Übersicht zeigt Lebensmittel, die häufig nicht gut vertragen werden (Erfahrungswerte). Sie stellt keine Verbotsliste dar.

INTOLERANZEN		Auftreten
1.	Hülsenfrüchte	30.1 %
2.	Gurkensalat	28.6 %
3.	Frittierte Speisen	22,4 %
4.	Weißkohl	20,2 %
5.	CO_2-haltige Getränke	20,1 %
6.	Grünkohl	18,1 %
7.	Fette Speisen	17,2 %
8.	Paprikagemüse	16,8 %
9.	Sauerkraut	15,8 %
10.	Rotkraut	15,8 %
11.	Süße und fette Backwaren	15,8 %
12.	Zwiebeln	15,8 %
13.	Wirsing	15,6 %
14.	Pommes frites	15,3 %
15.	Hart gekochte Eier	14,7 %
16.	Frisches Brot	13,6 %
17.	Bohnenkaffee	12,5v
18.	Kohlsalat	12,1 %
19.	Mayonnaise	11,8 %
20.	Kartoffelsalat	11.4 %
21.	Geräuchertes	10,7 %
22.	Eisbein	9,0 %
23.	Zu stark gewürzte Speisen	7,7 %
24.	Zu heiße u. zu kalte Speisen	7,6 %
25.	Süßigkeiten	7,6 %
26.	Weißwein	7,6 %
27.	Rohes Stein- und Kernobst	7,3 %
28.	Nüsse	7,1 %
29.	Sahne	6,8 %
30.	Paniert Gebratenes	6,8 %
31.	Pilze	6,1 %
32.	Rotwein	6,1 %
33.	Lauch	5,9 %
34.	Spirituosen	5,8 %
35.	Birnen	5,6 %
36.	Volkornbrot	4,8 %
37.	Buttermilch	4,5 %
38.	Orangensaft	4,5 %
39.	Vollmilch	4,4 %
40.	Kartoffelklöße	4,4 %
41.	Bier	4,4 %
42.	Schwarzer Tee	3,5 %
43.	Apfelsinen	3,4 %
44.	Honig	3,1 %
45.	Speiseeis	2,4 %
46.	Schimmelkäse	2,2 %
47.	Trockenfrüchte	2,2 %
48.	Marmelade	2,2 %
49.	Tomaten	1,9 %
50.	Schnittkäse	1,6 %
51.	Camembert	1,3 %
52.	Butter	1,2 %

Therapiedokumentation und Medikamentelisten

Auf den nächsten Seiten finden Sie in Kurzform einige Tabellen, die Ihnen, Ihrem Arzt und anderen Therapeuten eine Übersicht geben, was Sie derzeit einnehmen oder welcher Therapie Sie sich gerade unterziehen. Da manche Wirkstoffe – dazu gehören auch Nahrungsergänzungsmittel wie zum Beispiel Vitamine – miteinander in Wechselwirkung treten, muss Ihr Arzt sie kennen, um entsprechend handeln zu können. Andere Medikamente müssen möglicherweise anders dosiert werden. Aktualisieren Sie bitte auch jede Veränderung von Substanz oder Dosis Ihrer Therapien. In der letzten Spalte können Sie Ihre Bemerkungen und Beschwerden eintragen. Diese können für Ihren Arzt oder Therapeuten wichtige Hinweise bieten.

Die Tabellen sind aufgeteilt in:
Vorerkrankungen (Tabelle 1)
→ Hier können Sie die Medikamente auflisten, die Sie wegen einer Vorerkrankung einnehmen, beispielsweise gegen Bluthochdruck oder Allergien, bei Diabetes, Magenproblemen oder Schilddrüsenerkrankungen.

Therapien (Tabellen 2 und 3)
→ Hier listen Sie die laufenden Therapien und, wenn möglich, das Therapieschema auf.

Sonstige Therapien (Tabelle 4)
→ Zum Beispiel Antihormontherapien, Antikörpertherapie oder Biphosphonate.

Medikamente (Tabelle 5)
→ Gegen akute Beschwerden wie Schmerzmittel, Medikamente gegen Durchfall oder Verstopfung, Übelkeit etc., beispielsweise Vitamin B12 oder Eisenpräparate (oral, per Injektion oder Infusion).

Komplementäre Therapien (Tabelle 6)
→ Wie Mistel-, Enzym-, Sauerstofftherapie, Homöopathie etc.

Nahrungsergänzungsmittel (Tabelle 7)
→ Wie Vitamine, Mineralien etc.

> Eine ausführliche Fassung zum Ausdrucken und anschließenden Eintragen Ihrer Daten bietet unsere Internetseite unter www.ratgeber-verbraucher-zentrale.de/tabellen_krebs

Beispiel

NAME DES MEDIKAMENTS ODER WIRKSTOFFS	DOSIERUNG	INDIKATION	BEMERKUNG/ BESCHWERDEN
Xy50	1–0–1	Bluthochdruck	Benommenheit

Medikamenteliste Vorerkrankungen (Tabelle 1)

MEDIKAMENT ODER WIRKSTOFF	DOSIERUNG	INDIKATION	BEMERKUNG/ BESCHWERDEN

Therapieplan Chemotherapie (Tabelle 2)

NAME CHEMOTHERAPIE	DOSIERUNG	SCHEMA (HÄUFIGKEIT)	BEMERKUNG/ BESCHWERDEN

Therapieplan Bestrahlung (Tabelle 3)

BESTRAHLUNG/ LOKALISATION	DOSIERUNG	SCHEMA (HÄUFIGKEIT)	BEMERKUNG/ BESCHWERDEN

Sonstige Therapien (Tabelle 4)

MEDIKAMENT	DOSIERUNG	APPLIKATION/ HÄUFIGKEIT	BEMERKUNG/ BESCHWERDEN
Xy 50	1–0–1	Bluthochdruck	Benommenheit

Medikamente gegen akute Beschwerden (Tabelle 5)

NAME/WIRKSTOFF	DOSIERUNG	INDIKATION	BEMERKUNG/ BESCHWERDEN

Komplementäre Therapien (Tabelle 6)

NAME/WIRKSTOFF	DOSIERUNG	SCHEMA (HÄUFIGKEIT)	BEMERKUNG/ BESCHWERDEN

Nahrungsergänzungsmittel (Tabelle 7)

NAME/WIRKSTOFF/ SUBSTANZ	DOSIERUNG	GRUND	BEMERKUNG/ BESCHWERDEN

Glossar

A

adjuvante Therapien ergänzende medizinische Therapien → komplementäre Medizin
alkalisch Gegenteil von → sauer
Alpha-Linolensäure Fettsäure
alternative Heilmethoden unkonventionelle Therapien, nicht wissenschaftlich validiert
Aminosäuren Bausteine des → Eiweiß
Amylasen Verdauungsenzyme, spalten im Darm → Kohlenhydrate für die → Resorption
Anorexie Appetitlosigkeit
Antazida binden und neutralisieren überschüssige Magensäure
Anthocyane → sekundäre Pflanzenstoffe
Antiemetika Medikamente gegen Übelkeit
antikanzerogen krebshemmend
Antikörpertherapie Therapie gegen bestimmte Tumorzellen
Antiöstrogene „Antihormone", werden als Therapie bei Hormonrezeptor-positiven Tumoren eingesetzt
Antioxidantien können Zellen vor → freien Radikalen schützen
Anti-TKTL1-Diät → ketogene Diät
Anus praeter „künstlicher" Darmausgang
Apoptose programmierter Zelltod, mit dem der Körper kranke und verbrauchte Zellen entsorgt
Aromatasehemmer verhindern die Bildung von Östrogenen
Astronautenkost umgangssprachlich für → Zusatznahrung (Trinknahrung) mit definiertem Nährstoffgehalt; bei Mangel- und Unterernährung → bilanzierte Diät

B

Ballaststoffe unverdauliche Nahrungsbestandteile → Faserstoffe, man unterscheidet wasserlösliche und -unlösliche Ballaststoffe
Bauchspeicheldrüse Pankreas, produziert Verdauungsenzyme, Insulin und Glucagon
Bauhin'sche Klappe → Ileozökalklappe, Verbindung zwischen Dünn- und Dickdarm
Bewegungstherapie nicht medikamentöse Therapie zur Prävention, Rezidivprophylaxe und Verbesserung von Nebenwirkungen
Bilanzierte Diät diätetische Lebensmittel für besondere medizinische Zwecke, wenn zum Beispiel Nahrungsaufnahme oder -verwertung erschwert ist oder eine Mangelernährung droht → Astronautenkost
bioaktive Pflanzenstoffe → sekundäre Pflanzenstoffe
Blase sammelt den Urin und scheidet ihn aus
Blutbahnen verbinden und versorgen Organe und Gewebe mit Nährstoffen, Sauerstoff etc. und transportieren Abfallstoffe ab
Blutzuckerspiegel gibt die Konzentration von Zucker (Glukose) im Blut an
Brust sekundäres Geschlechtsmerkmal der Frau (lat. Mamma)
Brustkrebs häufigste Tumorerkrankung der Frau
Buttersäure bakterielles Abbauprodukt von Ballaststoffen im Darm, wirkt antikanzerogen

D

Darmbakterien → Darmflora → Mikrobiom
Darmflora Besiedlung des Darms mit Bakterien
Depression Zustand tiefer Niedergeschlagenheit, häufige Folge der Krebserkrankung oder Therapie
Diagnose Erkennen und Klassifizierung einer Krankheit
Diarrhöe → Durchfall

Dickdarm Teil des Verdauungstraktes, schließt an den → Dünndarm an
Disease-Management-Programm optimiert und koordiniert ärztliche Versorgung und Therapien
Dumpingsyndrom schnelles „Herabstürzen" des Mageninhalts in den Darm
Dünndarm Teil der Verdauungstrakts, ist durch den → Magenpförtner vom → Magen und die → Bauhin'sche Klappe vom → Dickdarm getrennt
Durchfall → Diarrhöe, flüssiger bis wässriger, auch fettiger Stuhl, mögliche Folge der Krebserkrankung oder Therapie

E

Eiweiß → Protein, Nahrungsbestandteil und Aufbausubstanz von Zellen, Enzymen, Hormonen etc.
Eiweißpulver Nahrungsergänzung mit hohem Eiweißanteil
Ektomie operative Entfernung eines Organs
Endometrium Gebärmutterkörper
Energie wird vom Körper für alle Lebensfunktionen verbraucht
Energiegehalt von Lebensmitteln, wird in Kalorien (kcal) oder Kilojoule (kJ) angegeben
Enteritis Entzündung der Darmschleimhaut
Enzyme sind beteiligt beim Auf-, Ab- und Umbau im Stoffwechsel und beim Aufspalten der Nahrungsbestandteile im Darm
ergänzende bilanzierte Diät → Astronautenkost
Ernährungstherapie hilfreiche Maßnahme zur Unterstützung von Krebstherapien
essentiell lebensnotwendig, kann der Körper nicht selbst herstellen
Evidenzbasierte Medizin (EBM) medizinische Versorgung, die eine Erkrankung auf der Grundlage der besten zur Verfügung stehenden Wissensquellen bzw. Daten behandelt

F

Faserstoffe unverdauliche Nahrungsbestandteile → Ballaststoffe
Fatigue quälende Müdigkeit, mögliche Folge der Krebserkrankung oder Therapie
Fette Nahrungsbestandteile, größte Energielieferanten, bestehen neben Glycerin aus verschiedenen → Fettsäuren
Fettsäuren Bestandteile der Fette mit wichtigen physiologischen Aufgaben im Körper, man unterscheidet zwischen → gesättigten und → ungesättigten Fettsäuren
Fibrose Vermehrung und Verhärtung von Bindegewebe
freie Radikale aggressive Stoffwechselprodukte, die durch → Antioxidantien unschädlich gemacht werden. Freie Radikale entstehen aber auch zum Beispiel bei der Strahlentherapie, um gezielt Tumorzellen zu zerstören

G

Gallenblase hier wird die → Gallenflüssigkeit gesammelt
Gallenflüssigkeit „Galle" – wird von der Leber produziert und in der Gallenblase gesammelt, emulgiert Fette im Dünndarm und unterstützt damit die Fettverdauung
Gastritis Entzündung der Magenschleimhaut
Geruchsveränderung mögliche Folge der Krebserkrankung oder Therapie
gesättigt hier: Fettsäuren ohne Doppelbindung
Glucagon wird in der Bauchspeicheldrüse gebildet, „Gegenspieler" von → Insulin
Glukose Traubenzucker
glykämischer Index gibt den Blutzuckeranstieg nach Verzehr eines Lebensmittels an, als Referenzzahl dient Glukose = 100

H

Histologie Bestimmung des Zelltyps
Hormone Botenstoffe, die Signale an weit voneinander entfernte Körperteile senden und physiologische Reaktionen beeinflussen
Hygiene Pflegemaßnahme zur Vermeidung von Infektionen

I

Ileozökalklappe → Bauhin'sche Klappe, Verbindung zwischen Dünn- und Dickdarm
Immunsystem schützt mit einer Vielzahl unterschiedlicher Zellen und Systeme vor Krankheiten
Indikation „Heilanzeige", gibt an, welche medizinische Maßnahme bei einer Krankheit o. Ä. durchgeführt werden muss
Insulin Hormon, das den Blutzuckerspiegel regelt, wird in der Bauchspeicheldrüse gebildet, „Gegenspieler" von Glucagon
integrative Medizin Kombination von komplementären und schulmedizinischen Methoden
Intrinsic Factor wird in einem Teil des Magens gebildet und ist zur Resorption von Eisen und Vitamin B12 unerlässlich

K

Kachexie Auszehrung
kanzerogen krebsfördernd
ketogene Diät kohlenhydratarme, fettreiche Ernährung, die Krebs heilen soll (wissenschaftlich nicht erwiesen)
Ketonkörper entstehen beim Abbau von Fettsäuren bei einer extrem kohlenhydratarmen Ernährung
Ketose Bildung von Ketonkörpern
Kilojoule Maßeinheit für den Energiegehalt von Lebensmitteln (100 kcal = 419 kJ)
Kilokalorien Maßeinheit für den Energiegehalt von Lebensmitteln (kcal)
Kohlenhydrate Nahrungsbestandteile, Vorkommen in fast allen pflanzlichen Lebensmittel, z.B. als → Glukose, Stärke oder unverdauliche → Ballaststoffe

komplementäre Medizin ergänzende medizinische Therapien
konjugierte Linolsäure → Fettsäuren
körperliche Aktivität Bewegung, ergänzende Therapie bei der Krebstherapie

L

Laktase spaltet den → Milchzucker (Laktose)
Laktat → Milchsäure, entsteht beim Abbau von Zucker ohne Sauerstoff
Laktose → Milchzucker, Bestandteil der Milch
Lebensqualität individueller Parameter für Zufriedenheit und Glück
Leber zentrales Stoffwechselorgan des Organismus
Leitlinien empfohlene „Richtschnur" verschiedener Behandlungsmöglichkeiten für Ärzte
Linolsäuren (n-6-Fettsäuren) → Fettsäuren
Lipasen Verdauungsenzyme, spalten im Darm Fette für die → Resorption
Lokalisation hier: Lage des Tumors im Körper
Lycopin → sekundäre Pflanzenstoffe
Lymphdrainage spezielle Therapie beim → Lymphödem
Lymphödem schmerzhafte Flüssigkeitseinlagerung, mögliche Folge einer Operation oder Strahlenbehandlung
Lymphsystem Teil des → Immunsystems zur Reinigung und Entgiftung des Organismus

M

Magen befindet sich im Oberbauch, speichert die Nahrung und durchmischt sie mit Salzsäure
Magenpförtner befindet sich am Magenausgang und reguliert den Übertritt des Speisebreis vom Magen in den Dünndarm
Magensäure wird im → Magen produziert
Makronährstoffe Nährstoffe, die dem Körper Energie liefern (makro = groß) → Kohlenhydrate → Fette → Eiweiß
Maltodextrin energiereiches Kohlenhydratgemisch, leicht verdauliche Nahrungsergänzung
Mamma weibliche → Brust
Mastektomie operative Entfernung der → Brust

MCT (medium-chain-triglycerides), synthetisch hergestellte Fettsäuren, die besonders bei Verwertungsstörungen von Fetten geeignet sind
metabolisch adaptierte Ernährung Ernährungsform, die speziell auf die Bedürfnisse von Tumorpatienten abgestimmt ist
Metabolismus → Stoffwechsel
Metastasen „Tochterzellen" des Tumors, die sich in anderen Organen oder Geweben angesiedelt haben
Mikronährstoffe im Gegensatz zu → Makronährstoffen braucht der Körper sie nur in ganz geringen Mengen (mikro = klein), sie sind lebensnotwendig
Mikrobiom Gesamtheit aller Bakterien, hier: Gesamtheit aller Bakterien im Darm → Darmflora
Milchsäure → Laktat, entsteht beim Abbau von Zucker ohne Sauerstoff
Milchzucker → Laktose, Bestandteil der Milch
Milz wichtiges Organ für die Immunabwehr
Mind-Body-Medizin nicht medikamentöse Therapien, die Körper und Seele einschließen
Mineralstoffe lebensnotwendige Nahrungsinhaltsstoffe
mittelkettige Fettsäuren → MCT
monoklonare Antikörper immunologisch wirksame Proteine als Therapie gegen bestimmte Tumorzellen
Mucositis Schleimhautentzündung

N
Nachsorge Kontrolluntersuchung nach Beendigung der Therapien
Nährstoffe Inhaltsstoffe von Lebensmitteln
Nahrungsergänzungsmittel enthalten konzentrierte Nährstoffe und dienen bei Unterversorgung zur Verbesserung des Ernährungszustandes
Nervenbahnen verbinden Organe und Gewebe und leiten Reizimpulse

Neutropenie Verminderung weißer Blutkörperchen, mögliche Folge der Krebserkrankung oder Therapie
Nieren sammeln und filtrieren den Urin

O
Obstipation Entleerungsstörung des Darms → Verstopfung
Ödeme Wasseransammlung in Geweben
Ölsäure → Fettsäuren
Omega-3-Fettsäuren → Fettsäuren
Operation Entfernung des Tumors oder eines (Teil-)Organs mithilfe chirurgischer Maßnahmen
Organe Funktionseinheiten des Körpers
Ovarien Eierstöcke

P
Pankreas → Bauchspeicheldrüse
parenterale Ernährung Ernährung unter Umgehung des Verdauungstraktes
Pfortader durch die P. werden die aus dem Darm resorbierten und im Blut gelösten Nährstoffe in die Leber transportiert
Phytohormone pflanzliche → Hormone gegen Wechseljahresbeschwerden
Plattenfette besonders zum Braten geeignete Fette wie Kokosfett
Polyneuropathie Gelenkschmerzen, mögliche Beschwerden während und nach bestimmter Chemotherapien
Präbiotika Lebensmittel mit natürlichen oder zugesetzten wasserlöslichen Ballaststoffen
Probiotika Lebensmittel mit natürlichen oder zugesetzten „darmaktiven" Bakterien
Prostata Vorsteherdrüse, Geschlechtsorgan des Mannes
Prostatakrebs häufigste Tumorerkrankung des Mannes
Proteasen Verdauungsenzyme, spalten im Darm Proteine für die → Resorption
Psychoonkologie Fachgebiet der Psychologie, Unterstützung und individuelle Therapie bei Krebserkrankungen

R

Radikalfänger machen → freie Radikale unschädlich, zum Beispiel → Antioxidantien oder → sekundäre Pflanzenstoffe
Reflux Sodbrennen", „saures Aufstoßen", Zurückfließen des sauren Mageninhalts in Speiseröhre oder Rachen
Resektion operative Entfernung eines Organteils
Resorption Aufnahme der Spaltprodukte, die bei der → Verdauung im Darm entstanden sind
Rezidiv Wiederauftreten einer Krankheit

S

sauer Gegenteil von → alkalisch
Säureblocker „Protonenpumpenhemmer" unterdrücken die Bildung überschüssiger → Magensäure
Schleimhaut Zellschichten, die innere Organe auskleiden
Sekundäre Pflanzenstoffe → Radikalfänger, → Antioxidantien; Pflanzeninhaltsstoffe unterschiedlicher, chemischer Zusammensetzungen und Eigenschaften mit besonderen Wirkungen im Stoffwechsel des Menschen
Selen Mineralstoff mit besonderer Bedeutung bei Krebserkrankungen
Spurenelemente lebensnotwendige Nahrungsinhaltsstoffe
Stoffwechsel Auf-, Ab- und Umbauvorgänge im Körper, → Metabolismus
Stoma operativ hergestellter, künstlicher Ausgang zum Beispiel des Darms (Enterostoma, Anus Praeternalis) oder der Blase (Urostoma)
Stomatitis Schleimhautentzündung im Mund
Symptom Zeichen einer Krankheit, die subjektiv vom Patienten wahrgenommen oder vom Arzt erfasst wird

T

terminales Ileum Endstück des Dünndarms vor dem Übergang in den Dickdarm
Therapie Behandlung einer Krankheit

U/V/W

ungesättigt hier: Fettsäuren mit einer oder mehreren Doppelbindungen
Vagina Scheide
Verdauung Aufspaltung der Nahrung mithilfe von → Verdauungsenzymen
Verdauungsenzyme spalten im Darm die Nahrungsbestandteile auf
Verstopfung Entleerungsstörung des Darms → Obstipation
Vitamine lebensnotwendige Nahrungsinhaltsstoffe, man unterscheidet zwischen fettlöslichen und wasserlöslichen Vitaminen
Vulva Scham
Wächterlymphknoten bestimmte Lymphknoten, die zur → Diagnose entnommen werden

Z

Zellen kleinste Bausteine des Körpers
Zellteilung Teilung der Körperzellen, um gesunde, neue Zellen zu bilden
Zervix Gebärmutterhals
Zusatznahrung industriell hergestellte Nahrung mit definiertem Gehalt an Nährstoffen für Situationen, in denen die normale Nahrungsaufnahme nicht oder nicht ausreichend möglich ist → Astronautenkost → Nährstoffdefinierte Diäten → bilanzierte Diät
Zweitmeinung Möglichkeit, einen zweiten Gutachter für Diagnose und Therapie zu konsultieren; Kosten werden in der Regel von den Krankenkassen erstattet
Zytokine Botenstoffe, die ähnlich wie → Hormone Signale auch an weit entfernte Körperteile übertragen können
zytotoxische Substanzen chemische Stoffe unterschiedlicher chemischer Zusammensetzung, die zum Beispiel Tumorzellen zerstören können

Hilfreiche Adressen

Die nachfolgenden Listen erheben keinen Anspruch auf Vollständigkeit, sondern sollen Ihnen einen Überblick über die Institutionen und Organisationen geben, bei denen Sie weitere Hilfe und Antworten auf Ihre Fragen bekommen. Über das Internet finden Sie unter den angegebenen Adressen vielfach weitere Links. Sollten Sie das Internet nicht nutzen, helfen Ihnen die aufgeführten Telefonnummern und Adressen weiter.

Wenn Sie selbst recherchieren wollen: Bitte verlassen Sie sich nicht auf Informationen aus dem Netz, deren Herkunft Sie nicht kennen und nachverfolgen können. Seien Sie vorsichtig mit Heilversprechen oder „hilfreichen" Medikamenten.

Die folgenden Institutionen oder Gesellschaften werden Ihnen seriöse und verlässliche Antworten geben oder im Zweifelsfall an andere kompetente Einrichtungen verweisen.

ALLGEMEINE INFORMATIONEN

Deutsche Krebsgesellschaft e. V.
Kuno-Fischer-Straße 8
14057 Berlin
Telefon: 030 / 322 93 29-0
Fax: 030 / 322 93 29-66
E-Mail: service@krebsgesellschaft.de
www.krebsgesellschaft.de
Die Deutsche Krebsgesellschaft ist die größte onkologische Fachgesellschaft und hat das Ziel, Krebserkrankungen vorzubeugen, Behandlung und die Lebensqualität zu verbessern. Sie erarbeitet verbindliche Standards für die Diagnose und Behandlung, engagiert sich bei Gesundheitskampagnen und in der onkologischen Forschung und informiert ausführlich zu allen Fragen rund um Krebs, zum Beispiel mit Broschüren, die Sie bestellen oder herunterladen können. Es gibt auch einen Newsletter, den Sie abonnieren können. Die Krebsgesellschaft gibt auf Ihrer Webseite außerdem Tipps zu „Ernährung und Krebs".

INKA – Das Informationsnetz für Krebspatienten und Angehörige
Theodor Springmann Stiftung
Patienteninformationsstelle
Reuchlinstraße 10–11
10553 Berlin
Telefon: 0800 / 420 30 40 0. 030 / 319 836 91
E-Mail: auskunft@patiententelefon.de
www.patiententelefon.de/index.html
www.inkanet.de
Dieses Portal wird von der Theodor Springmann Stiftung betreut. INKA bietet bundesweit telefonische und persönliche Beratung vor Ort. Es gibt Beratungsstellen, Krebshotlines, psychoon-

kologische Beratung, Patientenberatung, Patientenrechtsberatung, Sozialberatung, Tumorberatung. Darüber hinaus vernetzt INKA Initiativen wie Selbsthilfegruppen, Verbände, Renten- und Kostenträger, Behörden, medizinische Einrichtungen, Beratungsstellen und Erfahrungsberichte anderer Betroffener.

Deutsche Krebshilfe e. V.
Beratungsdienst
Buschstraße 32
53113 Bonn
Telefon: 0228 / 729 90-0
Fax: 0228 / 729 90-11
E-Mail: deutsche@krebshilfe.de o.
beratungsdienst@krebshilfe.de
www.krebshilfe.de
Nach dem Motto „Helfen. Forschen. Informieren." fördert die Organisation Projekte zur Verbesserung der Prävention, Früherkennung, Diagnose, Therapie, medizinischen Nachsorge und psychosozialen Versorgung einschließlich der Krebs-Selbsthilfe und gibt ausführliche Informationen dazu, wie zum Beispiel die kostenlosen „blauen Ratgeber" zu verschiedenen Krebsarten.

Leitlinienprogramm Onkologie: Patientenleitlinien
Hier sind alle bisher erstellten Patienten- und Gesundheitsleitlinien innerhalb des Leitlinienprogramms Onkologie veröffentlicht.
Zum Herunterladen:
www.leitlinienprogramm-onkologie.de
Zum Bestellen:
www.krebshilfe.de/informieren/ueber-krebs/infothek/infomaterial-kategorie/patientenleitlinien/

INFONETZ KREBS
Stiftung Deutsche Krebshilfe
Buschstraße 32
53113 Bonn
Telefon: 0800 / 80 70 88 77 (Mo–Fr 8–17 Uhr)
E-Mail: krebshilfe@infonetz-krebs.de
www.infonetz-krebs.de
Die Mitarbeiter stehen Ihnen bei allen Fragen rund ums Thema Krebs zur Seite. Nach einem Beratungsgespräch werden Ihnen auf Wunsch Informationsmaterialien zusammengestellt – als Basis, um den Weg durch die Krebserkrankung gut informiert und selbstbestimmt gehen zu können.

Krebsinformationsdienst (KID) des Deutschen Krebsforschungszentrums
Telefon: 0 800 / 420 30 40 (tägl. 8–20 Uhr)
E-Mail: krebsinformationsdienst@dkfz.de
www.krebsinformationsdienst.de
Der KID informiert per Telefon, E-Mail und Internet über qualitätsgeprüftes Wissen bei Tumorerkrankungen und den Umgang mit Begleiterscheinungen bei Krebs und nachfolgender Therapien. Darüber hinaus werden Adressen und Anlaufstellen einer von Wissenschaftlern geführten Datenbank vermittelt.

krebs-webweiser© des Tumorzentrum Ludwig Heilmeyer
Comprehensive Cancer Center (CCCF)
Robert-Koch-Klinik
Universitätsklinikum
Hugstetter Straße 55
79106 Freiburg
Telefon: 0761 / 270 715 10 o. 0761 / 270 715 70
Fax: 0761 / 270 339 80
E-Mail: tumorzentrum@uniklinik-freiburg.de
www.tumorzentrum-freiburg.de

Das CCCF ist eines der 13 von der Deutschen Krebshilfe ausgezeichneten onkologischen Spitzenzentren in Deutschland. Im Frühjahr 2019 wird das Interdisziplinäre Tumorzentrum (ITZ) als zentrale Eingangspforte für alle Krebspatienten eröffnet. Das Internetportal bietet über 1.300 Internetadressen zu mehr als 400 Stichworten.

JaVita
JaVita-Patienten-Begleitservice
Oberstraße 33
41460 Neuss
Telefon: 0800 / 0 326 326
E-Mail: javita@rh.aok.de
www.javita.de

JaVita ist ein persönlicher Patienten-Begleitservice der AOK Rheinland/Hamburg, der alle Fragen rund um die Erkrankung individuell beantwortet – nicht nur für AOK-Versicherte. Dem Team gehören Experten sowohl verschiedener medizinischer Fachrichtungen, für Ernährung und Bewegung als auch Psychologen sowie Spezialisten für Leistungsfragen an.

Bundesgesundheitsministerium
Friedrichstraße 108
10117 Berlin
Telefon: 030 / 184 41-0
Fax: 030 / 184 41-49 00
E-Mail: info@bmg.bund.de
www.bmg.bund.de

Das Bundesgesundheitsministerium bietet Informationen zur Krankenversicherung, der Rehabilitation, zum Gesundheitssystem, zu Fragen der Arzneimittelsicherheit und zu aktuellen Gesetzesänderungen.

Das Deutsche Cochrane Zentrum (DCZ)
Institut für Medizinische Biometrie und Medizinische Informatik
Abteilung für Medizinische Biometrie und Statistik
Universitätsklinikum Freiburg
Breisacher Straße 153
79110 Freiburg
Telefon: 0761 / 203 540 52
Fax: 0761/ 203 67 12
E-Mail: cds@cochrane.de
www.cochrane.de

Hinter dem DCZ steht die Cochrane Collaboration, ein internationales Netzwerk aus Wissenschaft und Medizin, deren Ziel es ist, die wissenschaftlichen Grundlagen zur Bewertung von Therapien zu verbessern. Die Datenbank Cochrane Library online bietet wissenschaftliche Informationen; Patienteninformationen sind ebenfalls abrufbar.

www.medfuehrer.de
Die Internetseite gibt Infos zu Krebs allgemein, zur Früherkennung, zu Therapien, zu einzelnen Erkrankungen, zur Rehabilitation und ermöglicht die Suche nach Ärzten beziehungsweise Kliniken.

SELBSTHILFEGRUPPEN

Deutsche Arbeitsgemeinschaft Selbsthilfegruppen e. V.
Otto-Suhr-Allee 115
10585 Berlin
Telefon: 030 / 893 40 14 (Di, Mi 10–14 Uhr)
E-Mail: verwaltung@dag-shg.de
www.dag-shg.de

Sie ist der Fachverband zur Unterstützung von Selbsthilfegruppen mit den Zielen, zum Beispiel die fachliche Unterstützung von Selbsthilfegruppen qualitativ und quantitativ zu verbessern, ihre sozial- und gesundheitspolitische Anerkennung zu steigern oder zeitgemäße Modelle zu deren finanzieller Förderung zu entwickeln.

Bundesarbeitsgemeinschaft SELBSTHILFE e. V.
Kirchfeldstraße 149
40215 Düsseldorf
Telefon: 0211 / 310 06-0
Fax: 0211 / 310 06-48
E-Mail: info@bag-selbsthilfe.de
www.bag-selbsthilfe.de

Die Bundesarbeitsgemeinschaft Selbsthilfe von Menschen mit Behinderung, chronischer Erkrankung und ihren Angehörigen (BAG SELBSTHILFE e. V.) ist die Dachorganisation von rund 120 bundesweit aktiven Selbsthilfeorganisationen behinderter und chronisch kranker Menschen und ihren Angehörigen.

Haus der Krebs-Selbsthilfe Bonn
Thomas-Mann-Straße 40
53111 Bonn
Telefon: 0228 / 338 89-540
Fax: 0228 / 338 89-549
E-Mail: info@hausderkrebsselbsthilfe.de
www.hksh-bonn.de

Hier finden Sie Kontaktstellen in Ihrer Nähe, die Sie über Selbsthilfegruppen vor Ort informieren und bei der Gründung neuer Gruppen unterstützen.

Haus der Krebs-Selbsthilfe Berlin
Oranienburger Straße 13–14
10178 Berlin
Telefon: 030 / 24 63 63-37
Fax: 030 / 24 63 61-40
E-Mail: info@hksh-berlin.de
www.hksh-berlin.de

Das Haus der Krebs-Selbsthilfe ist ein Verbund der folgenden bundesweit tätigen, von der Deutschen Krebshilfe geförderten Krebs-Selbsthilfeorganisationen:

Arbeitskreis der Pankreatektomierten e. V.
www.bauchspeicheldruese-pankreas-selbsthilfe.de

Ziel des AdP e. V. ist die Förderung der Gesundheit und Rehabilitation von partiell und total Pankreatektomierten und nicht operierten Bauchspeicheldrüsenerkrankten unter besonderer Berücksichtigung der Krebspatienten und ihrer Angehörigen.

Bundesverband der Kehlkopfoperierten e. V.
www.kehlkopfoperiert-bv.de

Ziel des Verbandes ist es, alle Maßnahmen, insbesondere zur sprachlichen, medizinischen, gesundheitlichen und beruflichen Rehabilitation von Betroffenen zu fördern und den Erfahrungsaustausch seiner Mitglieder zu fördern.

Bundesverband Prostatakrebs Selbsthilfe (BPS) e. V.
www.prostatakrebs-bps.de

Ziel des BPS ist es, Betroffene und ihre Angehörigen, über die medizinischen, psychologischen und sozialen Aspekte einer Prostatakrebserkrankung aufzuklären und sowohl über das Internet als auch im Rahmen von Vortragsveranstaltungen und Patiententagen ein Forum für den Informations- und Erfahrungsaustausch zu bieten. Außerdem bietet das BPS eine gebührenfreie telefonische Hotline: 0800 / 708 01 23.

Deutsche Hirntumorhilfe e. V.
www.hirntumorhilfe.de
Ziel der Hirntumorhilfe ist, die Förderung von neuroonkologischer Wissenschaft und Forschung sowie der Erstellung von evidenzbasierten Therapieleitlinien. Die Patienten werden psychosozial begleitet und die Lebensqualität verbessert, der Verein dient Patienten und ihren Angehörigen als Wegweiser für die medizinische Versorgung. Er vermittelt qualitätsgesicherte Informationen über Leistungsanbieter, Therapieoptionen und Krankheitsbilder der Neuroonkologie.

Deutsche ILCO e. V. – Selbsthilfe bei Darmkrebs und Stoma
www.ilco.de
Ziel von ILCO ist es, Betroffenen beizustehen, zu informieren und die Versorgung zu verbessern. Sie hat sich selbst verpflichtet, allen Betroffenen in Deutschland beizustehen, sodass sie auch mit dem Stoma und einer Darmkrebserkrankung selbstbestimmt und selbständig handeln können.

Selbsthilfeportal für Stomaträger
www.stoma-welt.de
Das Forum ist von Betroffenen gegründet worden, die Hilfestellung, Informationen und Aufklärung für Stomaträger und Angehörige geben.

Deutsche Leukämie- & Lymphom-Hilfe e. V.
www.leukaemie-hilfe.de
Ziel der DLH ist die Unterstützung bei Fragen, die sich durch die Krankheit ergeben, und Hilfestellung bei der Suche nach Therapieeinrichtungen oder Rehabilitationsstellen. Die DLH hilft bei speziellen Fragen, die in der Betreuung von Betroffenen und Angehörigen auftreten, durch Seminare und Foren zur Fortbildung und zum Erfahrungsaustausch sowie bei organisatorischen Fragen.

Selbsthilfe-Bund Blasenkrebs e. V.
www.blasenkrebs-shb.de
Ziel ist es, medizinische, psychosoziale und versorgungsrechtliche Informationen aufzuarbeiten und bereitzustellen, Betroffene über die Krankheit und Therapiemöglichkeiten aufzuklären und die Lebensqualität zu erhalten oder zu verbessern.

www.selbsthilfenetz.de
Das Internetportal liefert Informationen zu über 8.000 Selbsthilfegruppen in Nordrhein-Westfalen und vermittelt zu den örtlichen Selbsthilfegruppen.

Berg und Tal e. V.
c/o Klinik für Knochenmarktransplantation
Hufelandstraße 55
45122 Essen
Telefon: 01522 / 57 73 46
E-Mail: info@bergundtal-ev.de
www.bergundtal-ev.de
Die Selbsthilfegruppe gibt Informationen für Patienten und Angehörige vor und nach einer Stammzelltransplantation. Ihr Ziel ist die Förderung der psychosozialen Betreuung bei der Akutbehandlung und der Nachsorge, der Zusammenarbeit von Betroffenen und Fachkräften sowie die Verbesserung der Prävention und der Rehabilitation.

WEITERE INFORMATIONEN ZU BRUSTKREBS

Frauenselbsthilfe nach Krebs – Bundesverband e. V.
Haus der Krebs-Selbsthilfe
Thomas-Mann-Straße 40
53111 Bonn
Telefon: 0228 / 33 88 94 02 (Mo–Do 8–15 Uhr, Fr 9–12 Uhr)
Fax: 0228 / 338 89-401
E-Mail: kontakt@frauenselbsthilfe.de
www.frauenselbsthilfe.de
Ziel ist, Patientinnen psychosozial zu begleiten, die Lebensqualität zu verbessern und wissenschaftliche Informationen zum Thema bereitzustellen. Darüber hinaus werden Kontakte zu den Landesvorständen vermittelt, die ihrerseits wieder zu den Ortsgruppen führen.

Sonnenweg e. V.
Heinsberger Straße 10
52428 Jülich
Telefon 02461 / 34 41 93
E-Mail: info@sonnenweg-verein.de
www.sonnenweg-verein.de
Sonnenweg ist ein gemeinnütziger Verein, der Betroffenen, Angehörigen, Selbsthilfegruppen, Therapeuten und Institutionen Anregungen und Hilfe gibt, sich über ganzheitliche, biologische und psychologische Behandlungsmethoden bei Krebserkrankungen zu informieren.

Netzwerk Männer mit Brustkrebs e. V.
Höhenstraße 4
75196 Remchingen
E-Mail: kontakt@brustkrebs-beim-mann.de
www.brustkrebs-beim-mann.de
Betroffenen Männern und ihren Angehörigen wird hier eine Anlaufstelle geboten und damit zugleich die Interessenvertretung vorangetrieben.

Mamazone
Max-Hempel-Straße 3
86153 Augsburg
Telefon: 0821 / 268 41 91-0
Fax: 0821 / 268 41 91-1
E-Mail: info@mamazone.de
www.mamazone.de
Ziel der Patientinneninitiative ist die Verbesserung von Qualität in Diagnostik, Therapie und Nachsorge und eine frauengerechte Behandlung von Brustkrebs sowie die Förderung von Beratung und Vernetzung.

Mamma Mia – das Brustkrebsmagazin
Altkönigstraße 31
61476 Kronberg
Telefon: 089 / 858 53-572
Fax: 06173 / 328 01 95
E-Mail: redaktion@mammamia-online.de
www.mammamia-online.de
Das Online-Magazin bietet viele Informationen zu Therapie und Nachsorge und Hinweise auf Veranstaltungen, dazu Links, Foren und Blogs.

Verein Brustkrebs Deutschland e. V.
Lise-Meitner-Straße 7
85662 Hohenbrunn
Telefon: 0800 / 011 71 12 0. 089 / 41 61 98 00
E-Mail: info@brustkrebsdeutschland.de
www.brustkrebsdeutschland.de
Ziel ist die Information über Prävention und Früherkennung, Diagnose und Operationsmöglichkeiten, Therapien und Nachsorge und die Unterstützung betroffener Frauen und ihrer Familien.

Rexrodt von Fircks Stiftung
Agnesstraße 8
45136 Essen
Telefon: 0201 / 507 511 70
E-Mail: kontakt@rvfs.de
www.rvfs.de

Die Stiftung entwickelt und unterstützt innovative Konzepte und Projekte, um an Krebs erkrankte Mütter und ihre Kinder zu stärken und eine heilsame Kommunikation in der Familie zu fördern. Zum Beispiel werden Projekte für Mütter mit einer Rückfalldiagnose und deren Kinder entwickelt und gefördert.

**Centrum für Integrierte Onkologie
Uniklinik RWTH Aachen**
www.lebenmitkrebs-aachen.de

Hier finden Sie im Rahmen von „Familien-Scout" Hilfe für krebskranke Eltern mit minderjährigen Kindern.

PSYCHOONKOLOGIE/LEBENSHILFE

Psychotherapie-Informations-Dienst (PID)
Am Köllnischen Park 2
10179 Berlin
Telefon: 030 / 209 16 63-30
Fax: 030 / 209 16 63-16
E-Mail: pid@psychologenakademie.de
www.psychotherapiesuche.de

Über die Online-Datenbank oder die telefonische Hotline bekommen Sie Hilfe bei der Therapeutensuche in Ihrer Nähe.

LebensWert e. V.
Weyertal 76
50931 Köln
Telefon: 0221 / 47 89 71 90
E-Mail: info@vereinlebenswert.de
www.vereinlebenswert.de

Der Verein bietet psychologische Gespräche, Bewegungstherapie, Kunst- und Musiktherapie an, um Betroffenen bei Ängsten, Sorgen und Nöten zu helfen. Mit dem eigenen Haus „LebensWert" wurde das bundesweit erste Zentrum für angewandte Psychoonkologie gegründet. Es ist der Klinik I für Innere Medizin (Uniklinik Köln) zugeordnet.

lebensmut e. V.
Klinikum der Universität München
Campus Großhadern
Marchioninistraße 15
81377 München
Telefon: 089 / 70 95 49 18
Fax: 089 / 44 0078 66 5
E-Mail: lebensmut@med.uni-muenchen.de
www.lebensmut.org

Der Verein engagiert sich für die psycho-onkologische Begleitung von Betroffenen vor, während und nach der Behandlung einer Krebserkrankung und bietet Orientierungshilfen und Informationen zu unterstützenden Angeboten.

Deutsche Fatigue Gesellschaft e. V.
Maria-Hilf-Straße 15
50677 Köln
Telefon: 0221 / 931 15-96
Fax: 0221 / 931 15-97
E-Mail: info@deutsche-fatigue-gesellschaft.de
www.deutsche-fatigue-gesellschaft.de

Die DFaG hat das Ziel, die Ursachen von tumorbedingter Fatigue zu erforschen. Informationen und ein Forum stehen zur Verfügung.

KOMPLEMENTÄRE/BIOLOGISCHE THERAPIEN

Gesellschaft für Biologische Krebsabwehr e. V.
Voßstraße 3
69115 Heidelberg
Telefon: 06221/ 13 80 20 (Mo–Do 9–16 Uhr, Fr 9–15 Uhr)
E-Mail: information@biokrebs.de
www.biokrebs.de
Die GfBK bietet Informationen zu verschiedenen Krebsarten und zu Aspekten der Komplementäronkologie und gibt individuelle medizinische Beratung zu naturheilkundlichen Therapien und Veranstaltungshinweise. Ziel ist die Förderung naturheilkundlicher Methoden in der Krebstherapie.

Klinik für Tumorbiologie
Informationsdienst
Breisacher Straße 117
79106 Freiburg
Telefon: 0761 / 206 12 20
Fax: 0761 / 206 18 14
E-Mail: pdir@tumorbio.uni-freiburg.de
www.tumorbio.uni-freiburg.de
Hier gibt es Informationen zu aktuellen klinischen Studien, Adressen von Beratungs- und Selbsthilfegruppen, Tipps für die Pflege, Broschüren und Hilfe bei der Vermittlung richtiger Ansprechpartner.

Arbeitsgruppe Biologische Krebstherapie
Ein Projekt der Deutschen Krebshilfe
Medizinische Klinik 5
Prof.-Ernst-Nathan-Straße 1
90340 Nürnberg
Telefon: 0911 / 398 30 56
Fax: 0911 / 398 35 22
E-Mail: agbkt@klinikum-nuernberg.de
www.krebszentrum-nuernberg.de
Die von der Deutschen Krebshilfe geförderte Arbeitsgruppe Biologische Krebstherapie gibt aktuelle Informationen, individuelle Beratung, Fort- und Weiterbildung zu Alternativ- und Komplementärmedizin in der Onkologie. Sie vermittelt verlässliche Informationen zu naturheilkundlichen Behandlungen, Nahrungsergänzungsmitteln, Diäten, Pflanzenextrakten, Entspannungsverfahren, manuellen Therapien oder körperlicher Aktivität und bietet dazu fachkundige Beratung und Unterstützung an.

Krebsliga Schweiz
Effingerstraße 40
3001 Bern
Telefon: 0041 31 / 389 91-00
Krebstelefon: 0800 / 11 88 11 (Mo–Fr 9–19 Uhr)
Fax: 0041 31 / 389 91-60
E-Mail: info@krebsliga.ch o. helpline@krebsliga.ch
www.krebsliga.ch
Die Krebsliga unterstützt Betroffene und ihre Angehörigen in allen Phasen der Krankheit, bei Schmerz und körperlichen Leiden und bietet Beratung und aktuelle Informationen zum Thema Prävention, Forschung und Begleitung.

Kompetenzzentrum für Komplementärmedizin und Naturheilkunde (KoKoNat)
Klinikum rechts der Isar
Kaiserstraße 9
80801 München
Anfragen und Anmeldung für die Ambulanz nur schriftlich per E-Mail an:
E-Mail: nhv.ambulanz@mri.tum.de
www.kokonat.med.tum.de
Das KoKoNat ist eines der weltweit führenden Zentren für Qualitätssicherung, klinische Forschung und Versorgungsforschung im Bereich Naturheilverfahren und Komplementärmedizin. Ziele sind Gesundheitsförderung, die Untersuchung von Nutzen, Wirksamkeit und Sicherheit von Naturheilverfahren und Komplementärmedizin sowie die Entwicklung von Konzepten und Instrumenten zur Verbesserung der Patientenversorgung.

Karl und Veronica Carstens-Stiftung
Am Deimelsberg 36
45276 Essen
Telefon: 0201 / 563 05-0
E-Mail: info@carstens-stiftung.de
www.carstens-stiftung.de
Auf den Seiten der Stiftung gibt es ausführliche Informationen zum Thema Komplementärmedizin mit aktuellen Links und Presseberichten.

Komplementäre Onkologie
Universitäres Centrum für
Tumorerkrankungen (UCT)
Theodor-Stern-Kai 7
60590 Frankfurt/Main
Telefon: 069 / 630 18 73 33
Fax: 069 / 63 01 50 91
E-Mail: info-uct@kgu.de
www.uct-frankfurt.de
Das UCT arbeitet interdisziplinär bei der Behandlung von Krebserkrankungen und bindet Psychoonkologie, Schmerztherapie, Sozialdienst, Ernährungsberatung, Sport, Seelsorge mit ein. Ziel ist die Heilung von Krebserkrankungen, die Linderung von Beschwerden sowie die empathische Zuwendung für Patienten und Angehörige in allen Phasen ihrer Krebserkrankung.

Zentralverband der Ärzte für Naturheilverfahren und Regulationsmedizin e. V.
Am Promenadenplatz 1
72250 Freudenstadt
Telefon: 07441 / 918 58-0
Fax: 07441 / 918 58-22
E-Mail: info@zaen.org
www.zaen.org
Ziel ist der Erhalt, die Erforschung, die Weiterentwicklung und die Verbreitung der Naturheilverfahren und Komplementärmedizin. Neben den klassischen Naturheilverfahren vertritt der ZAEN ein breites Spektrum an ärztlichen Methoden. Für Patienten gibt es ausführliche Informationen zu verschiedenen Therapien der Komplementärmedizin und Hilfe bei der Arztsuche.

NATUM – Naturheilkunde, Akupunktur und Umweltmedizin e. V.
Geschäftsstelle
Bosdorfer Straße 20
27367 Hellwege
Telefon: 04264 / 837 45 42
Fax: 04 64 / 837 79 46
E-Mail: info@natum.de
www.natum.de
NATUM ist die Arbeitsgemeinschaft für Naturheilkunde, Akupunktur und Umweltmedizin in der Deutschen Gesellschaft für Gynäkologie und Geburtshilfe e. V. (DGGG), und bietet Informationen zu diesem Thema.

Institut zur wissenschaftlichen Evaluation naturheilkundlicher Verfahren an der Universität Köln
Joseph-Stelzmann-Straße 9
Gebäude 35a
50931 Köln
Telefon: 0221 / 478 64 14
Fax: 0221 / 478 70 17
E-Mail: naturheilverfahren@uk-koeln.de
www.medizin.uni-koeln.de/institute/iwenv
Ziel ist, Patienten bei der Orientierung in der Vielzahl angebotener Diagnostik-/Therapieverfahren zu unterstützen. Unter www.komplementaermethoden.de können Sie die Broschüre „Komplementäre Behandlungsmethoden bei Krebserkrankungen" herunterladen oder bestellen. Auf der Homepage finden Sie unter dem Stichwort „Komplementäre Maßnahmen" › „Unseriöse Praktiken" auch wichtige Hinweise, wie Sie seriöse von gefährlichen Praktiken unterscheiden können. Und Sie erhalten unter dem Stichwort „Linderung von Nebenwirkungen" viele Tipps.

Kompetenznetzwerk Komplementärmedizin in der Onkologie „KOKON"
Medizinische Klinik 5 – Schwerpunkt Onkologie/Hämatologie
Klinikum Nürnberg
Prof.-Ernst-Nathan-Straße 1
90340 Nürnberg
Telefon: 0911 / 398 30 63
Fax: 0911 / 398 2724
www.kompetenznetz-kokon.de
Das Kompetenznetzwerk bietet für Patienten sowie deren Angehörige Beratung zur Komplementärmedizin bei Krebserkrankungen durch erfahrene Ärzte. Beratungen können zurzeit an den Standorten Berlin, Essen, Hamburg, Hannover, München, Nürnberg und Rostock am Telefon oder vor Ort geführt werden.

CCC München (Comprehensive Cancer Center)
Pettenkoferstraße 8a
80336 München
Telefon: 089 / 44 00-57430
Fax: 089 / 44 00-57432
E-Mail: ccc-muenchen@med.uni-muenchen.de
www.ccc-muenchen.de
Damit Krebspatienten überall in Deutschland nach einheitlichen hohen Qualitätsstandards behandelt werden, unterstützt die Deutsche Krebshilfe (DKH) seit 2007 mit einem Förderschwerpunkt-Programm die Zentrums- und Netzwerkbildung für eine Krebsmedizin auf höchstem Niveau, das CCC München. Es gehört seit Herbst 2014 zum CCC-Netzwerk der deutschlandweit 13 von der Deutschen Krebshilfe geförderten Onkologischen Spitzenzentren. Es gibt regelmäßig Informationsveranstaltungen zum Thema Krebs für Ärzte, Patienten und Angehörige.

Tumorzentrum München
www.tumorzentrum-muenchen.de
Das TZM ist eine Einrichtung des CCC München. Ärzte unterschiedlichster Fachrichtungen beraten über Behandlungsrichtlinien, die in den sogenannten „Blauen Manualen" veröffentlicht werden.

Krebsberatungsstelle am Tumorzentrum München
in Kooperation mit der Bayerischen Krebsgesellschaft e. V.
Pettenkoferstrasse 8a
80336 München
Tel.: 089 / 44 00-53351
Fax: 089 / 44 00-53354
E-Mail: krebsberatung-tzm@med.uni-muenchen.de
Die Krebsberatungsstelle bietet eine zeitnahe, bedarfsorientierte, psychosoziale Beratung und psychoonkologische Begleitung an. Insbesondere wird hier über sozialrechtliche Fragen informiert.

NAHRUNGSERGÄNZUNGSMITTEL

Bundesamt für Verbraucherschutz und Lebensmittelsicherheit (BVL)
Bundesallee 35
38116 Braunschweig
Telefon: 0531 / 214 97-0
Telefax: 0531 / 214 97-299
E-Mail: poststelle@bvl.bund.de
www.bvl.bund.de
Das BVL trägt entscheidend zur Lebensmittelsicherheit bei. Es gibt ausführliche Informationen, Publikationen und Presseberichte über unerwünschte Stoffe in Lebensmitteln, Kennzeichnung, Zusatzstoffe etc. und erteilt unter anderem Informationen zu Nahrungsergänzungsmitteln.

Bundesinstitut für Risikobewertung
Postfach 33 00 13
14191 Berlin
Telefon: 030 / 184 12-0
Fax: 030 /184 12 47 41
E-Mail: poststelle@bfr.bund.de
www.bfr.bund.de
Das BfR bewertet mögliche Risiken, die von Lebens- und Futtermitteln sowie anderen Stoffen und Produkten ausgehen können, und veröffentlicht aktuelle Informationen darüber.

www.apotheken-umschau.de/heilpflanzen-lexikon
Hier finden Sie eine Übersicht über verschiedene Heilpflanzen und deren Wirkungen. (Wichtig: Pflanzliche Arzneimittel lindern in erster Linie leichte Beschwerden. Sie ersetzen nicht die Standardtherapie bei Krankheiten, sie können diese allenfalls unterstützen. Lassen Sie sich bei der Auswahl und Anwendung in der Apotheke oder beim Arzt beraten!)

Fachärztezentrum an der Asklepios Klinik Langen
www.onkologie-langen.de/media/onkologie-langen-wechselwirkungen.pdf
Hier finden Sie eine Liste zu Wechselwirkungen von Chemotherapeutika mit Lebensmittelinhaltsstoffen.

BILANZIERTE DIÄTEN („ASTRONAUTENNAHRUNG")

Herstellerliste (Auswahl)
www.nutrinews.nestle.de
www.nutricia.de
www.bbraun.de
www.fresenius-kabi.de
www.abbott.de
Bei den einzelnen Trinknahrungen finden Sie neben Angaben zu Indikation, Anwendung und Rezepten auch Informationen zur Erstattungsfähigkeit.

ANDERE

FELIX BURDA STIFTUNG
Arabellastraße 27
81925 München
Telefon: 089 / 92 50 25 01
E-Mail: kontakt@felix-burda-stiftung.de
www.felix-burda-stiftung.de
Die international aktive Stiftung widmet sich ausschließlich der Prävention von Darmkrebs und ist heute eine der bekanntesten, gemeinnützigen Institutionen in diesem Bereich in Deutschland. Sie bietet Informationen zum Thema Darmkrebs und -prävention.

Interdisziplinäres Zentrum für Riechen und Schmecken
Universitätsklinik Dresden
Fetscherstraße 74
01307 Dresden
Telefon: 0351 / 458 41 89
Fax: 0351 / 458 7370
www.uniklinikum-dresden.de/de/das-klinikum/kliniken-polikliniken-institute/hno/forschung/interdisziplinaeres-zentrum-fuer-riechen-und-schmecken
Informationen zum Thema „Riech- und Geschmacksstörungen" und therapeutische Angebote.

Medizinisches Zentrum für Gesundheit Cecilien-Klinik
Onkologische Schwerpunktklinik für Anschlussrehabilitation
Lindenstraße 26
33175 Bad Lippspringe
Telefon: 05252 / 95-1200
Fax: 05252 / 95-1254
E-Mail: info@medizinisches-zentrum.de
www.medizinisches-zentrum.de
Hier wurde ein „Riechtrainer" entwickelt zum Beispiel für Patienten, denen der Kehlkopf entfernt wurde.

National Cancer Institute
www.cancer.gov
Das U.S.-amerikanische NCI bietet auf seinen Internetseiten Informationen zu krebsspezifischen komplementären und alternativen Methoden (KAM) für Patienten und Fachleute an (www.cancer.gov/about-cancer/treatment/cam).

National Center for Conplementary and Integrative Health
www.nccih.nih.gov
Das U.S.-amerikanische NCCIH bietet umfassende Informationen zu vielen Themen der Komplementärmedizin. Zu finden sind beispielsweise allgemeine Informationen und Fakten, Forschungsergebnisse sowie Sicherheitsinformationen zu den einzelnen Methoden.

SPORT/BEWEGUNG

www.krebshilfe.de/informieren/ueber-krebs/infothek/infomaterial-kategorie/die-blauen-ratgeber
Hier gibt es Broschüren zum Thema „Sport und Krebs" zum Herunterladen oder Bestellen.

QUALIFIZIERTE ERNÄHRUNGSTHERAPEUTEN IN IHRER NÄHE UND WEITERE WISSENSCHAFTLICHE INFORMATIONEN ZUM THEMA ERNÄHRUNG

Verband der Oecotrophologen (VDOE)
Reuterstraße 161
53113 Bonn
Telefon: 0228 / 289 22-0
Fax: 0228 / 289 22-77
E-Mail: vdoe@vdoe.de
www.vdoe.de

Verband der Diätassistenten (VDD)
Susannastraße 13
45136 Essen
Telefon: 0201 / 94 68 53-70
Fax: 0201 / 94 68 53-80
E-Mail: vdd@vdd.de
www.vdd.de

QUETHEB e. V. – Deutsche Gesellschaft der qualifizierten Ernährungstherapeuten und Ernährungsberater
Schloßplatz 1
83410 Laufen
Telefon: 08682 / 95 44-00
Fax: 08682 / 95 44-98
E-Mail: info@quetheb.de
www.quetheb.de

Verband für Ernährung und Diätetik (VFED)
Eupener Straße 126
53066 Aachen
Telefon: 0241 / 50 73-00
Fax: 0 41 / 50 73-11
E-Mail: info@vfed.de
www.vfed.de

Deutsche Gesellschaft für Ernährung (DGE)
Godesberger Allee 18
53175 Bonn
Telefon: 0228 / 37 76-600
Fax: 0228 / 37 76-800
E-Mail: webmaster@dge.de
www.dge.de

Deutsche Gesellschaft für Ernährungsmedizin (DGEM)
Claire-Waldoff-Straße 3
10117 Berlin
Telefon: 030 / 31 98 31-50 06
Fax: 030 / 31 98 31-50 08
E-Mail: infostelle@dgem.de
www.dgem.de

Schweizerische Gesellschaft für Ernährung
Schwarztorstraße 87
Postfach 8333
3001 Bern
Telefon: 0041 31 / 385 00-00
Fax: 0041 31 / 385 00-05
E-Mail: info@sge-ssn.ch
www.sge-ssn.ch

Österreichische Gesellschaft für Ernährung
Spargelfeldstraße 191
1090 Wien
Telefon: 0043 1 / 714 71 93
Fax: 0043 1 / 718 61 46
E-Mail: info@oege.at
www.oege.at

VERBRAUCHERZENTRALEN

**Verbraucherzentrale
Baden-Württemberg e. V.**
Telefon: 0711 / 66 91-10
www.vz-bawue.de

Verbraucherzentrale Bayern e. V.
Telefon: 089 / 5 52 79 4-0
www.vz-bayern.de

Verbraucherzentrale Berlin e. V.
Telefon: 030 / 2 14 85-0
www.verbraucherzentrale-berlin.de

**Verbraucherzentrale
Brandenburg e. V.**
Telefon: 0331 / 2 98 71-0
www.vzb.de

Verbraucherzentrale Bremen e. V.
Telefon: 0421 / 1 60 77-7
www.verbraucherzentrale-bremen.de

Verbraucherzentrale Hamburg e. V.
Telefon: 040 / 2 48 32-0
www.vzhh.de

Verbraucherzentrale Hessen e. V.
Telefon: 069 / 97 20 10-900
www.verbraucher.de

**Verbraucherzentrale
Mecklenburg-Vorpommern e. V.**
Telefon: 0381 / 2 08 70-50
www.verbraucherzentrale-mv.eu

**Verbraucherzentrale
Niedersachsen e. V.**
Telefon: 0511 / 9 11 96-0
www.vz-niedersachsen.de

**Verbraucherzentrale
Nordrhein-Westfalen e. V.**
Telefon: 0211 / 38 09-0
www.verbraucherzentrale.nrw

**Verbraucherzentrale
Rheinland-Pfalz e. V.**
Telefon: 06131 / 28 48-0
www.vz-rlp.de

**Verbraucherzentrale des
Saarlandes e. V.**
Telefon: 0681 / 5 00 89-0
www.vz-saar.de

Verbraucherzentrale Sachsen e. V.
Telefon: 0341 / 69 62 90
www.vzs.de

**Verbraucherzentrale
Sachsen-Anhalt e. V.**
Telefon: 0345 / 2 98 03-29
www.vzsa.de

**Verbraucherzentrale
Schleswig-Holstein e. V.**
Telefon: 0431 / 5 90 99-0
www.vzsh.de

Verbraucherzentrale Thüringen e. V.
Telefon: 0361 / 5 55 14-0
www.vzth.de

**Verbraucherzentrale
Bundesverband e. V.**
Telefon: 030 / 2 58 00-0
www.vzbv.de

Stichwortverzeichnis

A

Abführmittel 111
Adressen, hilfreiche 206 ff.
Antioxidantien → bioaktive Substanzen
Appetitlosigkeit 89 ff.
 – Appetit anregen 91
Arginin 136
Arzneimittel, probiotische 69
Astronautenkost → Diät, ergänzende bilanzierte

B

Ballaststoffe 21, 69
 – natürliche (in Lebensmitteln) 70
Bauchspeicheldrüse 166
 – Beschwerden 165
Behandlungsmethoden, alternative 79
Betacarotin 136, 194
Bewegung 117, 123, 126, 127, 129, 137, 217
Bildung von Blutplättchen, reduzierte 86
Bioaktive Substanzen 21, 59 ff.
 – mögliche Wirkungen auf Krebsgeschehen 64, 65
Bioprodukte 73, 74
Blase 146, 147
 – Probleme 148, 149
Brustkrebs 38, 67, 82 f., 115, 126 f., 141 ff., 184, 189, 211

C

Carotinoide 64, 67

D

Darmbeschwerden 68, 69 f., 85, 103, 106 ff., 108 ff., 153 ff., 156, 163
 – Darmausgang, künstlicher 175 f.
 – Dickdarm 170, 174, 175
 – Dünndarm 169 ff.
 – Infektionen 164, 165

Darmflora 182, 183
Depression 119 ff.
Diät
 – Anti-Krebsdiät → Anti-TKTL1-Diät
 – Anti-TKTL1-Diät 29, 31
 – ergänzende bilanzierte 88, 91, 216
 – Diätetik 34, 145, 165
 – ketogene 36 ff.
 – nährstoffdefinierte 88
 – richtige 33
 – Krebsdiät 29, 30, 31, 32
Dumpingsyndrom 161 ff.
Durchfall 106 ff., 153, 156, 158 f., 172, 173, 175

E

Eingriff, chirurgischer 82, 131 ff.
 – gynäkologische Tumore 140 ff.
 – Magen-Darm-Trakt 153 ff.
 – Mund- und Rachenraum 150, 151
 – Urogenitaltrakt 145 ff.
 – Verdauungstrakt 150 ff.
Eiweiß 20, 50 ff., 135
 – Eiweißpulver 50
 – Eiweißtrinknahrung 50
 – Eiweißverlust 158 f.
 – Lebensmittel, eiweißreiche 51
Entspannung 117, 129
Enzympräparate 156, 157
Ernährung, metabolisch adaptierte 39 ff.
 – Nährstoffzufuhr (Empfehlungen) 41
Ernährungsempfehlungen
(für Zeit nach OP) 177
Erschöpfung → Fatigue

F

Faserstoffe → Ballaststoffe
Fasten 84, 85
Fatigue 86, 119 ff.
– Signale für 121
Fette 20
– Alpha-Linolensäure 43
– Fettgehalt (verschiedene Lebensmittel) 49, 157
– Fettgehalt, absolut 48
– Fettgehalt, Trockenmasse 48
– Fettsäuregehalt (Öle) 44
– Fettsäuren 42, 43
– Fettsäuren, einfache → Fettsäuren, mehrfach ungesättigte
– Fettsäuren, gesättigte 43, 44
– Fettsäuren, mehrfach ungesättigte 43
– Linolsäure, konjugierte 45
– MCT-Fette 44, 158, 159
– n-6-Fettsäuren 45
– Omega-3-Fettsäuren 42, 43, 135
– Plattenfette 42
Fischölkapseln 43
Folgeuntersuchungen 181

G

Gallenblase
– Entfernung 168
Gastrektomie 158
Gelenke, Missempfindung und Schmerzen 112, 113
– Geruch
– Geruchsgedächtnis 99
– Geruchssinn trainieren 100
– Veränderung 96 ff.
– Verlust 99 ff., 101
Geschmack
– Veränderung 96 ff.
– Verlust 99 ff.
Gewichtsverlust 87 ff.
Glucosinolate 66
Glycolyse, aerobe 28

H

Haarausfall 85
Harnsäurespiegel, erhöhter 148
Harnwege, Anatomie der 147
Hauptnährstoffe → Makronährstoffe
Hitzeattacken, nächtliche 117
Hormone 113, 115, 147
Hygiene 114, 136, 164 f.

I

Immunsystem 181 ff.
– Stärkung 181 ff.
Index, glykämischer 53, 55
Insulin 23, 40, 56, 89, 113, 144, 165 f.

K

Kalium 21, 107, 140, 145, 159
– Lebensmittel, kaliumreiche 140
Ketose 37
Kohlenhydrate 20, 53 ff.
Kräuter-„Medizin" 191

L

Lactobazillen → Milchsäurebakterien
Laktoseintoleranz 92
Lebensmittelintoleranzen 197
Leber 166, 167
Lykopingehalt (Tomatenprodukte) 67
Lymphgefäßsystem 138
Lymphödem 137 ff.

M

Magenbeschwerden 40, 51, 85, 95, 102 f., 104 f., 153 ff., 156, 158, 160 f., 162 f.
Makronährstoffe 19 ff.
Medikamentelisten 198 ff.
Medizin
– evidenzbasierte 78
– integrative 79, 185
– komplementäre und alternative (KAM) 79, 185, 213
– Mind-Body-Medizin 124, 125, 188
Mikrobiom → Darmflora

Mikronährstoffe 21, 58 ff.
Milchprodukte 52
Milchsäurebakterien 68, 69
Milz 166
Mineralstoffe 21, 58
Müdigkeit → Fatigue
Mundtrockenheit 94 ff., 152

N

Nachsorge 181
Nahrungsergänzungsmittel 21, 29, 43, 58, 61, 68, 79, 136, 190 ff., 195, 216
Nasen-Rachenraum
    – Reizungen der Schleimhaut 93
Neutropenie → weiße Blutkörperchen, Mangel an
Nieren 145 ff.
    – Erkrankungen 145
    – Insuffizienz 145
Nutratherapie 60

Ö/O

ökologisch erzeugte Lebensmittel → Bioprodukte
Operation → Eingriff, chirurgischer
Oxalsäuregehalt (ausgewählter Lebensmittel) 173

P

Pankreas → Bauchspeicheldrüse
Phytohormone 67
Polyneuropathie → Gelenke, Missempfindung und Schmerzen
Polyphenole 61, 62
Probiotika → Milchsäurebakterien
Proteine → Fette
Psyche 86, 124 ff., 142, 143
Psychoonkologie 78, 86, 89, 116, 188, 212 f.
Pythoöstrogene 117

Radikalfänger → bioaktive Substanzen
Rauchen 136, 181
    – Rauchstopp, Verbesserungen nach 180
Reflux → Sodbrennen

Rehabilitation 179
Resorption 22, 53, 60, 67, 70, 160, 163, 169, 175, 193

S

Schlafstörungen 117
Schleimhautentzündung 85
Schleimhautveränderungen 85 ff.
Schluckstörungen 88, 89, 132, 151
Schweißausbrüche 116
sekundäre Pflanzenstoffe → bioaktive Substanzen
Selbsthilfegruppen 209 ff.
Sodbrennen 163
Speichel, künstlicher 96, 152
Sport → Bewegung
Stoffwechsel, veränderter 28
Strahlenkater 86
Spurenelemente 21, 58
    – Eisen 21, 70, 159, 160 f.
    – Selen 21, 135, 188, 194 f.
    – Zink 135

T

Tagesplanbeispiel (Kohlenhydrate) 54
terminales Ileum
    – Verlust 172 ff.
Terpene 66
Therapiedokumentation 198 ff.
Therapien
    – adjuvante 77, 81, 185, 187 ff.
    – alternative 184 ff.
    – Antihormontherapie 68, 77, 82 ff., 115 ff.
    – Antikörper, monoklonale 82
    – Antikörpertherapie 83
    – Brachytherapie 81
    – Chemotherapie 77 ff., 81, 84 ff., 128
    – Eingriff, chirurgischer 82, 131 ff.
    – komplementäre → adjuvante
    – neoadjuvante 77, 81
    – palliative 81
    – Radionukleotidtherapie 81
    – Schmerztherapie 82
    – Strahlentherapie 77 ff., 81, 84 ff., 128, 195

– Teletherapie 81
Tränenflüssigkeit, künstliche 96
Transplantation 132
Trinknahrung → Diät, ergänzende bilanzierte
Tumor 27
    – Mikrotumor 28
    – gynäkologischer 140 ff.

Ü/U

Übelkeit 102, 103
Umami 101
Unterversorgung 159, 160

V/Z

Verdauungssystem 155
Verstopfung 110, 111
Vitamine 21, 58
    – Überdosierung 193
    – B1 112, 122, 148
    – B12 160 f., 163 ff., 173, f.
    – C 21, 58, 135, 194 f.
    – D 58, 117, 164, 194
    – E 136, 194
    – Vitaminpräparate 58, 112, 194
weiße Blutkörperchen, Mangel an 114
„Wundermittel gegen Krebs" 190 ff.
Zähne
    – Zahnfleischbluten 86
    – Zahnreinigung, professionelle 96
Zelle 24, 25
Zellstoffwechsel 24 f.
Zubereitungstipps 72, 73
    – Gemüse 72
    – Fisch 72, 73
    – Fleisch 72, 73
    – Eier 73
Zusatznahrung → Diät, ergänzende bilanzierte
Zweitmeinung, ärztliche 15, 79

Bildnachweis

stock.adobe.com

S. 15: goodluz
S. 16: naturalbox
S. 18: picsfive
S. 22: PhotoSG
S. 50: kostrez
S. 105: milosz_g
S. 109: farfalla2017
S. 112: auremar
S. 118: Irina Tischenko
S. 122: Kittiphan
S. 127: luengo_ua
S. 134: exclusive-design
S. 137: Georgiy Pashin
S. 159: aamulya
S. 178: RichMan

istockphoto

S. 12, 26, 76, 130

Umschlagfoto

plainpicture/Joern Rynio

Illustrationen

S. 147, 155: Horst Lünser, Berlin

Im Interesse der Lesbarkeit verzichten wir darauf, in jedem Fall explizit die weibliche und die männliche Form einer Bezeichnung zu verwenden, und benutzen nur das sogenannte generische Maskulinum, das heißt den verallgemeinernden, grammatikalisch männlichen Begriff. Er umfasst, ohne jegliche Diskriminierung, beide Geschlechter.

3. Auflage, Juli 2019

© Verbraucherzentrale NRW, Düsseldorf

Das Werk einschließlich aller seiner Teile ist urheberrechtlich geschützt. Jede Verwertung, die nicht ausdrücklich vom Urheberrechtsgesetz zugelassen ist, bedarf der vorherigen Zustimmung der Verbraucherzentrale NRW. Das gilt insbesondere für Vervielfältigungen, Bearbeitungen, Übersetzungen, Mikroverfilmungen und die Einspeicherung und Verarbeitung in elektronischen Systemen. Das Buch darf ohne Genehmigung der Verbraucherzentrale NRW auch nicht mit (Werbe-)Aufklebern o. Ä. versehen werden. Die Verwendung des Buchs durch Dritte darf nicht zu absatzfördernden Zwecken geschehen oder den Eindruck einer Zusammenarbeit mit der Verbraucherzentrale NRW erwecken.

ISBN 978-3-86336-114-3
Printed in Germany

Impressum

Herausgeber
Verbraucherzentrale
Nordrhein-Westfalen e. V.
Mintropstraße 27, 40215 Düsseldorf
Telefon: 02 11/38 09-555,
Telefax: 02 11/38 09-235
E-Mail: ratgeber@verbraucherzentrale.nrw
www.verbraucherzentrale.nrw

Mitherausgeber
Verbraucherzentrale Hamburg e. V.

Text
Dr. Gisela Krause-Fabricius

Koordination
Frank Wolsiffer

Lektorat
Kathrin Nick, Köln
www.kathrinnick.de

Ernährungswissenschaftliche Begleitung
Angela Clausen
Dr. Sigrid Röchter

Gestaltungskonzept
Lichten Kommunikation und
Gestaltung, Hamburg
www.lichten.com

Layout und Satz
Grazyna Rojek, Essen
www.grazynarojek.de

Umschlaggestaltung
Ute Lübbeke, Köln
www.LNT-design.de

Druck
AZ Druck und Datentechnik GmbH, Kempten

Gedruckt auf 100 % Recyclingpapier
Redaktionsschluss: Juni 2019